EVA ALMSTÄDT

Ostseegruft

Weitere Titel der Autorin:

Kalter Grund
Engelsgrube
Blaues Gift
Grablichter
Tödliche Mitgift
Ostseeblut
Düsterbruch
Ostseefluch
Ostseesühne
Ostseefeuer
Ostseetod
Ostseejagd
Ostseerache
Ostseeangst

Ostseemorde
Ostseelüge – mit MP3-CD Kalter Grund

Dornteufel

Titel auch als Hörbuch und E-Book erhältlich

Über die Autorin:

Eva Almstädt absolvierte eine Ausbildung in den Fernsehproduktionsanstalten der Studio Hamburg GmbH und studierte Innenarchitektur in Hannover. Ihr erster Roman KALTER GRUND wurde zum Auftakt der erfolgreichen Serie um die Lübecker Kommissarin Pia Korittki. Eva Almstädt lebt in Hamburg.

Eva Almstädt

OSTSEE-
GRUFT

Pia Korittkis fünfzehnter Fall

lübbe

MIX
Papier aus verantwortungsvollen Quellen
FSC® C014496

Dieser Titel ist auch als Hörbuch und E-Book erschienen

Originalausgabe

Dieses Werk wurde vermittelt durch die
Thomas Schlück GmbH, 30161 Hannover

Titelillustration: © Panglossian/shutterstock; Bildagentur Zoonar GmbH/shutterstock; Tomas Klema/shutterstock; Stimmungszauber/shutterstock; kosmos111/shutterstock
Umschlaggestaltung: Christin Wilhelm, www.grafic4u.de
Satz: hanseatenSatz-bremen, Bremen
Gesetzt aus der Stempel Garamond
Druck und Verarbeitung: GGP Media GmbH, Pößneck
Printed in Germany
ISBN 978-3-404-17967-1

2 4 5 3 1

Sie finden uns im Internet unter
www.luebbe.de
Bitte beachten Sie auch: www.lesejury.de

1. Kapitel

Das Loch unter den Büschen in seinem Garten war wieder da. Der Sand, den er am Vorabend im Dunkeln hineingeschüttet hatte, war spurlos darin verschwunden. Wie konnte das sein? Jörg Thomsen blickte über seine Schulter zum Nachbargrundstück. Seit Karl-Heinz nicht mehr arbeitete, verfolgte der Nachbar ihn und die anderen Bewohner der Privatstraße mit seiner Neugierde. Er musste den seltsamen Hohlraum unter seinem Garten unauffällig zuschütten, bevor jemand etwas davon mitbekam. Die vom Amt womöglich …

Doch womit? Der Erdaushub neben den Rosen sah schon komisch genug aus. Wie eines dieser eingesunkenen Gräber, die man manchmal auf Friedhöfen sah. Doch wenn er im Baumarkt eine Ladung feinen Kies bestellte, würde Karl-Heinz ihn fragen, was er damit vorhatte.

Jörgs Mobiltelefon klingelte. Er holte es hervor und zog die Augenbrauen zusammen. »Hi, Mam. Was gibt's?«

»Jörg? Wo bist du gerade? Im Büro?« Ihre Stimme klang seltsam brüchig.

»Nein, ich bin zu Hause. Ich arbeite im Homeoffice.« Wie oft hatte er seiner Mutter das schon erklärt?

»Du bist also nicht im Büro.« Sie atmete schwer und räusperte sich dann. »Das ist sicher gut.«

»Was ist denn los, Mam? Alles in Ordnung bei dir?« Sie klang anders als sonst. Ihn beschlich ein ungutes Gefühl.

»Nein. Nichts ist in Ordnung«, stieß sie hervor. »Es geht um Kirsten.« Ihre Stimme zitterte.

Jörgs Magen zog sich weiter zusammen. »Was ist denn mit ihr?« Normalerweise war er das Sorgenkind und schwarze Schaf der Familie, nicht seine Schwester.

»Kirsten hatte einen Unfall. Sie ist … Ich weiß nicht, wie ich es dir schonend sagen soll. Kirsten ist tot, Jörg!« Seine Mutter schluchzte nun heftig.

»Nein! Das kann doch nicht sein. Mam! Wer behauptet das?« Kirsten war ein paar Jahre jünger als er und topfit. Jedenfalls war das der Status quo gewesen, als er sie das letzte Mal gesehen hatte. Seine jüngere Schwester war ihm weitaus gesünder vorgekommen, als er sich mit seinen 39 Jahren, dem Raucherhusten und den gut fünfzehn Kilo Übergewicht fühlte.

»Die Polizei. Es waren eben zwei Leute von denen bei mir.« Nun weinte seine Mutter am Telefon.

»Aber das kann doch nicht wahr sein! Die müssen sich irren«, rief er.

»Ich glaube nicht, dass die sich irren, Jörg.«

»Was sagen die denn, was mit Kirsten passiert ist?«

»Ich weiß nur, dass es ein Unfall war, Jörg. Beim Joggen. Stephan fährt mich jetzt zu Harro. Ich wollte dir Bescheid sagen, was los ist, bevor du es von jemand anders erfährst. Ich melde mich später wieder bei dir.«

»Kann ich dir irgendwie …«

Klick. Sie hatte das Gespräch beendet. Er konnte seiner Mutter anscheinend nicht helfen. Sie traute es ihm nicht zu. Sie vertraute auf Stephan, der sich stets um alles kümmerte. Ihr Fels in der Brandung. Und sie hatte Kirsten vertraut.

Jörg starrte wieder auf das Loch vor seinen Füßen. Es hatte sich in der Zwischenzeit nicht in Luft aufgelöst. Nein, die Erde rutschte sogar weiter nach, wenn er zu dicht danebenstand.

Kirsten war tot? Die Nachricht sickerte langsam und

unerbittlich in sein Bewusstsein. Richtig begreifen konnte er es nicht. Hatte er sich wirklich neulich gewünscht, seine Schwester sei nicht mehr da? Doch Gedanken allein konnten nicht töten! Er hatte ihr nichts angetan. Bei allen Unstimmigkeiten, all dem Streit und den grundverschiedenen Ansichten, die sie hatten, wollte er sie doch nicht los sein!

Jörg hatte seit gut fünfzehn Jahren keinen Alkohol mehr angerührt. Nun spürte er das altbekannte, ziehende Verlangen danach. Er könnte zum Supermarkt laufen und sich eine Flasche Wodka kaufen. Das würde helfen. Dann dachte er an Constanze, die er vor ein paar Wochen kennengelernt hatte und mit der er jetzt zusammen war. Er sah ihr hübsches Gesicht mit den grünen Augen und den extrem dunklen Brauen vor sich. Ihren festen und doch samtig weichen Körper. Er würde den halben Strand von Bodewind in das Loch in seinem Garten schütten, nur damit alles so blieb, wie es war.

Das Autothermometer zeigte um elf Uhr vormittags eine Außentemperatur von achtundzwanzig Grad, und die Sonne brannte von einem wolkenlosen Himmel. Erbarmungslos, kam es Pia Korittki in den Sinn, während sie den Anlass ihrer Fahrt bedachte. Eine Schulfreundin von ihr, Kirsten Welling, ehemals Kirsten Thomsen, war gestorben. Die Todesnachricht und die Einladung zu der Trauerfeier hatten Pia wie ein Blitz aus heiterem Himmel getroffen. Sie hatte keine Ahnung, was ihrer Freundin passiert war.

Pia fuhr die gewundene Landstraße entlang nach Ahrensbök in Ostholstein. Die Christuskirche lag etwas abseits der Hauptstraße auf einem Hügel. Der Kirchturm, der durch die dunkelgrünen Baumkronen stach, erinnerte sie an einen von Felix' dicken Buntstiften, wenn er frisch gespitzt war.

Zur Kirche musste sie zuerst. Danach ging es weiter auf den Friedhof und dann zu einem Gasthaus im Ort. Es war vermutlich dasselbe Restaurant, derselbe Saal, wie beim letzten Mal, als sie hier gewesen war. Das war zu Kirstens und Harros Hochzeit gewesen. War das wirklich schon zwei Jahre her?

Sie bog scharf nach links auf einen Parkplatz, der jedoch bereits komplett belegt war. Zwei Autos, deren Fahrer hier wohl ebenfalls gerade vergeblich ihr Glück versucht hatten, kamen ihr entgegen. Von überall strömten dunkel gekleidete Menschen auf die Kirche zu, allein, zu zweit oder in kleinen Gruppen. Der gesamte Kreis Ostholstein schien sich auf den Weg gemacht zu haben, um ihrer Freundin Kirsten das letzte Geleit zu geben.

Die Kirchenglocken läuteten. Mist, sie hätte früher in Lübeck losfahren sollen. Doch dann hätte sie den zweiten Teil der morgendlichen Dienstbesprechung im K1 versäumt, zu der sie ihre neuen Ermittlungsergebnisse hatte beitragen müssen, da ihr Teamkollege Heinz Broders einen Arzttermin gehabt hatte. Es kam immer alles auf einmal.

Pia wischte sich mit dem Handrücken den Schweiß von der Stirn. Die frisch gebügelte Bluse klebte ihr bereits am Rücken. Sie fuhr eine Straße am Friedhof entlang und fand ganz am Ende eine Lücke, die groß genug für ihren Kombi war.

Nachdem sie ausgestiegen war und überprüft hatte, ob auch keins der Gummibärchen an ihr haftete, die ihr Sohn Felix neulich im Auto verloren hatte, lief sie den steil ansteigenden Weg hinauf zur Kirche. Die Glocken läuteten immer noch. Eine Menschentraube hatte sich vor dem Eingang versammelt, doch ein Mann im schwarzen Anzug, der sich an der alten Eichentür postiert hatte, schüttelte bedauernd den Kopf. Es gab drinnen offensichtlich keine Plätze mehr.

Pia stellte sich zu den anderen Trauergästen, die nicht mehr ins Kircheninnere gelangt waren, auf den Vorplatz nahe der Tür. Von hier aus konnte sie zumindest einen Teil des Gottesdienstes verfolgen. Sie musterte unauffällig die Umstehenden, ob sie jemanden erkannte. Es war eher unwahrscheinlich, denn Kirstens Familie saß höchstwahrscheinlich in der Kirche in den ersten Bänken vor dem Altar. Mit Kirstens Mutter Susanne hatte Pia wenig zu tun gehabt, aber sie erinnerte sich noch gut an Jörg, den Bruder ihrer Freundin.

Verdammt, dachte sie. Ist es jetzt schon so weit, dass man Jugendfreunde zu Grabe tragen muss? Nicht einmal vierzig Jahre ist sie alt geworden. Und Pia fragte sich nicht zum ersten Mal, woran ihre Schulfreundin, die sie vor gar nicht allzu langer Zeit noch quietschfidel auf ihrer Hochzeit angetroffen hatte, gestorben sein mochte.

Nach einer knappen Dreiviertelstunde und dem letzten Orgelstück wurde unter Glockengeläut der Sarg aus der Kirche getragen. Die Trauergäste folgten gemessenen Schrittes. Den länglichen Kasten aus Eichenholz zu sehen, in dem ihre frühere Freundin mit dem ansteckenden Lachen und dem unbändigen Haarschopf liegen sollte, versetzte Pia einen Schlag in die Magengrube. Was vorher nur ein Gedanke, eine beunruhigende Vorstellung, gewesen war – Kirstens Tod –, war mit einem Mal erschreckend real.

Als eines der ersten bekannten Gesichter entdeckte sie Kirstens Ehemann Harro Welling mit seinen Eltern, die sie alle auf der Hochzeitsfeier kennengelernt hatte. Dann sah sie Jörg Thomsen, Kirstens Bruder. Er hatte sich in den letzten Jahren stark verändert. Er war recht dick geworden, und seine Haut sah teigig aus. Er ging an der Seite seiner Mutter, die Pia ebenfalls von früher kannte.

Pia folgte den Menschen in Richtung des Friedhofs, der

direkt hinter der Kirche lag. Sie hasste Erdbestattungen und war sich nicht sicher, ob sie sich nach dem Tod ihres Freundes Lars vor zwei Jahren der Zeremonie heute bis zum Letzten stellen wollte.

Schier endlos erschien ihr die Menschenschlange, die langsam dem Sarg den von alten Linden gesäumten Weg hinunter bis zum Grab folgte. Rechts lagen zwei kleine Gebäude aus gelblichem, verwittertem Stein, eines mit Efeu berankt, die Pia als Familiengruften identifizierte. Alles blieb stehen, sah zu der neuen Grabstelle hinüber, die etwas seitlich vom Weg lag. Als der väterlich wirkende Pastor noch ein paar Worte sprach und der Sarg in die Erde hinabgelassen wurde, stand Pia noch ungefähr fünfzig Meter vom Grab entfernt, sodass sie seine Worte nicht hören konnte. Sie sah, wie weiter vorn, am Fuße des Hügels, die Leute nacheinander vortraten, noch einen kurzen Moment vor dem offenen Grab stehen blieben und dann etwas Erde auf den Sarg schaufelten. Pia hatte diesen Brauch nie so recht verstanden, aber auch nicht hinterfragt. Langsam schoben sich die dunkel gekleideten Menschen vor ihr vorwärts. Es würde noch etwa zehn Minuten dauern, bis sie an der Reihe wäre. Oder sie könnte umdrehen und direkt zum Gasthof gehen. Während sie noch unentschlossen dastand, löste sich ein Mann mit Glatze und verspiegelter Sonnenbrille aus der Menge und trat an das Grab ihrer Freundin. Zunächst verhielt er sich wie alle anderen, hielt einen Moment wie im Gedenken an die Tote inne, schaufelte etwas Sand auf den Sarg. Doch dann schien ein Ruck durch ihn hindurchzugehen. Er hob den Kopf, sodass das Sonnenlicht von den verspiegelten Gläsern der Brille reflektiert wurde. Er sah umher, wie um zu prüfen, ob alle Aufmerksamkeit auf ihm lag. Dann sagte er etwas, das die Umstehenden zurücktreten ließ.

Pia konnte auch seine Worte nicht verstehen. Doch es

war offensichtlich, dass er die anderen Leute mit dem, was er sagte, brüskierte. Einige wichen zurück, andere starrten ihn an oder steckten die Köpfe zusammen. Eine Frau, die schräg hinter ihm gestanden hatte, trat vor und sprach ihn an, bedeutete ihm, den Platz vor dem Grab wieder frei zu machen, aber der Mann ignorierte sie.

So schnell es auf dem Kiesweg mit den Pumps möglich war, eilte Pia an den anderen Wartenden vorbei auf das offene Grab zu. Dort bahnte sich offensichtlich eine unangenehme Szene an, die sie, falls möglich, verhindern oder beenden wollte. So etwas hatten weder Kirsten noch ihre Angehörigen, die um sie trauerten, verdient.

Der Pastor, der sich schon ein paar Meter weit vom Grab zurückgezogen hatte, dachte wohl das Gleiche wie sie und kam ebenfalls wieder nach vorn. Pia war noch etwa zwanzig Meter entfernt, als der Pastor den Mann ansprach und ihn am Arm fasste. Der Angesprochene versuchte, sich loszumachen. Inzwischen war Pia noch etwas dichter am Ort des Geschehens.

»Gehen Sie jetzt bitte! Die anderen Trauernden möchten auch noch …«, hörte Pia den Pastor sagen. Der Mann stieß ihn von sich. Der schwarze Talar wirbelte, und der Kirchenmann stolperte und stürzte in Richtung des offenen Grabes, wo ihn zwei Trauergäste gerade noch festhalten konnten. Die Menschenmenge setzte sich in Bewegung, und zwar zum größten Teil von der Grabstelle weg in Pias Richtung. Sie lief, so schnell es möglich war, ohne jemanden zu arg zu schubsen oder gar zu verletzen, den Menschen entgegen auf den Tumult zu. Dabei knickte sie mehrmals um. Sie streifte die Schuhe von den Füßen, ließ sie auf dem schmalen Rasenstück liegen und lief barfuß weiter über den harten Kies, um den Mann einzuholen, der zwischen den Büschen und Gräbern verschwand. Um den Pastor kümmerten sich offensichtlich schon andere, während der Unruhestifter nicht mehr zu sehen war.

»Wo ist er hin?«, fragte Pia eine rothaarige Frau, die nahe am Grab stand. Die Angesprochene deutete vage in Richtung üppiger Rhododendren.

»Ist er in den Büschen verschwunden?«

Sie zuckte mit den schmalen Schultern. »Ich glaube schon.«

Pia bahnte sich ihren Weg durch die Schar der Trauergäste zu den Rhododendren. Nach einem vergeblichen Vorstoß in die dichten, mehr als mannshohen Büsche, der ihr nichts als Blätter und kleine Zweige im Haar und eine zerzauste Frisur einbrachte, umrundete sie die Rhododendren und sah sich in alle Richtungen um. Sie konnte den Mann, seine Glatze und die spiegelnden Gläser seiner Sonnenbrille nirgends entdecken. Pia lief zurück zu den anderen Trauergästen, doch wen sie auch fragte, niemand konnte ihr sagen, wohin der Unruhestifter verschwunden war. Pia hastete auf die Straße zu, wobei sie sich immer noch nach allen Seiten umschaute. Sie hoffte, zumindest ein Auto wegfahren zu sehen. Dann hätte sie ein Kennzeichen … Doch als sie durch die Friedhofspforte trat und die Straße in beide Richtungen hinuntersah, standen alle Fahrzeuge unbewegt im Sonnenlicht am Straßenrand. Es rührte sich keines. Zwischen einem blauen Toyota und einem Geländewagen nahe dem Friedhofstor klaffte jedoch eine Lücke. Dort könnte das Auto des Mannes gestanden haben. Sie war zu spät gekommen. Frustriert stoppte Pia ab. Der Unruhestifter war fort. Und sie war barfuß, mit schmutzigen, zerschundenen Füßen und sah vermutlich insgesamt ziemlich derangiert aus. Das ist mal wieder typisch, dachte sie.

Kirsten hätte ihre wilde Aktion und ihren Aufzug vielleicht sogar komisch gefunden. Doch ihre frühere Freundin war nicht mehr da. Beklemmung stieg in Pias Brust auf, die nicht von der Atemnot wegen der Verfolgungsjagd herrührte. Warum hatte sie unbedingt eingreifen und diese Person stellen wollen? Der Mann, der alle brüskiert und eine solche Show abgezogen hatte, war wahrscheinlich kein Unbekannter. Jemand würde ihr erklären können, wer er war, und vielleicht auch, warum er sich so benommen hatte. Und was genau er gesagt hatte …

Und dann? Die Situation war vorüber. Der Schaden für die Angehörigen war entstanden und durch nichts mehr rückgängig zu machen. Pia strich sich übers Haar, zupfte sich eine vertrocknete Blüte heraus, betrachtete sie und warf sie fort. Es wäre allerdings schon interessant zu erfahren, was den Mann zu dieser Szene am Grab veranlasst hatte. Pia schüttelte irritiert den Kopf. Dann ging sie leicht humpelnd zurück zu dem Rasenstück, um ihre Schuhe einzusammeln.

2. Kapitel

Der Gasthof war tatsächlich derselbe, in dem auch Kirstens und Harros Hochzeit stattgefunden hatte. Pia wusste nicht, ob sie es geschmacklos oder doch eher beruhigend und beständig finden sollte. Vielleicht gab es in Ahrensbök sowieso nur die eine geeignete Lokalität für größere Veranstaltungen dieser Art. Und wenn sie die Hochzeitsfeier schon als gut besucht empfunden hatte, so war diese Trauerfeier offenbar das Großereignis der Umgebung.

Zumindest wusste Pia von ihrem letzten Besuch in diesem Gasthof noch, dass sich die Waschräume im Keller befanden und dass die Treppe dorthin nahe am Eingang lag. Sie wollte sich wieder einigermaßen repräsentabel herrichten, bevor sie noch weiteren Bekannten begegnete.

Als Pia am Waschbecken stand, sich die Hände wusch und das zerzauste Haar ordnete, trat eine Frau aus einer der Toilettenkabinen. Es war die Rothaarige, die nahe am Grab gestanden hatte, als der Mann geflohen war.

»Ach, Sie sind es. Haben Sie ihn erwischt?« Die Frau stellte sich neben Pia und drückte ungeduldig auf den beinahe leeren Seifenspender.

»Nein, er war zu schnell weg. Leider. Wer sind Sie? Kannten Sie Kirsten gut?«

»Ich bin Anja … Anja Behrens. Harros und Kirstens Nachbarin.« Sie reichte ihr die frisch gewaschene, aber noch feuchte Hand. »Ich habe schon mit Harro im Sandkasten gespielt.«

»Mein Name ist Pia Korittki. Ich bin eine alte Schulfreundin von Kirsten.«

»Dann war es sicher ein Schock, als Sie von ihrem plötzlichen Tod gehört haben. Es war für uns alle ein Schock.«

»Ja. Das war es. Was ist denn überhaupt mit Kirsten passiert?«

»Wissen Sie es noch nicht? Sie ist an einem Wehr ins Wasser gestürzt und ertrunken. Es ist beim Joggen passiert. Man möchte es kaum glauben …«

»Ertrunken?« Pia trocknete sich die Hände ab. »Wieso ist sie da hineingestürzt? Das ist schwer vorstellbar bei einer Frau wie Kirsten. Sie war immer so sportlich und geschickt.«

»Es soll ihr etwas ins Wasser gefallen sein, und sie hat versucht, es herauszuholen. Dabei hat sie wohl den Halt verloren. Das kann jedem passieren … Der Sog im Tosbecken ist unheimlich stark.«

»Aber das muss sie doch gewusst haben.«

»Ja, das ist das Tragische daran. Doch solche Dinge passieren.« Anja fuhr sich mit den Fingern durch das dünne Haar und versuchte, es ein wenig aufzuplustern. Sie holte eine kleine Flasche aus der Tasche und sprühte sich das Haarspray auf den Haaransatz.

Pia hielt die Luft an. »War Kirsten zu dem Zeitpunkt allein?«, fragte sie, als sich der Nebel weitgehend verzogen hatte.

Anja warf ihr im Spiegel einen prüfenden Blick zu. »Warum fragen Sie? Sind Sie von der Polizei?«

»Ja«, bestätigte Pia. »Aber ich bin privat hier. Wie gesagt, Kirsten war meine Freundin, auch wenn wir uns nur noch selten gesehen haben.«

»Dann sollten Sie vorsichtig sein mit solchen Fragen. Die Leute könnten das falsch verstehen. Und Harro und seine Eltern haben schon genug zu leiden.« Sie verstaute die Sprühflasche in ihrer Tasche und zog den Reißverschluss zu.

»Das kann ich mir vorstellen.« Pia nickte unverbindlich. »Doch das sind wohl Fragen, die sich jeder hier stellt.«

»Meinen Sie?«

»Und was war mit dem Mann am Grab, der eben für solches Aufsehen gesorgt hat?«

»Wahrscheinlich ein Spinner. Beerdigungen ziehen solche Leute doch magnetisch an. Ich gehe jede Wette ein, dass hier auch noch der eine oder andere herumlungert, der gar nichts mit Kirsten zu tun hatte, nur um eine Suppe oder ein Stückchen Kuchen zu ergattern.«

»Der Mann wirkte auf mich überhaupt nicht wie ein Spinner. Haben Sie zufällig verstanden, was er gesagt hat?«

»Nein, ich stand zu weit weg«, antwortete Anja schnell. »Und ich muss dann auch mal wieder hoch. Es war nett, mit Ihnen zu plaudern. Übrigens, Sie haben da eine Laufmasche.« Anja Behrens schulterte ihre Umhängetasche und entschwand in Richtung Tür.

Pia blickte ihr nach. »Auftritt Anja Behrens, die Nachbarin«, sagte sie leise. Seltsam, dass sie den Mann nicht verstanden hatte. Pia warf einen Blick an sich hinunter. »Laufmasche« war die Untertreibung des Jahres. Pia zog die zerrissene Strumpfhose aus und warf sie in den Mülleimer. Warum hielten die Dinger bei ihr nie länger als einen halben Tag? Eine Verschwendung war das. Sie strich sich nochmals mit einem kleinen Seufzer übers Haar und folgte der Frau nach oben.

Dort angekommen, lief Pia als Erstes Kirstens Bruder Jörg in die Arme. Bei näherem Hinsehen war sein verändertes Aussehen noch auffälliger. Damals hatte er lange, von der Sonne ausgeblichene Haare gehabt und war stets braun gebrannt gewesen. Zumindest in ihrer Erinnerung. Der typische Surfer und Sonnyboy. Inzwischen hatte er etwa zwanzig Kilo zugenommen und trug das Haar kurz. Es war nachgedunkelt und lag ihm wellig am Kopf an. Jörgs Augen waren noch so hellblau wie damals, als er ein Teenager gewesen war, doch das Leuchten war daraus verschwunden. Vielleicht kein Wunder, wenn man den plötzlichen Tod seiner einzigen Schwester bedachte.

Einen Sommer lang, so mit fünfzehn Jahren, hatte Pia ihn unheimlich toll gefunden. War sie vielleicht sogar ein bisschen in ihn verliebt gewesen? Er war zwei Jahre älter als sie, hatte seine eigene Clique gehabt, und er hatte die Freundin seiner kleinen Schwester kaum beachtet. Auch das hatte sich geändert. »Pia! Wie gut, dich zu sehen!«, rief er erleichtert aus, als sie zu ihm trat. »Auch wenn der Anlass so traurig ist«, ergänzte er und zog sie ein Stück zur Seite.

»Hallo, Jörg. Wie lange ist es her, dass wir uns gesehen haben? Warst du nicht auch auf Kirstens und Harros Hochzeit?«

»Ja, ich war da. Aber es waren so viele Leute dort. Ich kann mich nicht erinnern, dass wir uns über den Weg gelaufen sind.« Jörg senkte die Stimme. »Ich kenne hier kaum jemanden und fühle mich, ehrlich gesagt, ziemlich deplatziert.«

Pia nickte. »Geht mir ähnlich. Harro habe ich natürlich auf der Hochzeit kurz kennengelernt, und eure Mutter kenne ich noch von früher.« Pia erinnerte sich nun, dass Kirstens und Jörgs Vater schon vor vielen Jahren gestorben war. Oder war er verschwunden? Kirsten und sie hatten zu diesem Zeitpunkt keinen Kontakt mehr gehabt, da ihre Freundin mit ihrer Familie damals schon aus Stockelsdorf weggezogen war. Das musste Anfang der elften Klasse gewesen sein. »Wie kommt deine Mutter damit klar?«, fragte Pia mit gedämpfter Stimme.

»Sie will es nicht zeigen, aber es geht ihr richtig schlecht. Stephan machte so eine Andeutung, dass sie im Moment irgendwelche Psychopillen schluckt wie saure Drops.«

»Wer ist Stephan?«

»Ihr Lebenspartner. Dahinten ist er.« Der Mann saß mit Kirstens Mutter an einem der Tische und trank ein Glas Wein. Sie hatte ein Mineralwasser vor sich stehen, und sie unterhielten sich mit einem anderen Paar. Kirstens Mutter hatte sich bis auf ganz wenige Fältchen im Gesicht und ein paar Kilo mehr auf den Hüften ihr Aussehen von vor ungefähr zwanzig Jahren bewahrt. Der gut aussehende blonde Mann an ihrer Seite hatte fürsorglich den Arm um Susannes Schulter gelegt.

»Sie und Stephan sind schon einige Jahre zusammen. Sie haben sich über Mutters Beruf kennengelernt.«

»Und wie geht es dir?«

»Ich glaube, ich bin noch in Schockstarre«, bekannte Jörg. »Es ist ja nicht einmal so, dass Kirsten und ich uns besonders nahestanden. Aber dass so etwas passiert! Ich kann es immer noch nicht glauben, dass sie nicht mehr da ist.«

Pia nickte. »Es soll ein Unfall gewesen sein?«, fragte sie.

Jörg schnaubte. »Das war so absolut unnötig wie nur was. Sie ist joggen gewesen und an einer Mühle in den Bach gestürzt. Der Sog soll sie unter Wasser gezogen haben. Sie soll schnell tot gewesen sein.«

»Wie furchtbar. Jemand hat gesagt, ihr sei wohl etwas ins Wasser gefallen?«

»Kann schon sein. Es nützt ja nichts mehr, ihr deswegen Vorwürfe zu machen.« Er verzog das Gesicht.

»Ich möchte es nur verstehen«, erwiderte Pia. »Sie war doch immer so sportlich.«

»Ja. Sie war im Turnverein und im Geräteturnen einmal sogar Kreismeisterin. Und sie konnte so gut klettern wie ein Äffchen. Als wir klein waren, war sie immer zuerst oben auf den Bäumen«, erinnerte sich Jörg. »Mutter hat Zustände bekommen, wenn sie bis ganz nach oben gekraxelt ist, dorthin, wo die Zweige so dünn waren, dass kaum die Vögel zu landen wagten, und dann auch noch mit einer Hand losgelassen und ihr von oben zugewunken hat.« Ein schwaches Lächeln stahl sich in seine Züge.

Pia nickte. »Sie war unheimlich geschickt. Dagegen kam ich mir vor wie ein Tollpatsch.«

»Du?« Er musterte Pia von oben bis unten. »Du konntest ziemlich schnell rennen, wenn ich es noch richtig in Erinnerung habe. Beim ›Jungs die Mädchen‹ bist du mir immer weggerannt. Und du siehst so aus, als würdest du jetzt Marathon laufen oder so. Bist du eigentlich noch bei der Polizei?«

»Im Moment komme ich kaum dazu, Sport zu machen.« Pia merkte, dass das eine schwache Ausrede war, auch vor sich selbst. »Aber bei der Polizei bin ich immer noch.«

»Und wo genau?«

»Im K1 der Lübecker Bezirkskriminalinspektion.«

»Das bedeutet ...«

»Hauptkommissarin bei der Mordkommission.«

»Oha. Denkst du etwa, dass etwas mit Kirstens Tod nicht stimmt?«

»Nein. Ihr Unfall ist ja sicherlich polizeilich untersucht worden.«

»Keine Ahnung, wie gründlich.« Jörg starrte sie nachdenklich an.

»Hast du mitbekommen, was vorhin am Grab los war?«, fragte Pia.

»Ich habe nur gehört, dass sich da einer ziemlich aufgespielt hat. Aber ich war schon weg. Wollte mir nicht von hunderttausend Leuten kondolieren lassen.«

»Verstehe. Weißt du zufällig, was der Mann gesagt hat?« Pia ließ nicht locker. Sie konnte sich nicht vorstellen, dass sich das nicht längst herumgesprochen hatte. »Oder wer er war?«

»Nein, und ich will es auch gar nicht wissen.« Jörg sah sich im Saal um. »Du könntest den Pastor fragen. Der war doch noch da, als es losging. Er wäre beinahe in das Grab gefallen, habe ich gehört.«

Pia hatte keinen Appetit auf das bereitstehende Essen, obwohl alles sehr gut und reichlich aussah. Sie bestellte sich nur einen Kaffee, ging damit herum und sprach mit dem einen oder anderen, immer noch darauf aus zu erfahren, was genau sich am Grab abgespielt hatte.

Kirstens Mutter, Susanne Thomsen, erinnerte sich an Pia und stellte ihr sogleich ihren Lebensgefährten Stephan Hauf vor. Pia entsann sich, ihn auch schon auf Kirstens Hochzeit gesehen zu haben. Sie traf kurz darauf auch auf Harro, Kirstens Witwer, und sprach ihm ihr Beileid aus. Er machte nicht den Eindruck, dass ihm der Sinn nach Small Talk stand, sondern wirkte leicht abwesend. Pia konnte es gut verstehen, nach dem furchtbaren und plötzlichen Verlust, den er mit Kirstens Unfalltod verarbeiten musste.

Sie entdeckte den Pastor, der gerade in ein Gespräch mit Kirstens Schwiegereltern vertieft war. Sie hatte sie ja vor der Kirche schon kurz gesehen. Franz Welling war klein und dünn, hatte aber einen runden Bauch, über dem sein weißes Hemd spannte. Seine Nase und Wangen waren gerötet. Harros Mutter sah insgesamt rundlich aus in dem weiten schwarzen Kleid. Mit dem runden, von grauen Wellen umrahmten

Gesicht wirkte sie eher wie ein altes Mädchen als eine erwachsene Frau. Beide redeten auf den Pastor ein, der ihnen konzentriert zuhörte. Er machte einen empathischen und zugewandten Eindruck. Pia wollte die drei nicht stören, sondern stellte sich in Sichtweite und wartete ab, um den Pastor danach abzufangen und mit ihm zu sprechen.

Während sie den Kaffee trank, beobachtete sie Harro, der nun auf der anderen Seite der Bar stand und von immer neuen Menschen belagert wurde. Er tat ihr leid, so blass und fertig, wie er aussah. Er war sicherlich froh, wenn er diesen Tag hinter sich gebracht hatte. Eine Frau in einem schwarzen Kostüm mit weißer Bluse darunter hielt sich dicht neben Harro und schien die meisten Leute genauso gut zu kennen wie er. Oft übernahm sie die Gesprächsführung, wenn Harro nur schluckte und angestrengt auf einen Punkt in der Ferne starrte. Sie unterstützte ihn, wäre aber sicher noch eine größere Hilfe gewesen, wenn sie ihn einfach aus dem Gewühl weggeführt hätte. Sie ging sehr vertraut mit Harro um, doch Pia konnte sich nicht erinnern, sie auf der Hochzeit von Kirsten und Harro gesehen zu haben. Die Frau war nicht sehr groß, hatte eine kurvige, attraktive Figur und dunkelbraune, lange Haare. Sie trug sie glatt nach hinten gestrichen, mit einem schnurgeraden Pony. Pia war sich sicher, dass sie sich an sie erinnern würde, wenn sie ihr schon einmal begegnet wäre.

Und Pia war nicht die Einzige, die zu Harro hinübersah. Im Hintergrund, nahe am Fenster, stand Anja Behrens mit schmal zusammengekniffenen Augen, geröteten Wangen und einer weißen Nasenspitze. Ihre Hände umkrampften den Gurt ihrer Umhängetasche.

Beinahe hätte Pia den Pastor verpasst, der sich von Kirstens Eltern verabschiedet hatte und langsam durch den Raum schritt, wohl auf der Suche nach einem Schäfchen, das noch seines offenen Ohres oder eines verständnisvollen Wortes bedurfte.

Pia ging ihm entgegen. »Entschuldigen Sie bitte, Herr Pastor, dass ich Sie einfach so anspreche. Mein Name ist Pia Korittki. Ich bin eine alte Schulfreundin von Kirsten.«

Er musterte sie mit grauen Augen unter dichten weißen Brauen. »Freut mich, mein Kind«, sagte er. »Ich bin Pastor Hoffmann. Und natürlich dürfen Sie mich einfach so ansprechen. Dafür bin ich ja hier. Was haben Sie auf dem Herzen?«

Pia schluckte ihre Verwunderung über die Anrede herunter. »Ich bin völlig überrascht worden von der Nachricht, dass Kirsten tot ist. Ich würde gern wissen, was passiert ist. Damit ich es begreifen kann.«

»Ja – begreifen. Es ist schwer zu begreifen, wenn ein so junger Mensch gehen muss. Es war ein tragischer Unfall. Wir sind alle noch ganz schockiert. Aber das hat man Ihnen doch sicher schon gesagt.«

»Ja, ich habe eben mit Kirstens Bruder gesprochen«, gab Pia zu. »Ich kenne ihn von früher. Trotzdem kann ich kaum glauben, dass es so passiert ist.«

»Dazu braucht es Zeit«, sagte er. »Alle sind sehr traurig. Kirsten war so ein wunderbarer und lebensfroher Mensch und hat Harro gutgetan.«

Pia nickte. »Wissen Sie eigentlich, wer der Mann am Grab war?«, fragte sie dann.

»Also darum geht es Ihnen.« Er sagte es freundlich, aber bestimmt. »Doch da kann ich Ihnen nicht weiterhelfen. Es war ein seltsamer Zwischenfall. Ich kannte den Mann nicht. Niemand, den ich bisher gesprochen habe, weiß, wer er ist.«

»Das ist wirklich ungewöhnlich«, antwortete Pia. »Er machte den Eindruck, als kenne er Kirsten gut und wäre emotional stark betroffen. Was hat er eigentlich genau gesagt?«

»Er sagte: ›Ihr denkt doch nicht, dass Kirstens Tod ein Unfall gewesen ist?‹«

Pia stellte die Tasse ab und musterte den Pastor. »Und als Sie ihn danach angesprochen haben, hat er Sie ziemlich grob weggestoßen.«

»Er war aufgebracht. Er ist dann ja auch weggelaufen. Wahrscheinlich hat er während der Beerdigung die Nerven verloren, und sein unpassender Auftritt tat ihm im nächsten Moment schon leid.«

»Und wenn er nun recht hatte?«

»Womit? Dass es kein Unfall war? Ich kann mir beim besten Willen nicht vorstellen, dass sie das absichtlich getan hat.« Als Pia schwieg, fuhr er fort: »Sie denken doch nicht, dass Kirsten dort hineingestoßen wurde?«

»Ich denke noch gar nichts. Ich frage mich nur, was wirklich passiert ist.«

»Mein Kind. Sie machen auf mich den Eindruck, dass Sie auf der Suche nach etwas sind. Das ist gut.«

»Sind wir nicht alle auf der Suche nach irgendetwas?«

»Ja. Und wonach suchen Sie?«

3. Kapitel

Pia fuhr wie auf Autopilot gestellt zurück nach Lübeck. Sie musste sich mehrmals zusammenreißen, sich auch genügend auf den Verkehr zu konzentrieren und nicht zu sehr ihren Gedanken nachzuhängen. Sie hatte gehofft, auf der Trauerfeier für ihre frühere Schulfreundin zu erfahren, weshalb sie so früh gestorben war. Stattdessen taten sich immer neue Fragen auf. Wieso war Kirsten so unvorsichtig gewesen? Selbst wenn sie an dem Wehr oder der Böschung herumgeklettert war: Es war trotzdem schwer vorstellbar, dass sie den Halt verloren, ins Wasser gestürzt und ertrunken war. Eine Verkettung verhängnisvoller Umstände war natürlich immer möglich. Sie hätte zum Unfallort fahren und ihn sich ansehen sollen … Vielleicht könnte sie es sich dann vorstellen.

Doch Kirsten war so geschickt und sportlich gewesen. Einen halben Kopf kleiner als Pia, dünn und gelenkig. Im Sportunterricht hatte sie im Geräteturnen immer eine glatte Eins bekommen. Die halbe Klasse hatte mit offenem Mund danebengestanden, wenn sie mehrmals um die obere Stange des Stufenbarrens gewirbelt war, um dann abzuspringen und sicher auf beiden Füßen auf der Matte zu landen, die dünnen Arme hochgerissen, ein triumphierendes Leuchten in den Augen.

Und dann war da noch der Mann, der offensichtlich auch nicht glauben konnte, dass es sich so zugetragen hatte. Doch anstatt offen zu reden, am besten gleich zur Polizei zu gehen, hatte er am Grab mit seiner Behauptung, dass es wohl kein Unfall gewesen war, die Trauernden brüskiert und sich dann aus dem Staub gemacht. Das war beinahe noch seltsamer. Was hatte er damit bezweckt? Wie kam er zu diesem Schluss? Sie musste ihn finden. Doch wie, wenn ihn keiner erkannt haben wollte? Kirsten konnte sie nun nicht mehr fragen. Pia war sich sicher, dass ihre Freundin die Antwort auf diese Frage gewusst hätte. Und die auf die andere Frage, wie und warum sie ums Leben gekommen war, wahrscheinlich auch.

Auf der ersten Hälfte der Fahrt versuchte Pia, sich noch davon zu überzeugen, dass der Fall schon untersucht worden war und sie sich auf ihre Kollegen von der örtlichen Kripo verlassen konnte. Eutin war wahrscheinlich zuständig. Als sie sich Lübeck näherte, war Pia entschlossen, zumindest noch einmal bei den Kollegen in Eutin nachzufragen und sich ihre Version der Ereignisse anzuhören. Immerhin war der unbekannte Mann am Grab mit seiner Behauptung ein neuer Aspekt in der Angelegenheit. Und Kirsten war ihre Freundin gewesen …

Harro Welling war ganz kurz versucht, seine Eltern einfach am Straßenrand stehen zu lassen. Irgendein Nachbar würde sie schon mitnehmen. An ihren Gesichtern konnte er ablesen, dass die Rückfahrt für ihn keinesfalls angenehm verlaufen würde. Welches Recht hatten sie eigentlich, ihm diesen Tag zusätzlich schwer zu machen? Sollten sie sich nicht eher um sein Wohlergehen sorgen? Er war es schließlich, dessen Frau gestorben war, nach nur zwei Jahren Ehe. Sie hatten »nur« eine Schwiegertochter verloren, die sie, wenn er ehrlich war, wohl nicht einmal sonderlich geschätzt hatten. Während er seine Wut niederkämpfte, hielt er am Straßenrand und wartete ab, bis sein Vater vorn auf den Beifahrersitz, seine Mutter umständlich hinten eingestiegen war.

»Du kannst«, sagte sein Vater, den Blick geradeaus gerichtet.

Harro fuhr an, passierte langsam noch ein paar der Trauergäste, die auf dem Weg zu ihren Autos waren. Er nickte dem einen oder anderen zu, der ihn erkannte.

»Es sind wirklich viele Leute gekommen«, bemerkte seine Mutter. »Alle Nachbarn, beinahe der ganze Kirchenkreis. Waren die Hansens und die Schraders eigentlich auch da?«

»Ja. Ich habe sie gesehen und mich mit Ingo Schrader auch kurz unterhalten.«

»Von Kirstens Seite waren ja längst nicht so viele Leute da wie von unserer …«

»Dann wäre es auch knapp geworden«, erwiderte Harro lakonisch.

»Es ist nur wenig von der Suppe übrig geblieben, aber noch einiges vom Braten. Und zweieinhalb Bleche Butterkuchen. Sie schicken uns die Reste zu.«

»Für den Braten war es zu warm«, sagte sein Vater. »Es ist viel zu warm und zu trocken.«

»Kirsten mochte dieses Wetter«, bemerkte Harro. »Es hätte ihr so gefallen.« Er fand, dass sich dieses Gespräch, wenn man es schon führen musste, doch um die Hauptperson drehen sollte, nicht um die Menge des verzehrten Bratens.

»Sie hatte ja auch nicht besonders viel am Hut mit der Landwirtschaft«, entgegnete sein Vater.

»Das wirst du ihr doch wohl nicht über ihren Tod hinaus vorwerfen?«

»Ruhig, Junge«, beschwichtigte seine Mutter. »Niemand wirft hier irgendjemandem etwas vor. Aber die Leute werden natürlich reden.«

Im Rückspiegel sah er, wie sie die Lippen zusammenpresste und zur Seite sah. Ihre kleinen Hände lagen auf der steifen Handtasche, die quer auf ihrem Schoß stand.

»Lass mal, Marianne«, sagte sein Vater.

Das war noch unangenehmer als die Sticheleien seiner Mutter. »Was ist los?«, fragte Harro entnervt. »Was habt ihr?«

»Also, wenn du es wirklich wissen willst …«

Nein, das wollte er nicht. Aber sie würde ja eh keine Ruhe geben, bevor sie es ihm gesagt hatte.

»Es war unpassend, dass du so lange mit Birte da zusammengestanden hast.«

»Wir wissen natürlich, dass du dir nichts dabei gedacht hast. Doch auf der Beerdigung deiner Frau mit deiner Ex-Frau zu reden, was sollen denn die Leute denken?«

»Was sollen sie denken?«, erwiderte Harro. »Birte wollte mir nur mit all den Menschen helfen. Immerhin kennt sie die Leute hier genauso gut wie wir.«

»Du weißt das, und wir wissen es auch«, sagte sein Vater. »Aber es hat trotzdem schändlich ausgesehen.«

»Schändlich?«, wiederholte Harro. »Eure Probleme möchte ich haben.« Doch es tat trotzdem weh.

Anja Behrens schleppte sich mit letzter Kraft vom Carport durch den Seiteneingang ihres Hauses bis ins Schlafzimmer und ließ sich aufs Bett fallen. Der Hase aus Plüsch und das Herzkissen aus rotem Samt kullerten über ihren Kopf. Sie griff den Plüschhasen am Bein und schleuderte ihn gegen die Wand. Es war schrecklich gewesen! Noch schlimmer, als sie es sich ausgemalt hatte. Kirstens Tod änderte gar nichts.

Es hatte lange gedauert, bis sie Harro endlich mal eine Minute allein erwischt hatte. Und als sie ihn dann am Hinterausgang abgefangen hatte, wo er frische Luft schnappen wollte, hatte er auf ihr Hilfsangebot … ja, im besten Falle gleichgültig reagiert.

»Wenn ich irgendetwas für dich tun kann, sag es mir bitte!« Sie hatte ihm tief in die Augen geschaut und dabei eine Hand auf seinen Arm gelegt.

Er hatte nur abwesend genickt und sich von ihr losgemacht. »Das weiß ich doch, Anja. Ich kann mich auf dich verlassen. Entschuldige mich jetzt bitte. Es sind eine Menge Leute hier …«

Ja, und dann, wie um ihr zu zeigen, wie wenig er von ihrem Angebot Gebrauch zu machen gedachte, hatte er sich von Birte helfen lassen. Ausgerechnet von ihr. Sie hatten nebeneinandergestanden wie ein Ehepaar, während Harro die unzähligen Beileidsbekundungen entgegengenommen hatte. Einmal, als ihm die Worte fehlten und er mit den Tränen kämpfte, hatte Birte ihm die Hand gedrückt. Heimlich und verstohlen, doch Anja hatte es genau gesehen … Eine Schande war das, dachte sie und benutzte unwissentlich den gleichen Ausdruck wie Harros Vater.

Sie drückte den Kopf tief in die Kissen und schluchzte. Es tat weh. Es kostete sie so viel Kraft, immer die Starke und Fröhliche zu spielen. Den Kumpeltyp, mit dem man Pferde stehlen konnte. Ausgerechnet Pferde! Motorräder vielleicht, aber doch keine Pferde. Ihr Schluchzen ebbte erst ab, als ihr Gesicht sich heiß und verquollen anfühlte. Dann richtete sie sich auf und suchte nach Papiertaschentüchern. Dabei fiel die kleine goldfarbene Schachtel vom Nachttisch zu Boden. Sie rieb sich die Augen trocken, schnäuzte sich und hob die Schachtel auf. Anja öffnete sie, obwohl sie wusste, was darin war: eine Platinhalskette mit einem Diamantanhänger. Sie ließ sie durch die Hand gleiten. Der kleine Brillant funkelte. Es war ja nicht so, dass es keine Männer in ihrem Leben gab. Es gab da einen, der sie bewunderte und vielleicht sogar liebte. Doch sie konnte seine Gefühle nicht in demselben Maß erwidern. Sie genoss es, wenn sie sich hin und wieder trafen. Es machte das Warten auf Harro erträglicher. Doch ihr Verehrer war niemand, den sie heiraten konnte oder wollte. Das wäre ihr auch wie Verrat vorgekommen.

Seine Mutter und Stephan setzten Jörg vor seinem Haus in Bodewind ab. Er besaß zurzeit kein Auto, was es ihm beinahe unmöglich gemacht hatte, ohne die Hilfe seiner Mutter zur Beerdigung seiner Schwester zu erscheinen. Von Bodewind aus nach Kiel zu gelangen, wo seine Firma war, wo er trotz des Homeoffice ab und zu auftauchen musste, war kein Problem. Es gab eine regelmäßige Busverbindung. Doch nicht nach Arensbök oder dem kleinen Dorf, in dem Kirsten gewohnt hatte. Jedenfalls nicht dann, wenn man sie brauchte. Die Landbevölkerung war auf ihre Autos angewiesen. Er sah Stephans dunkelblauem BMW nach, wie er den Hügel hinabfuhr und hinter der Biegung außer Sichtweite geriet. Sein Nachbar war in Arbeitsmontur in seinem Carport beschäftigt. Der Motor des Nissan lief, obwohl niemand darinsaß. Karl-Heinz wurde auch immer seltsamer … Jörg, dem nicht nach einer Unterhaltung über den Gartenzaun hinweg zumute war, trottete mit gesenktem Kopf zur Haustür.

»Hallo, Jörg! Hast du einen Moment Zeit?«

Widerwillig wandte er sich dem Nachbarn zu. »Nein, eigentlich nicht. Ich komme gerade von einer Beerdigung, Karl-Heinz.«

»Oh, das tut mir leid. Jemand Nahestehendes?«

»Meine Schwester.« Wenn es nicht so grausig gewesen

wäre, hätte er den erschrockenen Gesichtsausdruck, dieses Weiten der Augen, den offen stehenden Mund seines Nachbarn beinahe genossen.

»Was?! Die kleine Kirsten! Oh verdammt! Das tut mir sehr leid. War sie denn krank?«

Jörg sah das Fragezeichen, das sich in seiner Vorstellung über Karl-Heinz' Kopf erhob. Eine Mischung aus Sensationslust, Mitleid und Grauen. Er hatte aber keine Lust, die Neugierde seines Nachbarn zu befriedigen. Nicht jetzt, wo er so fertig war.

»Was ist denn mit Kirsten passiert?«, setzte Karl-Heinz noch einmal an. »Sie war doch noch so jung.«

»Ein Unfall«, stieß Jörg hervor und drehte sich um. »Tut mir leid. Ich muss rein. Bis bald mal.«

»Ein Autounfall? Der Verkehr wird heutzutage auch immer schlimmer!«, rief Karl-Heinz ihm hinterher. »Immer mehr Raser! Lebensgefährlich ist das. Lebensgefährlich!«

Sollte er denken, was er wollte. Und um Himmels willen sein verdammtes Auto ausstellen. Warum tat er das? Bei dem Wetter ließ man wohl kaum seinen Motor warmlaufen. Und lief da nicht ein Schlauch durch den Carport? Wollte er sich etwa umbringen? Der sicher nicht! Und es war auch nicht Jörgs Bier, wenn der Nachbar seine Karre stundenlang im Carport laufen ließ … Er hatte keinen Nerv für Diskussionen und Erklärungen. Schon gar nicht heute. Die Nachbarn zur Rechten waren Ökos; sie würden Karl-Heinz bestimmt den Marsch blasen, wenn sie es mitbekamen. Apropos Bier … Er wollte dringend etwas trinken. Er lechzte förmlich danach. Aber dann sah er Constanze vor sich. Sie wollte heute Abend vielleicht noch bei ihm vorbeikommen. Nein, er war stärker als die Sucht. Wenn er jetzt etwas trank, und sei es auch nur ein Bier, dann würde er es bitter bereuen.

Nach ihrer Rückkehr in ihr Büro erreichte Pia im Kommissariat in Eutin telefonisch niemanden mehr, der für die Ermittlung zum Tod von Kirsten Welling zuständig war. Bei einem nicht natürlichen Tod musste immer die Kriminalpolizei ermitteln, um herauszufinden, ob man es mit einem Unfall oder einem Verbrechen zu tun hatte. Das war gesetzlich so geregelt und für Angehörige eines Verstorbenen oft zusätzlich schmerzhaft. Doch aus diesem Grund musste es eine polizeiliche Untersuchung und wohl auch ein Ergebnis gegeben haben. Pia würde ihre Neugierde bis Montag zügeln müssen. Erst dann sollte der betreffende Kollege wieder am Platz sein.

Obwohl sie am Samstag und Sonntag gut beschäftigt war – mit der Post war zum Beispiel ein Brief von Felix' zukünftiger Klassenlehrerin eingetroffen, der eine Liste mit Dingen enthielt, die sie noch für seine Einschulung besorgen musste –, ließ Pia der Gedanke an ihre frühere Schulfreundin Kirsten nicht ganz los.

4. Kapitel

Am Montag nach der Dienstbesprechung versuchte Pia erneut, einen Kollegen in Eutin zu erreichen, und hatte Glück.

»Peer Suder«, meldete sich ein Mann am Telefon.

Pia nannte ihren Namen und stellte sich ihm als eine Kollegin aus Lübeck vor. »Ich bin außerdem eine Freundin von Kirsten Welling«, sagte sie dann. »Ich war am Freitag auf ihrer Beerdigung.«

»Du kanntest Kirsten Welling? Dann war das sicher ein Schock, von ihrem plötzlichen Tod zu erfahren. Das tut mir leid«, erwiderte er. Polizisten duzten sich zumeist untereinander. So wechselte auch der Kollege aus Eutin sofort zum vertraulicheren »Du«, als er hörte, mit wem er sprach.

»Auf der Beerdigung ist etwas Seltsames passiert«, sagte Pia. Sie schilderte ihm, was sie beobachtet hatte.

»Ich verstehe«, antwortete Peer Suder, nachdem er ruhig zugehört hatte. »Du überlegst nun natürlich, ob an der Behauptung etwas dran sein könnte.«

»Ich kann mir den Unfall, so wie er mir beschrieben wurde, nur schwer vorstellen. Kirsten war immer sehr sportlich.«

»Ja, das sagte man uns ebenfalls.« Er schwieg eine Weile, sodass Pia schon dachte, das Gespräch sei unterbrochen. »Kannst du vielleicht herkommen?«, fragte er.

Sie schaute auf ihren Terminkalender. »Ich kann am späten Nachmittag bei euch auf der Dienststelle sein.«

»Das passt bei mir. Ich bin heute sowieso länger hier.

Melde dich einfach unten, wenn du da bist. Die geben mir dann Bescheid, und ich hol dich ab. Bis dann.« Peer Suder hängte ein.

Sie schien mit ihrem Anruf offene Türen eingerannt zu haben. Oder aber Suder wollte sie lieber in einem persönlichen Gespräch davon überzeugen, dass sie falschlag. Wie auch immer. Später würde sie mehr wissen …

»Ein heimlicher Liebhaber?«, fragte Broders, der zur Tür hereinkam, als Pia den Telefonhörer noch in der Hand hielt. Er war ihr langjähriger Teamkollege, mit dem sie sich auch das Büro im siebten Stock des Polizeihochhauses teilte.

»Wie kommst du darauf?« Pia legte auf. »Noch dazu am Polizeitelefon.«

»Du siehst so aus, als hättest du etwas aus der Speisekammer stibitzt.«

Pia lächelte. »Meinst du deinen heimlichen Vorrat an Katzenzungen in der Schublade? Keine Sorge. Die mag ich nicht.«

»Mit wem hast du denn gesprochen?« Er setzte sich und verschränkte die Arme hinter dem Kopf.

»Das war die Polizeidienststelle in Eutin. Ein Kollege namens Peer Suder. Kennst du ihn?«

»Nicht, dass ich wüsste. Was willst du von ihm?«

»Ein paar Informationen über eine Ermittlung von denen. Es geht um meine frühere Schulfreundin.«

»Lass mich raten: die, auf deren Trauerfeier du warst? Warum erkundigst du dich danach?«

Pia schilderte ihm, was sich auf der Beerdigung zugetragen hatte.

Broders nahm die Arme wieder herunter. »Na gut. Das war sicher unschön. Aber glaubst du, da ist etwas dran? Wir können doch nicht jedem Spinner hinterherjagen, der sich wichtigmachen will. Und wenn die Kollegen in Eutin die Sache untersucht haben und es ein Unfalltod gewesen sein soll ...«

»Peer hat sich sofort bereit erklärt, mit mir zu reden«, sagte sie.

»Das kann tausend Gründe haben«, versetzte Broders. »Vielleicht möchte er dich nur mal kennenlernen.«

Peer Suder war ein durchtrainierter Mittdreißiger mit hellblondem Haar und grauen Augen. Sein Händedruck war fest, sein Lächeln offen und sympathisch. Er trug Jeans und ein weißes Hemd. Peer führte Pia in sein Büro, von dem man einen Blick auf hohe, dicht im Laub stehende Bäume hatte. Die Aussicht war unwahrscheinlich grün.

»Kann ich dir was anbieten? Wasser und Cola sind im Angebot.«

»Ein Wasser wäre toll«, sagte Pia. Die Zunge klebte ihr nach der Fahrt über die Autobahn am Gaumen. Sie hatte heute nichts als Kaffee getrunken. Das konnte kaum gesund sein.

Peer stellte ein Glas vor sie hin und holte sich selbst eine kleine Flasche Cola. »So lerne ich dich endlich auch mal persönlich kennen«, meinte er.

Pia sah ihn überrascht an. Sollte Broders mit seiner Vermutung gar recht behalten? »Ich verstehe nicht ...«

»Du hast einen gewissen Bekanntheitsgrad in unseren Kreisen. Ist dir das nicht bewusst?«

»Nein. Wir sind so viele Leute.«

»Nun, ein paar deiner Aktionen waren recht spektakulär. Die Festnahme auf der Fehmarnsundbrücke damals. Daran waren auch Eutiner Kollegen beteiligt, die immer noch davon erzählen. Oder die nächtliche Aktion am Weißenhäuser Strand. Und der Fall, als du im Alleingang die Cannabis-Scheune am Hemmelsdorfer See gefunden hast.«

»Damit hab ich mir nicht gerade Freunde unter den Kollegen gemacht«, unterbrach Pia seine Aufzählung.

»Mag sein.« Er grinste freundlich. »Aber man muss auch nicht jedermanns Freund sein, oder?«

Pia verdrängte die Erinnerungen. »Ich bin hier, weil ich über Kirsten Welling mit dir sprechen möchte«, sagte sie schnell.

»Ja, genau. Ich habe mir die Akte deswegen schon herausgesucht. Wir sind von den Kollegen vor Ort über den Todesfall informiert worden. Der Arzt, der den Totenschein ausgestellt hat, hat ›nicht natürlicher‹ Tod angekreuzt. Die Kollegen wollten, dass wir bei der Todesermittlung mit draufschauen. Die hatten zu dem Zeitpunkt sehr viel zu tun und haben sich wohl von den besonderen Umständen dieses Falls etwas überfordert gefühlt.«

»Bist du gleich am Fundort gewesen? Hast du Kirsten Wellings Leiche noch dort gesehen?«

»Ja. Die Kollegen haben gut reagiert, uns schnell informiert und alles sehr zügig abgesperrt. Ich kam etwa zwei Stunden, nachdem ihr Tod entdeckt worden war, dort an.«

»War ein Rechtsmediziner vor Ort?«

»Nein, das nicht. Das Opfer ist erst im Institut für Rechtsmedizin in Lübeck untersucht worden.«

»Von Kinneberg?«

Er nickte.

Pia kannte Dr. Enno Kinneberg von zahllosen Todesermittlungen und hielt viel von seinem Urteil. »Schildere mir bitte erst einmal die Auffindesituation«, bat sie.

»Also, ich fange vorne an: Wir wurden zu einem Bauernhof im Rande von Düstersee gerufen. Bei dem Hof der Wellings handelt es sich um ein altes Bauernhaus mit einem neuen Stallgebäude daneben. Die Zufahrt zum Hof befindet sich neben dem Haupthaus und führt auf einen rechteckigen Hofplatz, der abgesehen vom Stall noch von anderen Wirtschaftsgebäuden umgeben ist. Das Opfer hat dort zusammen mit dem Ehemann und den Schwiegereltern gewohnt. Der Ort, an dem Kirsten Welling tot aufgefunden wurde, liegt etwa drei Kilometer vom Haus entfernt. Man kann ihn von dort erreichen, indem man zu Fuß oder mit dem Rad einen unbefestigten Feldweg nutzt, der an einem Bach entlang zu einer Mühle und einem Teich führt. Außerdem gelangt man außen herum über die Landstraße zu dieser Mühle. Für die Strecke fährt man dann aber ungefähr fünf Kilometer. Hier ist die Lageskizze, die uns ein Kollege vor Ort angefertigt hat.« Er schob Pia einen Bogen hinüber. »Auf den Luftaufnahmen ist nämlich beinahe nur Grün zu sehen. Die Skizze hilft einem beim Verständnis der örtlichen Gegebenheiten.«

Pia betrachtete die detaillierte, beschriftete Skizze. »Das Kreuz hier kennzeichnet die Stelle, wo Kirsten gefunden wurde?«, fragte sie.

»Ja. Im Bach hinter einem Wehr, direkt an der alten Mühle. Das Gebäude ist nicht mehr in Betrieb und auch unbewohnt. Möchtest du alle Fotos sehen?«

»Wenn ich wissen will, was genau dort passiert ist, führt wohl kein Weg daran vorbei«, sagte Pia.

Er schob ihr einen Stapel mit DIN-A4-großen Abzügen herüber.

Sie konzentrierte sich zunächst auf den Fundort selbst. Links befand sich ein Stausee, der über ein Wehr in den Mühlbach abfloss. Über das Wehr hinweg spannte sich ein Betonsteg ohne Geländer, der zu einem schmalen Weg führte, der weiter zwischen der Mühle und dem Ufer des Sees entlang verlief. Rechts auf dem Foto war die Außenwand der Mühle mit einer Öffnung für die Befestigung des Mühlrads zu sehen. Vom Standpunkt des Fotografen fiel die Böschung steil zum Bach hin ab. Es gab mehrere Detailaufnahmen, auch von dem Betonsteg, der mit Moos bedeckt war und rutschig aussah. Pia blätterte durch die Fotos. Das Gras an der Uferböschung war niedergetrampelt, das Wasser im Bach sah tiefschwarz aus, mit abgerissenen Grashalmen und Zweigen darin. »Das Wehr dient der Wasserregulierung?«

»Ja. Hinter dem Wehr liegt das Tosbecken. Dort entsteht eine starke Sogwirkung. Eine Wasserwalze, die alles herunterzieht, was dort hineinfällt.«

»Wie war die Auffindesituation?«

»Das Opfer lag angeblich hinter dem Wehr in dem Bach im Wasser. Kirsten Welling trieb mit dem Gesicht nach unten. Harro Welling, ihr Ehemann, hat sie seinen Angaben zufolge so aufgefunden. Er kam um zwanzig nach neun aus dem Stall ins Haus und wunderte sich, dass seine Frau nicht zur Arbeit gefahren war. Ihr Auto stand noch auf dem Hofplatz. Er hatte noch gesehen, dass sie joggen gegangen war, aber sie hatte danach wie immer ins Büro fahren wollen. Als seine Frau nirgends aufzufinden war und ihre Joggingschuhe auch nicht, ist er um kurz vor halb zehn losgegangen, um sie zu suchen. Er dachte, sie sei vielleicht umgeknickt oder etwas anderes habe sie aufgehalten. Er machte sich Sorgen um sie.«

»Hat er nicht versucht, sie anzurufen?«

»Doch. Aber das Handy seiner Frau schaltete sofort auf die Box. Wir haben den Anruf nachgeprüft. Die angegebenen Zeiten stimmen.«

»Wie und wann hat Harro Welling Kirsten dann gefunden?«

»Er hat sie im Wasser liegend entdeckt, als er an der Mühle ankam. Man braucht zu Fuß etwa zehn Minuten bis zu der Stelle. Harro Welling sagte aus, er habe seine Frau aus dem Bach gezogen, was an der steilen Böschung wohl sehr schwierig gewesen ist, bis sie nur noch bis zu den Knien im Wasser lag. Er dachte, er könne sie noch wiederbeleben. Als er merkte, dass sie tot war und er ihr nicht mehr helfen konnte, ist er ein Stück in Richtung Hofplatz gelaufen, bis zu einer Stelle, wo er mit seinem Handy wieder Empfang hatte. Von dort hat er um neun Uhr zweiundfünfzig die Einsatzleitstelle angerufen. Die haben einen Notarzt, einen Rettungswagen und die Polizei geschickt.«

»Keinen Hubschrauber?«

»Nein. Das hätte in dem Fall wohl länger gedauert.«

»Was hat Harro Welling dann unternommen?«

»Er ist zurück zur Mühle gelaufen und hat dort auf die Rettungskräfte gewartet. Die waren schon nach knapp zehn Minuten dort. Harro hatte ihnen die Stelle genau beschrieben.«

»Aber für Kirsten Welling kam jede Hilfe zu spät?«

»Ja. Der Rechtsmediziner schätzt, dass der Tod schon zwischen halb acht und halb neun eingetreten ist. Sie konnten recht schnell die Temperatur der Leiche, des Wassers und der Umgebung messen. Die Berechnung ist ziemlich genau.«

Pia betrachtete mit plötzlicher Mutlosigkeit die gesammelten Ermittlungsergebnisse und seufzte. »Wie schrecklich! Und das in ihrem Alter! Was, denkt ihr, ist da genau vorgefallen, das zu ihrem Tod geführt hat?«

»Das Opfer trug Joggingkleidung. Eine lange Laufhose, einen Sport-BH, Unterhose und ein Laufshirt. An den Füßen Söckchen und Laufschuhe, am linken Arm eine Tasche für ein Handy mit einem extra Reißverschlussfach. Ihr Mobiltelefon war noch darin, aber das Fach mit dem Reißverschluss war offen. Im Wasser haben wir einen Ring mit zwei Schlüsseln gefunden. Der eine war der zu ihrer und Harro Wellings Wohnung, die sich in dem Bauernhaus befindet. Der andere Schlüssel ist eine Art Generalschlüssel für Haustür, Schuppen, Werkstatt und Stallgebäude.«

»War das alles?« Pia dachte an ihren Schlüsselbund mit so vielen Schlüsseln daran, dass sie bei einigen nicht mehr sagen konnte, wozu sie gehörten.

»Harro Welling hat ausgesagt, dass das die Schlüssel waren, die seine Frau nur zum Joggen oder Spazierengehen mitgenommen hat. Ihr normaler Schlüsselbund mit dem Autoschlüssel befand sich am Schlüsselbrett.«

»Hat Kirsten in der Zeitspanne von frühmorgens, als Harro sie noch gesehen hat, bis zu ihrem Tod telefoniert oder etwas anderes mit ihrem Mobiltelefon gemacht? Textnachrichten geschrieben zum Beispiel?«

»Nein. Sie hatte allerdings eine App installiert, mit der sie ihre Läufe aufzeichnen konnte. Doch die hatte sie an diesem Morgen nicht aktiviert. Bei einigen Läufen zuvor hatte sie sie genutzt. Sie ist die Strecke am Wehr entlang häufiger gelaufen.«

Pia zog die Augenbrauen zusammen. »Moment! Sie zieht sich ihre Joggingsachen an, nimmt sogar ihre Armtasche und das Handy mit, doch sie aktiviert ihre Lauf-App nicht?«

»Nun ja. Ich habe selbst diverse Fitness-Apps heruntergeladen, die ich aber nicht mehr regelmäßig nutze. Man lädt sich was runter, hat beste Vorsätze, ist dann jedoch zu faul, etwas zu aktivieren, oder sieht den Sinn darin nicht mehr.«

»Ja, das ist natürlich möglich. Aber wie ist ihr Schlüssel überhaupt ins Wasser gefallen, wenn er sich mutmaßlich in der Reißverschlusstasche befand?«, fragte Pia.

»Wir vermuten, dass Kirsten Welling ihr Telefon aus der Armtasche holen wollte, als sie gerade am Wehr vorbeikam. Möglicherweise um die App doch noch zu aktivieren? Oder aber sie wollte etwas fotografieren oder jemanden anrufen oder einen Text schreiben, sich etwas notieren? Dabei fielen die beiden Schlüssel an dem Ring heraus und landeten im Bach. Kirsten könnte versucht haben, sie wieder herauszufischen. Dabei fiel sie von dem Steg ins Wasser, schlug sich den Kopf an. Sie war entweder sofort bewusstlos, oder sie ertrank wegen des starken Sogs.«

»Das würde die Auffindesituation erklären«, bestätigte Pia. Es klang beinahe zu stimmig … hätte sie Kirsten früher nicht so oft klettern sehen. Sie warf einen Blick aus dem Fenster, schaute in die Baumkrone und überlegte, wie sie weiter argumentieren könnte. Ein Eichhörnchen saß auf den Hinterbeinen in einer Astgabel. Es blickte in ihre Richtung. »Aber niemand hat Kirsten an dem Morgen draußen joggen gesehen?«

»Höchstens die Kühe auf der Weide«, bestätigte Peer. »Doch das sind ziemlich schweigsame Zeugen.«

»Was genau steht im Obduktionsbericht über die Todesursache? War es tatsächlich das Ertrinken, oder war es die Kopfverletzung?«

»Sie ist eindeutig ertrunken. Das Wasser in ihrer Lunge weist Spuren von Sedimenten und Algen auf, die mit dem Wasser im Bach übereinstimmen. Aufgrund der Kopfverletzung war sie aber höchstwahrscheinlich bewusstlos, als es passiert ist.«

»Ein Trost, immerhin«, sagte Pia. Sie starrte auf die Fotos vor sich auf dem Tisch. Wenn sie schon hier war und ihr Kollege Peer sich so viel Zeit für sie nahm, sollte sie die Aufnahmen auch bis zum Schluss durchsehen.

Sie blätterte die Bilder der Reihe nach durch. Es war wie

eine langsame, ruckartige Kamerafahrt, ein Zoom, bis hin zu den Großaufnahmen von Kirstens Körper und ihrem vertrauten Gesicht, nass und zerschunden … Pia schluckte und legte die Fotos zur Seite. Sie trank einen Schluck Wasser. »Die Kopfverletzung ist natürlich von Kinneberg untersucht worden«, sagte sie. »Was hat sie verursacht?«

Peer zögerte. »Kinneberg meint, bei dem Aufprall, der die Bewusstlosigkeit verursacht hat, muss das Opfer mit dem Kopf seitlich gegen eine rechtwinklige Kante geprallt sein.«

»Rechtwinklig. Seltsam. Und gab es noch mehr Verletzungen?«

»Ja. Das Opfer ist mit der rechten Seite des Oberkörpers und der Hüfte immer wieder gegen das Gitter im Wehr gedrückt worden, vor und nach seinem Tod.«

»Wo im Wehr ist eine rechtwinklige Kante?«, wollte Pia wissen.

»Das ist ein guter Punkt«, bestätigte Peer. »Genau das haben wir uns auch gefragt. Schau hier.« Er schob eines der Fotos zu ihr herüber. »Sie ist wahrscheinlich auf die Oberkante der Einfassung aufgeschlagen, hinuntergefallen und anschließend bewusstlos von der Strömung unter Wasser gegen das Gitter gedrückt worden. Der Sog hat sie unten gehalten. Dabei ist sie ertrunken.«

»Wie tief ist das Wasser dort?«

»Siebzig bis achtzig Zentimeter. Bei Hochwasser bis zu einem Meter.«

»Kirsten ist in siebzig Zentimeter tiefem Wasser ertrunken?«

»Ja.«

»Habt ihr denn Gewebespuren oder Haare an der Oberkante der Mauer sicherstellen können? Diese Kante ist doch sicherlich rau.«

Peer zögerte. »Die Bergung und die Erste-Hilfe-Maßnahmen hatten Vorrang vor der Spurensicherung. Dabei haben sich so viele Menschen am Fundort bewegt, sind am Wehr und auf der Böschung herumgeklettert, dass die Spurenlage nicht mehr eindeutig war.«

»Nicht eindeutig …«, wiederholte Pia. »Aber irgendwo an der Oberkante der Einfassung müssten Spuren des Aufpralls zu finden sein.«

»Nein, wir haben nichts Derartiges sicherstellen können. Was nicht heißt, dass es nichts gab, bevor die Rettungskräfte da waren.«

»Gibt es Spuren an ihrem Körper, die auf menschliche Gewalt hindeuten?«

Peer lächelte schwach. »Das haben wir uns natürlich auch gefragt. Falls das Opfer solche Verletzungen erlitten hat, wurden sie von den anderen überlagert, die es später im Wasser davongetragen hat.«

»Mit anderen Worten: Wir können nicht ausschließen, dass Kirsten Welling womöglich einen Schlag auf den Kopf bekommen hat, anschließend ins Wasser gestoßen und vielleicht sogar unter Wasser gedrückt wurde, bis sie ertrunken ist?«

»Nein, das können wir nicht«, sagte Peer. »Aber wir können auch nicht beweisen, dass es so war. Und es fehlt außerdem das Wichtigste: ein Motiv.«

5. Kapitel

Mit einem unguten Gefühl im Magen fuhr Pia nach dem Termin von Eutin zurück nach Lübeck. Sie musste sich sputen, weil sie Felix um halb sieben bei seinem Freund Raphael abholen sollte. War es das unbefriedigende Ergebnis ihres Gesprächs, das ihr dieses Unwohlsein verursachte? Oder lag es schlicht und ergreifend daran, dass sie bis auf ein Käsebrötchen am späten Vormittag heute noch nichts gegessen hatte? Pia blieb keine Zeit für einen kleinen Imbiss zwischendurch. Wenn sie gut durch den Verkehr kam, würde sie gerade noch rechtzeitig in der Glandorpstraße sein, in der Raffi wohnte.

Seine Mutter Inka Södermann hatte Pia schon einmal aus der Patsche geholfen, als sie sie bei Felix' Geburtstagsfeier unterstützt hatte. Heute war es kein Problem für Inka gewesen, Felix nach dem Kindergarten mitzunehmen, sodass die beiden Jungen bei ihr zu Hause spielen konnten. Pia fand einen Parkplatz nur etwa fünfzig Meter von Inkas Wohnhaus entfernt. Wahrscheinlich sollte sie ihr Auto gleich hier stehen lassen und zu Fuß mit Felix nach Hause gehen, weil in ihrer Straße um diese Uhrzeit alles zugeparkt sein würde.

Die Södermanns wohnten im dritten Stock, und als Pia oben ankam, war sie außer Atem. Was war denn los mit ihr? War ihre Kondition schon so erbarmungswürdig?

Inka öffnete die Tür und ließ sie ein. »Hi, Pia. Hast du noch einen Moment Zeit? Die Jungs essen gerade. Es gibt mal wieder Spaghetti.«

»Jetzt beköstigst du Felix auch noch? Ich habe schon ein schlechtes Gewissen, dass ich erst so spät hier sein kann.«

»Nein, das musst du nicht. Es war ein höchst produktiver Nachmittag für mich. Felix und Raffi spielen so wunderbar miteinander, dass ich die Wäsche gefaltet, das Bad geputzt und alle Post erledigt habe. Nicht schlecht für einen freien Nachmittag ... Komm mit raus auf den Balkon. Dort ist es um diese Uhrzeit am angenehmsten.« Auf dem Weg auf den Balkon hinaus steckte Pia noch kurz den Kopf in die Küche und begrüßte die beiden Jungen.

Felix' Mund war rot verschmiert von Tomatensoße. »Mama, du bist viel zu früh!«, protestierte er.

»Wir müssen nicht sofort los. Ich rede noch ein bisschen mit Inka.« Pia schloss die Küchentür und trat auf den Balkon. »Sag mal, Inka, hast du schon immer so weit oben gewohnt? Heute kamen mir die Treppen besonders steil vor.« Pia ließ sich auf einem der Gartenstühle nieder.

Inka musterte Pia. »Du siehst ganz schön geschafft aus. Hattest du einen anstrengenden Tag?«

»Ach, es ging eigentlich. Der übliche Wahnsinn. Ich war nur eben noch auf dem Revier in Eutin bei einem Kollegen, der mir ein paar Fragen zum Tod einer alten Freundin beantwortet hat.« Sie seufzte. »Man sollte Privates und Berufliches nicht vermischen. Doch ich hätte nicht gedacht, dass es mich so fertig macht.«

»Wie ist deine Freundin denn gestorben?«

»Es war ein Unfall beim Joggen.«

»Ein Autounfall?«

»Nein, das nicht ...«

»Du musst nicht darüber sprechen«, sagte Inka schnell. »Probier mal die Limonade, die ich gemacht habe.« Sie schenkte Pia ein Glas aus einem Krug ein.

»Limonade machst du auch noch selbst?« Pia trank einen Schluck. »Die schmeckt toll. Wirklich.«

»Das geht ganz schnell«, behauptete Inka. »Und dann weiß ich wenigstens, was drin ist.«

Wie wahr. Irgendetwas mache ich in letzter Zeit falsch, dachte Pia. Sie schaffte es nicht mehr, regelmäßig Sport zu treiben. In den dritten Stock hochzusteigen und danach ein Sauerstoffzelt zu benötigen, das ging doch gar nicht. Außerdem verbrachte sie zu wenig Zeit mit Felix, hatte auch ansonsten kein nennenswertes Privatleben, und von selbst gemachter Limonade wagte sie nicht einmal zu träumen. Gut. Das war auch nicht ihr erklärtes Ziel.

»Was ist los, Pia?«

»Ich wünschte, ich wäre besser organisiert. Ich müsste zum Beispiel auch mal wieder joggen oder Fahrrad fahren.«

»Dann tu es doch.«

»Nur, wann?«

»Wichtig ist, dass du es dir immer zur gleichen Zeit vornimmst«, sagte Inka. »Ein regelmäßiger fester Termin ist einfacher einzuhalten. Ich gehe dienstags und freitags immer ins Fitnessstudio.«

»Wie schaffst du das?«

»Seit ich vor der Arbeit eine halbe Stunde ins Fitnesscenter gehe, klappt es ganz gut. Wenn man seine Angewohnheiten ändern will, dann soll man das am besten morgens in Angriff nehmen, hab ich gelesen. Morgens ist der innere Schweinehund noch nicht so aktiv. Am Abend ist das ein fieser, knurrender Köter.«

»Ich werde drüber nachdenken«, sagte Pia.

Auf dem Nachhauseweg und in ihrer Wohnung lenkte Felix Pia von jeglichen Gedanken an Kirsten ab. Er erzählte begeistert von zwei Feuerwehrmännern, die sie heute im Kindergarten besucht hatten, und dass die ihnen gesagt hatten, was sie tun sollten, wenn es irgendwo brannte. »Wir sollen uns nicht verstecken, sondern zu den Feuerwehrmännern hinlaufen, auch wenn sie gruselig aussehen …«

»Wieso sehen die denn gruselig aus?«, forschte Pia nach.

»Wegen dem Helm und dem Schlauch im Gesicht. So wie ein Taucher«, erklärte er ernsthaft.

Sie hatten den Kindern also Feuerwehrmänner in voller Montur mit Atemschutz et cetera gezeigt. Keine schlechte Idee. Es war tatsächlich ein Problem, dass sich Kinder bei einem Brand in Panik vor den Feuerwehrleuten versteckten. Sie verbargen sich dann in den kleinsten Nischen, wurden nicht gefunden und konnten dann tragischerweise nicht gerettet werden.

»Feuer ist echt gefährlich«, erläuterte Felix seiner Mutter. »Und Rauch. Alles ist dann schwarz, und du kannst nichts mehr sehen. Aber ich habe keine Angst! Ich will auch Feuerwehrmann werden!«

Die Suche nach Gefahr und Aufregung, kombiniert mit einem Helfersyndrom? War das etwa erblich?

Nachdem sie Felix später zu Bett gebracht hatte und er schlief, setzte Pia sich mit einem Bier auf den Balkon und ließ den Tag Revue passieren. Steigerte sie sich mit ihren Fragen zu Kirstens Tod in etwas hinein? Wollte sie nur nicht wahrhaben, dass eine Freundin, ein Mensch ihres Alters, plötzlich und unerwartet gestorben war? Ein gesunder, fitter Mensch. Immerhin war Kirsten ja regelmäßig gelaufen … Etwas nagte bei diesem Gedanken an Pia. Eine Kleinigkeit, die sie noch nicht benennen konnte.

Es klingelte. Jörg schreckte von seinem Rechner hoch. Er hatte sich den Abend mit einem Computerspiel vertrieben, denn dabei waren sowohl seine Hände als auch sein Gehirn beschäftigt. Seit Tagen verspürte er das Verlangen zu trinken, so stark wie schon seit Jahren nicht mehr. Wenn er mit Constanze zusammen war, merkte er es nur wenig. Doch heute Abend war sie mit zwei Kolleginnen verabredet, und er wusste, dass er all seine Willenskraft würde aufbieten müssen, um nicht zum Supermarkt zu laufen, der neuerdings bis zweiundzwanzig Uhr geöffnet hatte, und sich eine Flasche Wodka zu kaufen. Oder wenigstens ein Bier ... was vom Resultat her das Gleiche wäre.

Jörg sah auf die Uhr am oberen Rande des Monitors. *22.06 Uhr*. Selbst wenn er schwach würde, käme er jetzt nicht mehr so einfach an eine Flasche heran. Aber wer zum Teufel klingelte um diese Uhrzeit bei ihm? Constanze hatte einen Schlüssel. Sie läutete nie. Besuch erwartete er keinen, und ein verspäteter Paketbote konnte es ja wohl kaum sein.

Jörg stemmte sich mit schmerzendem Rücken aus dem Schreibtischsessel hoch. Es klingelte erneut.

Durch den Milchglasstreifen neben der Haustür sah er den Umriss einer größeren Person, die nun nah an die Scheibe trat und die Hände ans Gesicht legte, um hineinzusehen.

Ging es noch? »Ja, ja, ich bin da!«, rief Jörg. Er öffnete die Haustür, allerdings erst mal nur ein Stück. Auf dem Treppenabsatz stand Karl-Heinz. Der sonst stets korrekt gekleidete Rentner, den er sogar bei der Gartenarbeit schon mit Krawatte gesehen hatte, trug eine ausgebeulte Stoffhose und ein kariertes Hemd, das ihm halb aus der Hose gerutscht war, sowie eine flusige Strickjacke darüber. Sein Haar war zerzaust.

»'tschuldige die Störung. Kannst du mal mit zu mir rüberkommen, Jörg?«

»Was ist denn los? Ist etwas mit deiner Frau?«

»Nein, die ist bei ihrer Schwester. Ich bin allein. Ich muss dir etwas zeigen.«

»Du machst es ja spannend.« Jörg sah sich nach einem geeigneten Paar Schuhe um. Die Pflastersteine glänzten vor Nässe, und die Rasenfläche war voller Pfützen.

»Erinnerst du dich, dass neulich mein Wagen im Carport lief?«

»Ja klar. Was sollte das?«

»Ich wollte ihn ausräuchern.«

»Wen?«

»Na, diesen Maulwurf. Oder, besser gesagt, die Monster-Maulwurfsippe, die unsere Gärten unsicher macht.«

Sein Nachbar hatte also auch ein Loch in seinem Garten. Ein Maulwurf, das war die Lösung all seiner Probleme! Warum war er darauf nicht selbst gekommen? Nur ... er hatte bisher keinen einzigen Maulwurfshügel in seinem Garten entdeckt.

»Du hast doch kürzlich auch bei dir herumgebuddelt, Jörg. Hattest du mehr Glück als ich? Hast du ihn ausgegraben und erlegt?«

»Äh ... nein.« Der Schweinehund hatte ihn also doch beobachtet, obwohl er so vorsichtig gewesen war. »Ich habe nur versucht, die Löcher wieder zuzuschippen, die das Biest hinterlassen hat.«

»Solange wir den Maulwurf nicht killen oder vielleicht auch die ganze Sippe, ist das sinnlos.« Sein Nachbar hatte ein diabolisches Glitzern in den Augen, wie Jörg es noch nie an ihm gesehen hatte. »Er scheint mit seinem Gängesystem unsere beiden Gärten unterhöhlen zu wollen. Wenn wir der Sache nicht Herr werden, stürzen unsere Häuser eines Tages noch ein wie Kartenhäuser.«

Jörg spürte wieder das ziehende Verlangen nach etwas, das die Angst und die Leere in ihm vertrieb. »Nun übertreib mal nicht, Karl-Heinz«, sagte er mit trockenem Mund. Er folgte seinem Nachbarn in die Diele des Hauses nebenan.

Der schaltete alle Lampen ein. »Dann schau hier!« Triumphierend deutete Karl-Heinz auf die Wand zur Küche. Feine Risse zogen sich beinahe die ganze Wand entlang. »Und komm mal mit. Hier auch!«

Jörg besah sich die Wohnzimmerwand und nickte. »Sind das nicht ganz normale Setzrisse?«

»Quatsch. Unsere Häuser stehen ja nun schon eine Weile. Und die Risse hab ich erst seit den starken Regengüssen im Juni. Seit dieser Maulwurf meinen Garten unterhöhlt.« Er deutete mit dem Zeigefinger auf Jörg. »Und deinen auch!«

»Ich weiß nicht, ob ich solche Risse habe«, sagte er. Sein Blick streifte einen Servierwagen mit etlichen Flaschen und Karaffen Alkohol darauf. »Mir ist noch nichts aufgefallen.«

»Dann schau mal lieber ganz schnell nach«, meinte Karl-Heinz.

Jörg riss sich vom Anblick der Flaschen los. »Und was kann man da tun?«

»Tja. Ich habe schon alles versucht, um diesen Maulwurf loszuwerden. Fallen, Geräusche, Gift, Autoabgase, sogar eine Selbstschussanlage ... Doch das Viech habe ich noch nicht zu Gesicht bekommen.«

»Wahrscheinlich hast du es vertrieben.«

»Und im Himmel ist Jahrmarkt«, höhnte Karl-Heinz. »Ich hatte heute schon wieder ein neues Loch unter meinen Rosen.«

Jörg drehte sich in Richtung Tür, um die Versuchung nicht länger im Blickfeld zu haben. »Ich verstehe. Das Problem müssen wir angehen. Da hast du recht, Karl-Heinz. Vielleicht kann uns ein Kammerjäger helfen? Aber heute Abend, da geht bei mir nichts mehr. Ich bin völlig groggy und muss ins Bett.«

Karl-Heinz sah ihn verwundert an. »Es ist noch nicht mal halb elf.«

»Ich bin heute Morgen um fünf Uhr raus.«

Der Blick seines Nachbarn wurde nun misstrauisch. »Okay, Jörg. Ich kümmere mich morgen darum. Aber wir können doch noch einen kleinen Absacker zu uns nehmen, jetzt, da wir beide ausnahmsweise mal Strohwitwer sind.«

»Oh, nein danke!«, stieß Jörg hervor. »Ich muss wirklich in die Waagerechte.« Er gähnte demonstrativ. Beim Hinausgehen warf er noch einen Blick auf die Risse im Flur. Beängstigend, wenn so ein kleines Tier wie ein Maulwurf das verursachen konnte. Doch noch beängstigender wäre es, wenn es kein Maulwurf gewesen war.

»Tut mir leid, dass deine frühere Schulfreundin gestorben ist, Pia. Ich kenne das Gefühl, wenn die Einschläge näher kommen. Aber deswegen gleich ein Verbrechen zu vermuten …«

Pia saß im Büro ihres Vorgesetzten Manfred Rist. Sie hatte den Leiter des K1 um ein Gespräch gebeten, nachdem sie ein Telefonat mit Enno Kinneberg aus der Rechtsmedizin geführt hatte. Nun saß sie seit zehn Minuten hier und versuchte, Rist davon zu überzeugen, sie ermitteln zu lassen. »Es geht hier nicht um meine Gefühle, Manfred. Es gibt konkrete Hinweise, dass es sich bei Kirsten Wellings Tod möglicherweise nicht um einen Unfall handelt«, wiederholte sie.

»›Konkret‹ würde ich diese Hinweise nicht gerade nennen.«

»Der Mann, der an ihrem Grab stand und behauptet hat,

dass Kirstens Tod kein Unfall war, hat sich absolut konkret ausgedrückt.«

»Wir sollten davon ausgehen, dass es ein Spinner ist. Jemand, der sich wichtigmachen will … Ansonsten ginge er mit seinem Verdacht ja wohl zur Polizei.«

»Vielleicht kann er das nicht. Weil er einen kriminellen Hintergrund hat, zum Beispiel. Oder weil er Polizisten schlicht und ergreifend nicht mag.« Sie hob die Augenbrauen.

»Hast du herausgefunden, wer er ist?«

»Nein«, gab sie zu.

»Wenn er deine Freundin so gut gekannt hätte, dass er sich ein Urteil über die Ursache ihres Todes erlauben kann, dann hätte ihn doch einer der anderen Trauergäste erkannt. Meinst du nicht? So jemand existiert doch nicht im luftleeren Raum.«

»Das ist es ja. Ich möchte mit allen Beteiligten sprechen.«

»Das kostet zu viel Zeit. Ich brauche dich für andere Arbeiten.«

»Wir sind doch dafür da, einem Mordverdacht nachzugehen.«

»Bisher sehe ich aber keinen begründeten Verdacht. Überlass die Sache den Kollegen in Eutin, die dafür zuständig sind.«

»Für die ist der Fall erledigt.«

»Und du hältst dich für so viel schlauer als die?«

Pia hob ihr Kinn. »Nein. Doch ich kenne das Opfer, die nicht. Ich sehe einfach nicht vor mir, wie es abgelaufen sein soll. Kirsten war immer supersportlich und geschickt. Sie hatte einen guten Gleichgewichtssinn und Kraft. Selbst wenn sie auf dem Steg ausgerutscht sein sollte, wäre sie deswegen trotzdem nicht mit dem Kopf auf der Kante des Wehrs gelandet. Niemals.«

»›Kirsten war immer‹ ist treffend formuliert, Pia. Wann hast du sie zuletzt gesehen?«

»Vor zwei Jahren auf ihrer Hochzeitsfeier.«

»Und davor?«

»Das ist einige Jahre her.«

»Wie viele Jahre?«

»Beinahe zwanzig«, gab Pia widerstrebend zu.

»Und hat sie dir auf ihrer Hochzeitsfeier noch einmal ihre supersportliche Verfassung demonstriert? In zwanzig Jahren verändern sich Menschen. Manche dramatisch …«

»Das weiß ich auch, Manfred. Unter anderem deswegen habe ich Kinneberg angerufen.«

Er stöhnte auf.

»Die Tote war in hervorragender körperlicher Verfassung. Und um sich bei einem Sturz an dem Wehr so den Schädel einzuschlagen, dass sie bewusstlos wird und ertrinkt, müsste sie schon extrem unglücklich gefallen sein, sagt Kinneberg.«

Rist kratzte sich am Kopf.

»Sie hätte eine Dreivierteldrehung hinlegen müssen und sich überhaupt nicht abgefangen«, ergänzte Pia. Kinneberg hatte verlauten lassen, dass solche Stürze im Bereich des Möglichen lagen. Aber er hatte Kirsten auch nie turnen oder klettern gesehen …

»Gib mir zwei Tage«, forderte Pia.

Rist schwieg einen Moment.

»Verdacht ist die Grundlage und der Ausgangspunkt polizeilichen Handelns«, zitierte sie einen Lehrspruch der Kriminalistik.

»Okay. Lass es gut sein. Dass du eine super Intuition hast, hast du mehrfach bewiesen.«

Pia entspannte sich ein wenig. »Ich will nur mit ein paar Leuten aus Kirsten Wellings Umfeld reden. Und mit den

Kollegen von der Spurensicherung natürlich. Wenn ich dabei nichts finde, das meinen Verdacht untermauert, ist es ja gut. Ansonsten ...«

»... haben wir einen neuen Fall«, ergänzte Rist. »Aber warte, bis ich dir grünes Licht gebe. Ich werde vorher noch mit dem zuständigen Staatsanwalt reden. Immerhin mischen wir uns in die Ermittlungen einer anderen Dienststelle ein.«

6. Kapitel

Kühe, so weit das Auge reichte. Harro Welling besaß einen Milchviehbetrieb. An die grün gestrichene Scheunenwand hatte er Warnschilder für Viehtrieb aus aller Welt geschraubt. In Deutschland war es das Gefahrenzeichen 140. Ein rotes Dreieck mit einer Kuh, einem Ochsen oder einem Bullen auf weißem Grund. Man fand es meistens in ländlichen Regionen, wo Weidetiere auch mal unbeaufsichtigt die Straße überqueren konnten. In ihrer Zeit als Berufsanfängerin war Pia einmal mit als Erste zu einem Unfall zwischen einem Autofahrer und einer Horde Färsen gerufen worden. Seitdem betrachtete sie sowohl dieses Warnschild als auch Kalbfleisch mit anderen Augen.

»Mein Lieblingsschild ist das mit dem Känguru und der Kuh.« Harro Welling deutete auf ein gelbes, diamantförmiges Warnschild.

»Warst du schon mal in Australien?«, wollte Pia wissen.

»Leider nein. Meine Ex-Frau hat es mir damals mitgebracht. Sie ist früher um die halbe Welt gereist.«

»Können wir uns irgendwo hinsetzen, wo wir eine Weile ungestört sind?«, fragte Pia. Auf dem Hofplatz tobte das Leben. Die Arbeiter warfen ihnen neugierige Blicke zu.

»Ich denke auch, wir gehen einen Moment rein.«

Harro hatte auf ihren Anruf erstaunlich kooperativ reagiert. Pia hatte sich auf den Vorfall an Kirstens Grab mit dem unbekannten Mann berufen. Harro hatte natürlich auch davon gehört, obwohl er selbst nicht mehr vor Ort gewesen war, als es passiert war. Er konnte sich angeblich keinen Reim darauf machen, wer der Mann gewesen war oder wie er zu seiner Behauptung kam, dass Kirstens Tod kein Unfall gewesen sein konnte. Harro hatte betont, dass er auch wissen wollte, was es damit auf sich hatte. Und natürlich hatte die Tatsache, dass Pia eine Freundin von Kirsten gewesen war, ein Übriges getan.

Harro führte sie ins Wohnzimmer im Erdgeschoss. Er deutete auf die weiß bezogenen Sofas mit den bunten Kissen und setzte sich in einen dunklen Sessel in der Nähe des Fensters. Es gab den Blick auf Kuhweiden frei und wurde von weichen, hellen Vorhängen eingerahmt, die bis auf das schimmernde Eichenparkett fielen. Pia erkannte in der Einrichtung Kirstens Handschrift wieder. Sie hatte immer schon ein Händchen für Möbel gehabt und einen guten Stil besessen.

»Ein schönes Zimmer«, sagte sie und sank tiefer in die Kissen, als es ihr in dieser Situation lieb war.

»Ja. Aber ganz anders als früher bei meinen Eltern. Es ist unpraktisch und empfindlich und alles, doch ich habe Kirsten da freie Hand gelassen …« Seit sie sich in einem geschlossenen Raum befanden, wirkte Harro befangen.

»Habt ihr das Haus von deinen Eltern übernommen?« Sie waren gleich zu Beginn des Treffens übereingekommen, sich aufgrund der Freundschaft zwischen Pia und Kirsten weiterhin zu duzen.

»Ja und nein. Kirsten ist ja meine zweite Frau. Als ich Birte heiratete, sind wir damals in die Wohnung im oberen Stockwerk gezogen, und meine Eltern blieben hier unten. Doch Kirsten wollte das so nicht. Die Wohnung im ersten Stock ist groß und hell und alles. Aber Kirsten war der Meinung, wir bräuchten für uns einen neuen Anfang. Sie sagte, wir wollen ja auch bald eine eigene Familie gründen. Sie fand es nur gerecht, dass ich als Betreiber des Hofes auch hier unten lebe.«

»Wie haben deine Eltern das gesehen?«

»Die haben es natürlich eingesehen, auch wenn es ihnen schwerfiel, mit einem Mal das Feld zu räumen. Verständlicherweise. Doch sie wünschen sich Enkelkinder, insofern ...«

»Insofern was?«

»Konnte ich sie überzeugen.«

Pia nickte langsam. »Wie war das Verhältnis zwischen Kirsten und deinen Eltern?«, fragte sie leichthin.

»Oh. Eigentlich ganz gut.« Er sah zur Seite. »Manchmal haben sie sich etwas zu sehr eingemischt. Das ist halt ihre Art. Sie hätten es lieber gesehen, wenn Kirsten sich ein wenig mehr auf dem Hof und im Haushalt eingebracht hätte. Aber sie hatte halt ihren Job, der ihr auch wichtig war.«

Kirsten hatte Mathematik studiert und arbeitete bei einer Versicherung in Kiel, erinnerte Pia sich. »Wie habt ihr euch eigentlich kennengelernt?«

»Kirsten hatte eine Fahrradpanne, beinahe direkt vor unserer Hofeinfahrt. Ich habe ihr geholfen, das Fahrrad wieder flottzumachen. Ja, so hat es angefangen ... Es war Liebe auf den ersten Blick.«

»Warst du da schon geschieden?«

Harros Augenbrauen zogen sich zusammen. »Nein. Aber getrennt lebend. Birte war bereits ausgezogen. Kirsten war nicht der Grund für die Trennung.«

»Was war dann der Grund?«, fragte Pia. Es war dünnes Eis, auf das sie sich da begab, doch selbst wenn sie keine Antwort erhielt, wäre das aufschlussreich.

»Birte und meine Lebenspläne passten im Grunde doch nicht zusammen. Ich wollte eine Familie, sie wollte ein lustiges Leben mit Partys und vielen Reisen.«

»Hast du noch Kontakt zu ihr?«

Harro errötete. »Ja, hin und wieder. Als sie ausgezogen ist, hat sie sich eine Wohnung in Ahrensbök gekauft. Wir verstehen uns weiterhin gut. Wir konnten nur nicht mehr miteinander leben.«

»War Birte ... wie heißt sie noch gleich weiter? War sie auf der Trauerfeier?«, erkundigte sich Pia, obwohl sie die Antwort bereits ahnte.

»Welling. Sie heißt noch Birte Welling. Und ja. Birte war dort und hat mir geholfen, mit dem ganzen Trubel fertigzuwerden.«

»Hat sie glatte, dunkle Haare mit Pony, und trug sie ein schwarzes Kostüm und eine weiße Bluse?«

»Ich weiß nicht, was Birte anhatte. Darauf habe ich überhaupt nicht geachtet«, sagte Harro.

»Ihr standet zum Schluss nebeneinander am Tresen, glaube ich.«

»Das kann schon sein. Aber was hat das alles mit Kirsten zu tun?«

Vielleicht eine Menge, dachte Pia. Sie schwieg und betrachtete stattdessen die silbergerahmten Fotos auf dem Kaminsims. Das Hochzeitsfoto von Kirsten und Harro versetzte ihr einen Stich. »Ich weiß, das ist schlimm für dich, Harro. Doch schilderst du mir bitte, was an dem Morgen passiert ist, als Kirsten tot aufgefunden wurde?«

Harro zog die Augenbrauen zusammen. »Es war im Grunde ein ganz normaler Morgen. Ich bin um halb sechs aufgestanden, hab mich angezogen und bin in den Stall gegangen. Um sieben war ich kurz wieder im Haus. Da war Kirsten gerade aufgestanden. Sie stand in ihren Laufsachen in der Küche und trank ein Glas Wasser. Kirsten war immer erst um neun, halb zehn im Büro. Dementsprechend spät war sie natürlich abends wieder hier. Manchmal erst um halb acht.« Er verdrehte die Augen. »Im Sommer lief sie mindestens dreimal in der Woche zwischen sieben Uhr und halb acht los, je nachdem, wie sie aus dem Bett kam. Danach hat sie geduscht, sich angezogen und geschminkt und ist zwischen halb neun und neun Uhr losgefahren. Manchmal haben wir vorher zusammen gefrühstückt, wenn ich nach der ersten Runde im Stall wieder hereinkam.«

»Bist du morgens allein im Stall?«

»Nein. Wir haben zwei Melker, und oft ist mein Vater auch dabei.«

»War es an dem Morgen auch so?«

»Ich habe so etwas wie ein Alibi, Pia«, versetzte er gereizt.

»Wer war an dem Morgen im Stall?«, beharrte sie.

»Nur einer der Melker und ich. Der andere hatte sich am Vortag krankgemeldet.«

Pia nickte. Sie wollte von Harro hören, wie er den Morgen erlebt hatte. Mit seinen eigenen Worten, während sie ihm gegenübersaß. »Was passierte dann?«

»Kirsten und ich haben zeitgleich die Wohnung verlassen. Um Viertel nach sieben. Sie lief in ihren Joggingklamotten los, ich ging wieder in den Stall. Wir gaben uns noch einen Kuss, dann hab ich ihr nachgesehen, wie sie in Richtung des Feldwegs davontrabte, und bin zurück in den Stall. Ich dachte noch, wie beneidenswert leicht ihr Leben doch ist … Da habe ich sie jedenfalls zuletzt lebend gesehen.«

Pia schwieg. Harro starrte mit roten Augen zu einem Punkt hinter ihrer Schulter. Er atmete schwer. Pia ließ ihm einen Moment Zeit, sich wieder zu fassen.

»Als ich um zwanzig nach neun ins Haus ging, war Kirsten nicht da«, setzte er seinen Bericht schließlich fort. »Ich dachte zuerst natürlich, sie sei zur Arbeit gefahren. Doch dann sah ich ihren Schlüsselbund mit dem Autoschlüssel und dem Kuh-Anhänger am Schlüsselbrett hängen. Ich rief nach ihr, aber sie war nicht da. Ihre Handtasche stand neben der Kommode. Das kam mir schon ein wenig komisch vor, also lief ich raus und schaute nach, ob Kirstens Auto noch in der Auffahrt stand. Sie war gar nicht fortgefahren. Ihr Fahrrad war auch an seinem Platz. Sie musste also irgendwo in der Nähe sein. Ich suchte überall auf dem Hof, fragte meine Eltern …«

»Moment. Wo waren die zu dem Zeitpunkt?«

»Meine Mutter bereitete oben in der Wohnung das Mittagessen vor. Mein Vater war morgens losgefahren, um etwas zu besorgen, und kam gerade wieder.«

»Um wie viel Uhr war das?«

Harro kniff die Augen zusammen. »Um kurz vor halb zehn, würde ich sagen. Ich fand sie nicht, und da dachte ich, Kirsten sei beim Laufen vielleicht etwas passiert. Sie sei mit dem Fuß umgeknickt oder so … Jedenfalls ging ich ihre gewohnte Strecke ab … oder lief sie vielmehr ab. Und als ich ans Wehr kam, da sah ich sie da unten im Wasser liegen …« Er schlug die Hände vors Gesicht.

»Es tut mir sehr leid«, sagte Pia. »Es muss schrecklich gewesen sein.«

»Ich dachte, sie sei nur bewusstlos.« Er hob den Kopf wieder. »Ich habe sie aus dem Bach gezogen, doch dann wurde mir klar, dass ich zu spät gekommen war. Sie war bereits tot. Ich konnte nichts mehr für sie tun. Ich bin losgelaufen, um Hilfe zu holen, weil ich dort keinen Handyempfang hatte. Danach bin ich wieder zurück zu ihr. Ich wollte Kirsten nicht allein lassen …«

Sie schwiegen einen Moment. Um neun Uhr zweiundfünfzig hatte Harro in der Einsatzleitstelle angerufen. Das passte. »Danke. Es war hilfreich, dass ich es einmal von dir gehört habe«, sagte Pia. Sie redeten noch eine Weile über Kirsten, teilten ein paar Erinnerungen. Als Harro sie schließlich hinausbegleitete und sie aus der Tür traten, bemerkte sie: »Es ist ein wunderschöner Hof, Harro. War Kirsten glücklich hier? Sie war zwar eher ein Stadtmensch, aber auf dem Land zu wohnen war, glaube ich, immer ihr Traum. Ist sie mit den Leuten in Düstersee gut ausgekommen? Mit den Nachbarn zum Beispiel?«

»Na ja, wenn sie denn mal hier war … Kirsten wurde überall mit eingeladen. Die Leute sind ihr offen und freundlich begegnet. Doch in letzter Zeit ging sie nicht mehr so gern mit. Sie sagte, sie fühle sich nicht zugehörig. Ich antwortete, sie müsse den Menschen hier die Chance geben, sie richtig kennenzulernen … Es ist natürlich etwas anderes, wenn man in der Gegend aufgewachsen ist, so wie ich.«

»Sie hatte sich also noch nicht so gut eingelebt?«

»Es braucht halt Zeit.«

»Hat sie sich eigentlich mit Anja Behrens verstanden?«

Sie waren auf dem Weg zu Pias Wagen. Harro starrte sie einen Moment lang verblüfft an. »Äh … Ich denke schon. Sie hat nie etwas gesagt. Woher kennst du Anja?«

»Ich habe mich auf der Trauerfeier mit ihr unterhalten, das ist alles.« Pia zog ihren Wagenschlüssel hervor.

»Anja ist schon okay. Aber Kirsten und sie hatten, glaube ich, nicht so furchtbar viel gemein.«

»Harro. Ich kenne Kirsten schon sehr lange, und ich weiß noch, dass sie manchmal bei Leuten aneckte«, erwiderte Pia. »Sie hat Menschen nicht so schnell vertraut. Und sie hatte eine offene und manchmal auch ziemlich direkte Art, ihre Meinung zu sagen. Weißt du von jemandem, mit dem Kirsten in letzter Zeit Probleme hatte?«

»Nein. Sie hatte leider noch nicht viele Kontakte geknüpft. Ich kann mir eher vorstellen, dass sie bei ihrer Arbeit bei der Versicherung jemandem in die Quere gekommen ist. Kirsten war ganz schön ehrgeizig. Aber das weißt du sicher. Sie hat mir nur wenig über ihren Berufsalltag erzählt.«

Pia nickte, verabschiedete sich und stieg in ihren Wagen. Mit einem Mal fühlte sie sich mutlos. Kirsten hatte sowohl eine Familie, eine angeheiratete Familie, alte Freunde, eine neue dörfliche Umgebung sowie ein größeres berufliches Umfeld besessen. Wenn jemand Kirsten umgebracht hatte und es sich nicht um eine Zufallstat handelte, dann war der Mörder wahrscheinlich einer von ihnen. Pia hatte noch keinen Ansatzpunkt, noch kein Motiv. Und um Rist zu überzeugen, überhaupt Ermittlungen aufnehmen zu dürfen, standen ihr nur zwei Tage zur Verfügung …

Als Nächstes rief Pia Birte Welling an. Die Erkenntnis, dass die Frau, die auf der Trauerfeier neben Harro gestanden hatte, seine Ex-Frau gewesen war, interessierte sie. Sie hoffte, sie zu Hause zu erreichen, doch Birte war bei der Arbeit. Pia verabredete sich für den Nachmittag des folgenden Tages mit ihr, da Birte da sowieso etwas früher Feierabend machen wollte, wie sie sagte.

Da sie nun schon mal in der Gegend war, versuchte Pia stattdessen bei den Nachbarhäusern ihr Glück. Beim linken waren die Rollläden heruntergelassen, und niemand kam an die Tür. Auf der rechten Seite des Hofes hatte Pia mehr Glück. Nach einmaligem Klingeln öffnete ihr Anja Behrens und riss überrascht die Augen auf.

»Na, so was! Wir kennen uns von der Trauerfeier, oder?«

»Ja. Pia Korittki. Nur dass ich dieses Mal aus beruflichen Gründen hier bin. Ich bin bei der Kriminalpolizei.«

»Ja, ich erinnere mich an Sie«, sagte Anja Behrens. »Und wie kann ich Ihnen helfen?«

»Darf ich einen Moment reinkommen? Ich habe ein paar Fragen wegen Kirsten.«

»Also ... Wenn es nicht zu lange dauert. Ich habe gleich Kurs.«

»Was denn für einen Kurs?« Pia trat ein und folgte Anja Behrens in das kleine Siedlungshaus. Anja führte sie in eine behaglich eingerichtete Küche mit karierten Vorhängen und Stuhlkissen.

»Ich gebe Aerobic und Rückengymnastik hier im Gemeinschaftshaus.«

»Ist das Ihr Beruf?«

Anja lachte auf, was sie auf einen Schlag weniger verbiestert aussehen ließ. »Schön wär's. Ich bin Bankkauffrau, doch ich arbeite nur dreißig Stunden die Woche. Daher kann ich noch ein paar Kurse geben ...«

Pia setzte sich auf den angebotenen Stuhl. »Wissen Sie, wer in dem Haus links neben den Wellings lebt?«

»Dort, wo immer die Rollläden heruntergelassen sind? Leute aus Hamburg, die nur am Wochenende herkommen. Die haben ihre Pferde hier irgendwo stehen. Ich kenne sie kaum.«

»Aber Kirsten kannten Sie ganz gut?«

»Ja, über Harro. Harro und ich sind zusammen aufgewachsen. Als Kinder waren wir unzertrennlich. Wir haben zusammen Buden im Knick gebaut oder sind mit dem Rad bis an die Ostsee gefahren und haben da bei einem befreundeten Bauern auf der Wiese gezeltet. Alles Sachen, die die Kinder heute gar nicht mehr machen. Wahrscheinlich, weil sie es nicht dürfen ... Traurig ist das.«

»Haben Sie Kinder?«

»Nein. Ich habe noch nicht den Richtigen gefunden. Ich habe zwar einen Freund, den ich ab und zu treffe, aber mit dem werde ich nie eine Familie gründen. Viele Männer heutzutage wollen sich ja gar nicht binden. ›Die feiern, bis sie fünfzig sind‹, hat mal eine Kollegin sehr treffend gesagt. Und allein finde ich es unverantwortlich …«

Pia atmete langsam aus. »Dann ist das hier Ihr Elternhaus?«

»Richtig. Meine Eltern sind vor acht Jahren gestorben, recht schnell nacheinander.« Sie seufzte. »Da besaß ich plötzlich dieses Haus. Ich habe meine Wohnung in Plön gekündigt und bin hergezogen. Alle haben gemeint, ich solle besser in der Stadt bleiben, so allein und als Frau, aber ich fühle mich hier zu Hause.«

»Wie ist Ihr heutiges Verhältnis zu den Wellings?«

»Total nett. Marianne Welling, Harros Mutter, ist ein Schatz. Im Herbst kochen wir immer zusammen Fliederbeersaft ein. Sie hat einen Entsafter. Franz ist manchmal etwas grummelig, doch damit komme ich gut klar. Und Harro hilft mir, wo er kann. Zum Beispiel, als ich neulich mal einen Rohrbruch hatte … Auf Handwerker wartet man ja ewig. Das ist der Vorteil auf dem Land. Jeder hilft jedem.«

»Das klingt schön«, sagte Pia. »Kannten Sie Harros geschiedene Frau ebenfalls?«

»Birte.« Der Name fiel wie ein bitterer Drops aus ihrem Mund.

»War sie nicht auch auf der Trauerfeier?«

»Ja. Ich persönlich fand es ja unpassend. Immerhin konnten sie und Kirsten sich nicht besonders gut leiden. Doch sie scheint gerade zu bemerken, was sie an Harro hatte.«

»Was meinen Sie damit?«

»Birte ist zwar ausgezogen und hat sich von Harro scheiden lassen, weil sie ihr altes Leben zurückwollte und überhaupt nicht mit Marianne und Franz und dem Hofleben zurechtkam. Aber von Harro kann sie jetzt anscheinend doch nicht lassen.«

»Wie war denn Birte Wellings Beziehung zu Kirsten?«

»Frostig. Sie hat sie hinter ihrem Rücken den ›wild gewordenen Handfeger‹ genannt.« Anja hielt sich die Hand vor den Mund. »Das hätte ich wohl nicht sagen sollen. Birte mochte Kirsten nicht, doch sie hat ihr bestimmt nichts angetan.«

»Wie kommen Sie darauf?«

»Also, das ist ja so eine Urangst. Dass man als Frau allein irgendwo in der Natur spazieren geht und einem ein fremder Mann auflauert. Aber dann hörte ich, wie es passiert ist. Dass Kirsten nicht vergewaltigt wurde oder so. Ich meine, warum sollte jemand sie nur umbringen? Oder ist sie doch …?«

»Nein. Dieses Schicksal ist ihr erspart geblieben. Ehrlich gesagt wissen wir nicht, was passiert ist. Doch wenn am Grab solche Anschuldigungen erhoben werden und niemand weiß, was für eine Motivation dahintersteckt, dann müssen wir dem nachgehen. Haben Sie inzwischen eine Idee, wer der Mann war?«

»Ich?« Anja deutete auf ihre Brust. »Ich habe ihn noch nie zuvor gesehen.«

»Aber Sie haben ihn angeschaut. Sie können ihn sicher beschreiben?«

»Er trug eine Sonnenbrille. Das macht es schwieriger. Doch ansonsten … Ich kann es zumindest versuchen.«

»Das ist gut. Ich werde eventuell noch mal auf Sie zukommen, falls wir ein Phantombild anfertigen wollen.«

»Oha. Ich weiß nicht, ob ich das kann.«

»Das werden wir dann ja sehen.« Pia lächelte aufmunternd. Sie fragte die Frau noch danach, was sie an dem Tag, als Kirsten gestorben war, gemacht hatte.

Anja nickte. Anscheinend hatte sie mit der Frage gerechnet. Sie sagte, sie sei morgens um halb acht zur Arbeit aufgebrochen und in die Bankfiliale in Kiel gefahren. Dort habe sie den ganzen Tag gearbeitet. Von Kirstens Unfall hatte sie erst abends bei ihrer Rückkehr gehört. Wie es sich anhörte, hatte Anja Behrens ein Alibi, vermerkte Pia, das allerdings noch überprüft werden musste. Doch falls es Mord gewesen war, war die Tat nicht sowieso eher einem Mann zuzuordnen? Ein Schlag gegen den Kopf mit einem Gegenstand, der eine größere, ebenmäßige Oberfläche besaß, ein Brett oder ein Mauerstein, sprach den Erfahrungen nach eher für einen männlichen Täter.

7. Kapitel

Wühlmäuse! Der Gedanke schoss ihm durch den Kopf, als sein Blick auf den Prospekt eines Gartencenters fiel. Es war eine Werbebeilage der Zeitung, die er auf dem Platz neben sich gefunden hatte. Jörg saß im Bus und fuhr die kurvige Landstraße nach Bodewind hinunter.

Die seit Tagen nagende Frage, warum es zwar tiefe Erdlöcher in seinem Garten und dem seines Nachbarn gab, aber keine Maulwurfshügel, war damit doch beantwortet. Nicht Maulwürfe waren die Übeltäter, sondern Wühlmäuse! So einfach war das. Was er sich wieder vorgestellt hatte …

Er tippte das Stichwort »Wühlmäuse« in sein Handy und scrollte über die Titel der Seiten, die ihm daraufhin vorgeschlagen wurden. »Wühlmäuse bekämpfen und vertreiben«, »Wühlmäuse vertreiben mit und ohne Gift oder Fallen«, »Wühlmäuse im Garten«, »Wie graben Wühlmäuse?« Das war es doch.

Die Gänge von Wühlmäusen besitzen eine Länge von etwa 50–100 m und liegen ca. 5–30 cm tief. Was stand da? Nur dreißig Zentimeter? Das stimmte doch nicht. Er las es noch einmal, Wort für Wort, Ziffer für Ziffer. Jörg recherchierte weiter auf einer anderen Seite und erfuhr, dass eine Wühlmaus auf Nahrungssuche auch mal bis zu einem Meter tief graben konnte, wenn sie weiter oben nicht genug fand. Kam das hin? Sein Brustkorb schnürte sich wieder zusammen. Er musste herausfinden, ob es Wühlmäuse waren, die seinen Garten unterhöhlten, oder nicht. Nur, wie?

Der Bus hielt an der Abzweigung zu seiner Straße, und Jörg sprang hinaus. Sicher waren es Wühlmäuse. Er sollte sich nicht von seiner Angst sein ganzes Leben diktieren lassen. Was er getan hatte, war ein schwerer Fehler gewesen. Doch es vertuscht zu haben war weitaus schlimmer. Ein Zurück gab es nicht. Er musste damit abschließen. Jörg stieg mit langen Schritten die Straße bergan, und wie jedes Mal, wenn sich der Giebel seines Hauses über den Büschen erhob, war da ein leicht flaues Gefühl, das einzig Alkohol vertreiben konnte. Seitdem er nichts mehr trank, gar nichts, lebte er damit. Doch diese Erdlöcher hatten es schlimmer gemacht. Er musste die Wühlmäuse – oder was immer es war – schnell loswerden. Das zügige Gehen half ihm. Als er am Nachbarhaus vorbei auf seine Pforte zusteuerte, fühlte er sich etwas besser. Die Probleme existierten doch ausschließlich in seinem Kopf.

Ein Umschlag lugte aus dem Briefkasten neben seiner Haustür. Jörg zog ihn heraus, ohne sich die Mühe zu machen, den Kasten aufzuschließen. Es war ein amtlich aussehendes Kuvert, adressiert an Jörg Thomsen. Er schloss die Haustür auf und legte den Umschlag auf die Treppe, streifte die Schuhe ab, warf die Jacke übers Geländer und nahm den Brief mit in die Küche.

Jörg öffnete ihn im Stehen mit einem Messer aus der Küchenschublade und überflog das eng bedruckte Papier. Es ging um das Haus und das dazugehörige Grundstück. Was zum Teufel war eine »amtliche Wegweisung«?

Pia war nach dem Gespräch mit Anja Behrens zurück nach Lübeck in die Dienststelle gefahren. Die vielen Details der beiden vergangenen Gespräche kreisten in ihrem Kopf, und sie wollte sie zu Papier bringen. Im Polizeihochhaus angekommen, holte Pia sich ein belegtes Baguette-Brötchen und einen Salat aus der Kantine und verspeiste beides an ihrem Schreibtisch, was ihr ein Stirnrunzeln ihres Zimmerkollegen einbrachte. Nachdem sie die Schreibarbeit erledigt und die Gesprächsprotokolle noch einmal überflogen hatte, brach Pia noch einmal auf, um Kirstens Mutter zu befragen. Ihr stand heute etwas mehr Zeit zur Verfügung als sonst, da Felix von Hinnerk aus dem Kindergarten abgeholt werden würde.

Pia hatte erst überlegt, sich bei Kirstens Mutter anzukündigen, sich dann jedoch dagegen entschieden. Auch auf das Risiko hin, niemanden anzutreffen, erschien es ihr Erfolg versprechender, überraschend aufzukreuzen. Sie hatte Susanne Thomsen als kühle, äußerst kontrollierte Person in Erinnerung. Wenn sie Zeit hatte, lange darüber nachzudenken, wie sie sich zum Tod ihrer Tochter äußern wollte, wäre alles, was sie wusste oder vermutete, schon stark gefiltert.

Susanne Thomsen wohnte mit ihrem Lebensgefährten in Klausdorf nahe Kiel. Pias Ziel war ein Satteldachhaus aus den Sechzigerjahren. Die Grundstücke hier waren lang und schmal und reichten, soweit es auf dem Display des Navis ersichtlich war, bis an den Fluss Schwentine heran. Pia stellte den Wagen vor dem Haus ab und stieg die fünf Stufen zum Eingang hinauf. Die Haustür war leuchtend blau gestrichen und wurde von zwei Margeritenbäumchen in ebenfalls blauen Übertöpfen flankiert. Alles wirkte gepflegt und mit Geschmack hergerichtet. Pia läutete, blickte dabei vom Eingangspodest in den Vorgarten des Nachbarn. Der hatte anscheinend dem Pflanzenwachstum auf seinem Grundstück nicht viel Widerstand entgegengesetzt. Das trockene

Gras sah ungepflegt aus und stand kniehoch, war dadurch aber auch ein Paradies für Insekten. Man konnte nicht alles haben.

Als Pia ein zweites Mal läutete, hörte sie, wie sich ein Schlüssel im Schloss drehte, und die Haustür wurde aufgezogen.

Irritiert blickte Susanne Thomsen sie aus müden Augen an. »Ja bitte?«

»Hallo, Frau Thomsen, entschuldigen Sie bitte die Störung. Sicher erinnern Sie sich an mich. Ich heiße Pia Korittki. Ich bin mit Ihrer Tochter in Lübeck zur Schule gegangen.«

Susanne Thomsen nickte langsam. »Sie waren auch auf der Trauerfeier, nicht wahr?«

»Ja. Harro hatte mir Bescheid gesagt.«

»Und wie kann ich Ihnen helfen?«, fragte sie reserviert.

»Ich komme von der Bezirkskriminalinspektion Lübeck. Wir haben noch ein paar Fragen.«

Drei Querfalten erschienen auf ihrer Stirn. Ihr ansonsten beinahe faltenfreies Gesicht rührte also nicht von Botox her. »Pia. Jetzt erinnere ich mich wieder an Sie. Ihre Mutter ist doch Anna Liebig? Und Sie sind jetzt bei der Polizei?« Sie blieb konsequent beim »Sie«, was Pia ein wenig wunderte.

»Bei der Kriminalpolizei in Lübeck.«

»Aber das muss ein Irrtum sein. Ich bin wegen Kirsten schon von der Polizei befragt worden. Oder sind Sie doch privat hier?«

Pia schüttelte den Kopf. »Was ist los, Cari?«, hörte sie eine Stimme im Hintergrund.

»Alles in Ordnung«, sagte Kirstens Mutter über die Schulter hinweg in die Diele. Und zu Pia gewandt: »Dann kommen Sie rein. Es aufzuschieben ist ja wohl sinnlos, oder?«

Pia folgte Susanne Thomsen ins Haus. Entgegen ihrer

Erwartung war der Mann, der so besorgt nachgefragt hatte, nicht mehr zu sehen.

»Wollen wir rausgehen? Drinnen bekomme ich derzeit immer Kopfschmerzen«, erklärte Susanne Thomsen. Sie führte Pia auf die Terrasse hinter dem Haus. Eine blau gestreifte Markise beschattete eine Sitzgruppe aus Teakholz. An der Lage der Terrassentür sah Pia, dass der Zugang zu einem späteren Zeitpunkt gelegt worden war. Auch die Terrasse selbst sah neu aus. Als das Haus erbaut worden war, hatte man trotz des großen Gartens anscheinend weniger Wert auf einen Außensitzplatz gelegt. Pia schätzte die Länge der sich vor ihr erstreckenden Rasenfläche, die nur sporadisch von Obstbäumen oder Büschen unterbrochen wurde, auf mindestens fünfzig Meter. Wenn das alles einmal Nutzgarten gewesen war und die ehemaligen Hausbesitzer ihn bewirtschaftet hatten, waren sie wahrscheinlich nur froh gewesen, nach getaner Arbeit drinnen die Füße hochlegen zu können.

Sie nahm auf dem angebotenen Gartenstuhl Platz und zog ihr Notizbuch und einen Stift hervor. »Ein schönes Grundstück«, sagte sie, um das Eis zu brechen. »Grenzt es an die Schwentine?«

»Ja. Wir haben auch ein Kanu. Als ich mit hierherzog, sind Kirsten und ich manchmal auf dem Fluss zusammen gepaddelt.«

»Hat Kirsten auch mal hier in Klausdorf gewohnt?«

»Nein. Wir sind von Stockelsdorf nach Bodewind gezogen, weil Richard näher an seiner Arbeitsstelle wohnen wollte. Kirsten, Jörg, Richard und ich haben zusammen in Bodewind gelebt. Kirsten war aber schon nach Kiel gezogen und hat dort studiert, als das mit ihrem Vater passiert ist.«

»Kirsten und ich hatten da schon keinen Kontakt mehr. Ist ihr Vater gestorben?« Pia versuchte, sich ihr Interesse an diesem Sachverhalt nicht anmerken zu lassen. Es gehörte nicht direkt in die Befragung zu Kirstens Tod, war jedoch trotzdem wichtig fürs Allgemeinbild.

»Wir gehen davon aus, dass er tot ist«, antwortete Susanne Thomsen.

»Was meinen Sie damit?«

»Mein Mann ist seit fünfzehn Jahren verschollen. Wir besaßen ein Segelboot, das den Sommer über in Bodewind im Hafen lag. Er war der Segler von uns, ich habe eigentlich nur ihm zuliebe mitgemacht. Er hatte die Größe der Jacht, der *Mirabella*, so gewählt, dass auch Einhandsegeln möglich war. An einem Tag im Oktober ist er für einen Nachmittag noch mal losgesegelt, um den Kopf frei zu bekommen, wie er sagte, und bevor das Schiff ins Winterlager gehen sollte. Er ist nicht wieder zurückgekehrt. Ja, so kann es gehen …«

»Hat man herausgefunden, was passiert ist?«

»Nein. Die *Mirabella* ist später irgendwo vor der dänischen Küste auf einen Felsen aufgelaufen, jedoch ohne meinen Mann an Bord. Die Segel waren gesetzt und teilweise zerfetzt. Das Schiff war leck geschlagen, aber nicht vollständig gesunken. Es hatte einen Sturm gegeben. Richard muss über Bord gegangen sein, ohne angeleint gewesen zu sein und ohne Rettungsweste. Seine Leiche wurde nie gefunden.«

»Das ist schrecklich«, sagte Pia.

»Ich denke oft, dass es leichter wäre, wenn sie ihn gefunden hätten, so hart das auch klingt.«

»Diese Ungewissheit ist für Sie und auch für Ihre Kinder sicher nur schwer auszuhalten.«

»Ja, es war wirklich nicht einfach«, bestätigte Susanne Thomsen mit in die Ferne gerichtetem Blick. »Ganz besonders für meinen Sohn Jörg. Erinnern Sie sich an ihn?«

»Ja. Er war an der Schule in Stockelsdorf damals der

Schwarm aller Mädchen.« Pia lächelte andeutungsweise. »Ich habe ihn auf der Trauerfeier für Kirsten wiedergetroffen. Wir haben uns kurz unterhalten.«

»Jörg war da. Das zumindest hat er auf die Reihe bekommen«, sagte Susanne Thomsen.

»Was passierte nach dem Verschwinden Ihres Mannes?«

Frau Thomsen lachte bitter auf. »Man durchläuft alle möglichen Stadien des Horrors, von unsinniger Hoffnung, Leugnung des Unvermeidlichen über Verzweiflung bis hin zu Resignation. Aber man kann niemals damit abschließen, solange man nicht weiß, ob der geliebte Mensch wirklich tot ist. Man stellt sich alles Mögliche vor. Wie er jämmerlich in der Ostsee ertrunken ist, wie er ohne Gedächtnis in einem fremden Land bei fremden Leuten lebt, bis dahin, dass er auf Togo am Strand sitzt, mit Blumenkränzen um den Hals und drei schönen Frauen, die um ihn herumtanzen.«

»Gibt oder gab es je Hinweise darauf, dass er noch lebt?«, fragte Pia.

»Nein. Da war nie ein konkreter Hinweis darauf, dass Richard seinen letzten Törn mit der *Mirabella* überlebt hat. Die Polizei hat damals alles überprüft. Geldbewegungen auf seinem Konto, möglicherweise vorher getätigte Überweisungen ins Ausland, überhaupt Verbindungen dorthin ... Sie haben nichts gefunden. Ich habe lange Zeit nichts unternommen, weil ich die letzte Hoffnung auf seine Rückkehr nicht aufgeben wollte. Doch vor etwa drei Monaten haben Jörg, Kirsten und ich uns entschieden, Richard nun endlich für tot erklären zu lassen. Das sollte es für uns alle leichter machen.«

»Wie stand Kirsten dazu, ihren Vater für tot erklären zu lassen?«

»Es ist ihr schwergefallen, doch sie hat ihre Zustimmung gegeben, wohl in der Hoffnung, auch endlich damit abschließen zu können. Es hat sie damals sehr schwer getroffen. Sie war immer ein ›Papa-Kind‹. Absolut auf Richard fixiert, während Jörg nicht gut mit seinem Vater ausgekommen ist. Sie ist Richard sehr ähnlich … gewesen. Sie besaß einen messerscharfen, analytischen Verstand. Daher wohl auch das Mathematikstudium.«

Pia nickte. »Ich erinnere mich. Und sie hat immer geradeheraus gesagt, was sie dachte.« Sie machte eine kleine Pause, schrieb noch etwas in ihr Buch. »Könnte Kirstens Tod etwas mit dem damaligen Verschwinden ihres Vaters und ihrem Entschluss, ihn für tot erklären zu lassen, zu tun haben?«

»Meinen Sie, sie hat sich umgebracht? Niemals.«

»Nein, das denke ich auch nicht.« Pia fand nur das Zusammentreffen der Ereignisse verdächtig. Vielleicht hatte Kirsten doch noch etwas über das Schicksal ihres Vaters herausgefunden, von dem jemand anders nicht wollte, dass es bekannt wurde. »Wo genau haben Sie in Bodewind gewohnt, als Ihr Mann verschwunden ist?«

Susanne Thomsen nannte die Adresse. »Jörg lebt noch dort«, sagte sie. »Er ist einfach nicht ausgezogen, als ich zu Stephan gezogen bin, und irgendwie schien es immer einfacher, alles so zu belassen. Er zahlt eine symbolische Miete an mich, mehr nicht.«

»Besteht für Sie und die Kinder auch ein finanzielles Interesse, Ihren Mann für tot erklären zu lassen?«

»Das ist nicht der Grund«, erklärte Susanne Thomsen. »Es geht mehr um die psychische Belastung. Wir können dann endlich alles regeln.«

Pia nickte. »Danke, dass Sie sich Zeit genommen haben, mir das alles zu erzählen. Eine Frage noch: Wissen Sie, wer der Mann war, der am Grab gesagt hat, Kirstens Tod könne kein Unfall gewesen sein?«

»Ich habe davon gehört, dass da jemand war«, antwortete sie. »Wie konnte er es wagen? Ich wünschte, ich wüsste, wer das war, aber ich habe keine Ahnung. Doch wenn er recht hat, wenn an Kirstens Tod irgendetwas nicht stimmt und jemand die Schuld daran trägt, dann will ich ... will ich, dass derjenige bestraft wird«, sagte sie mit brüchiger Stimme. »Ich habe meinen Ehemann verloren. Und nun auch noch eines meiner Kinder! Das ist mehr, als ein einzelner Mensch verkraften kann.«

Pia erhob sich. »Ich lasse Sie nun besser wieder in Ruhe, Frau Thomsen. Tut mir leid, dass ich Sie stören musste.«

»Schon gut. Sie tun ja nur Ihre Arbeit.« Susanne Thomsen begleitete sie durch das Haus zurück zum Vordereingang.

Pia atmete unbewusst auf, als die Sonne ihr auf dem Treppenabsatz ins Gesicht schien. Sie hatte das Gefühl, Kirstens Mutter mit einer ungeheuren Last zurückzulassen.

Das Garagentor stand offen, und ein Mann trat mit zwei Einkaufstaschen in den Händen heraus. Pia erkannte in ihm Stephan Hauf wieder, der Susanne Thomsen zur Beerdigung begleitet hatte. Er kam durch den Vorgarten auf sie zu.

»Guten Tag. Sie haben meine Lebensgefährtin besucht, nicht wahr? Wie ist noch mal Ihr Name?«

»Pia Korittki, Kriminalpolizei. Wir sind uns schon auf der Trauerfeier für Kirsten vorgestellt worden, Herr Hauf«, sagte Pia.

»Ach ja, stimmt. Was wollten Sie denn von Susanne?«

»Es haben sich noch ein paar Fragen ergeben, zum Tod von Kirsten Welling.«

»Ich dachte, das sei alles geklärt. Ein Kollege von Ihnen war längst hier.«

»Wie gesagt: Es gibt noch einige offene Punkte. Jemand, den wir bisher nicht ermitteln konnten, hat bei Kirstens Beerdigung eine unschöne Szene am Grab gemacht. Wissen Sie, wer das war?«

»Ach, deswegen sind Sie hier. Nein, als das passiert ist, war ich nicht mehr auf dem Friedhof.« Er musterte sie aufmerksam. »Leider. Wenn ich dort gewesen wäre, dann wäre das nicht passiert, das kann ich Ihnen versprechen.«

»Mir müssen Sie nichts versprechen. Doch es klingt so, als hätten Sie eine Ahnung, wer der Mann war.«

»Nein. Das habe ich nicht. Wenn Sie etwas herausfinden, erfahren wir es dann?«

Pia blickte ihm in die Augen. Er war ein gut aussehender Mann, stellte sie erneut fest. Schlank, aber athletisch gebaut, mit angegrauten Schläfen. Heute trug er ein weißes Polohemd mit dem Emblem einer teuren Marke und Jeans, dazu weiße Turnschuhe. Vermutlich hatte der Stress, Mitleid mit seiner Lebenspartnerin oder Kummer oder Wut über das Schicksal die dunklen Schatten unter seinen Augen verursacht. Er sah so aus, als hätte er die vergangenen Nächte nicht geschlafen. »Falls wir etwas Relevantes über Kirstens Tod herausfinden, werden Sie darüber informiert«, erklärte sie. »Bitte denken Sie noch einmal darüber nach. Zurzeit benötigen wir jede Hilfe, die wir bekommen können. Alles kann wichtig sein.«

»Ich wünsche Ihnen viel Erfolg«, sagte er. »Ich sollte jetzt reingehen. Susanne braucht mich.«

Bodewind war nicht weit von Klausdorf entfernt. Bevor sie noch einmal von Lübeck hier herüberfuhr, konnte sie gleich noch bei der angegebenen Adresse von Jörg ihr Glück versuchen. Pia hatte nur zwei Tage Zeit und bisher nichts Konkretes herausgefunden, das eine weitere Untersuchung rechtfertigte. Nur dieses Gefühl ... und einen Unbekannten, der diese Zweifel gesät hatte, der aber genauso gut ein Spinner oder Wichtigtuer gewesen sein konnte. Die lernte man bei der Polizeiarbeit zur Genüge kennen. Leute, die glaubten, von Aliens entführt worden zu sein und einen Chip im Nacken zu tragen. Leute, die die Namen der Schuldigen von Aufsehen erregenden Verbrechen aus ihrem Kaffeesatz herauslasen, die angeblich wussten, wo Entführungsopfer gefangen gehalten wurden, oder die Feuer legten, um sich bei den Löscharbeiten als Held aufzuspielen. Und noch viel Schlimmeres!

Pia fand die Adresse in Bodewind in der Nähe des Hafens. Die Straße führte sie auf eine Anhöhe, das angegebene Haus lag in einer Privatstraße mit nur fünf Häusern. Pia stellte den Wagen auf einem Parkplatz gegenüber der kleinen Stichstraße ab und ging hinüber. Die Häuser waren rot geklinkert, mit schwarzen Dächern und großen Gauben darin. Carports klebten an jedem Haus, doch sie waren allesamt leer. Die meisten Bewohner hätten jetzt nach der Arbeit eigentlich wieder zu Hause sein müssen. Nirgends war ein Zeichen von Leben zu entdecken, kein Geruch von gekochtem Essen lag in der Luft, kein Kinderlärm tönte aus den Gärten …

Rot-weißes Flatterband verwehrte jeweils den Zugang zu den drei Häusern. Es war ihr wohlvertraut. *Polizeiabsperrung*, stand darauf. Waren die Häuser ein Tatort? Sie sah nirgendwo Polizei oder Rettungskräfte. Was hatte das zu bedeuten? Pia blieb in Sichtweite der Häuser stehen und zog ihr Telefon hervor. Sie wählte die Nummer ihres Kollegen Broders.

8. Kapitel

Am folgenden Morgen machte sich Pia gleich nach der Dienstbesprechung in Lübeck auf den Weg in Richtung Ahrensbök. Broders hatte ihr versprochen, heute dem Grund für die Absperrungen in Bodewind nachzugehen. Am gestrigen Tag hatte er niemanden mehr erreicht, der ihm darüber Auskunft geben konnte.

Pia blieb nur noch der heutige Tag, um einen überzeugenden Hinweis darauf zu finden, dass Kirsten Welling möglicherweise einem Kapitalverbrechen zum Opfer gefallen war. Das hatte Manfred Rist ihr gegenüber im Anschluss an die Besprechung noch einmal deutlich zum Ausdruck gebracht.

Sie fuhr als Erstes zu Harros Ex-Frau. Birte Welling hatte sich telefonisch bei Pia gemeldet und um ein früheres Gespräch an diesem Tag gebeten. Sie hatte sich heute kurzfristig freigenommen und nachmittags noch einen weiteren wichtigen Termin, betonte sie. Harros Ex-Frau lebte nicht mehr in unmittelbarer Nähe von Düstersee wie die Familie Welling, sondern war nach der Trennung und der Scheidung von Harro in die »Weltstadt« Ahrensbök gezogen, wie sie es ausdrückte.

Birte Welling wohnte im oberen Stockwerk einer Jugendstil-Stadtvilla. Die Wohnung besaß circa drei Meter fünfzig hohe Räume, Stuck und alte Dielen in allen Zimmern, dazu einen Balkon, von dem aus man in einen parkähnlichen Garten hinausblickte.

»Es sind zwar im Grunde nur zwei Zimmer«, sagte Birte

beinahe entschuldigend, als sie mit Pia den Flur entlangging, »aber durch die große Küche kommt es mir geräumiger vor, und das Bad ist auch ganz neu. Ich habe die Wohnung gekauft. Den Vorbesitzern ist das gesamte Haus zu groß geworden. Und letztlich wollten sie wohl auch das Geld.«

»Es ist eine schöne Wohnung«, erwiderte Pia und nahm an einem runden Glastisch vor der Balkontür Platz. Die weißen Kunststoffstühle waren formschön, aber unbequem. Ein wie zufällig arrangierter Wiesenstrauß stand in einer grünen Glasflasche auf dem Tisch.

»Ich habe heute am späten Vormittag noch einen Arzttermin, nur deshalb bin ich zu Hause«, sagte Birte Welling. »Wir müssen uns deshalb auch etwas beeilen.«

»Eine Stunde ist bestimmt ausreichend.« Pia musterte die Frau, die während der Trauerfeier neben Harro gestanden hatte. Das lange dunkle Haar und die helle Haut gaben ihr ein schneewittchenhaftes Aussehen. Sie war attraktiv, ohne Frage, aber ein anderer Typ als Kirsten, von der hellen Haut einmal abgesehen. Kirsten hatte ihr schulterlanges, lockiges Haar stets irgendwie aus dem Gesicht gebunden und sich wenig aus eleganter Kleidung oder Schmuck gemacht. Sicher, das konnte sich im Laufe der Jahre geändert haben, doch Pia vermutete, dass die meisten Frauen sich da weitestgehend treu blieben. Birte Welling trug wieder ein streng geschnittenes Kostüm, diesmal in einem hellen Graublau, das ihr dunkles Haar und ihre Augen betonte, dazu Ohrringe, eine Kette und mehrere Ringe sowie eine alte Uhr, die jedoch wertvoll aussah. Ihre Fingernägel waren professionell manikürt und hellrosa lackiert.

Birte Welling lächelte amüsiert. »Sie versuchen wohl gerade, mich mit Ihrer Vorstellung von einer Frau auf einem Bauernhof in Einklang zu bringen.«

»Sie haben recht«, gab Pia zu. »Sie und Harro sind ein gut

aussehendes Paar, aber ich bringe Sie irgendwie nicht so recht in einem landwirtschaftlichen Betrieb unter.«

»Ich habe auch nie dort mitgearbeitet. Ganz am Anfang meiner Beziehung zu Harro war ich so verliebt, da habe ich noch so getan, als interessierte es mich. Als fände ich die Ställe, die Tiere und alles wunderbar. Das war aber nicht ehrlich von mir. Ich bin es halt vom Job her gewohnt, den Leuten das zu erzählen, was sie hören wollen. Doch das Landleben ist einfach nicht mein Ding. Als ich es erkannte, war ich bereits verheiratet.«

»Was machen Sie beruflich?«

»Ich bin Immobilienmaklerin und bei einem Maklerbüro in Lübeck angestellt.« Sie nannte den Namen. »Sie kennen es sicher.«

Pia nickte. »Wie haben Sie Harro Welling kennengelernt?«

»Auf einer dieser Scheunenfeten, auf die mich eine ehemalige Klassenkameradin mitgeschleppt hat. Ich wollte eigentlich gar nicht dorthin gehen, aber dann dachte ich: Was soll's? Eine dieser schicksalhaften Entscheidungen.«

»Wie lange waren Sie mit Harro Welling verheiratet?« Pia zog ihr Notizbuch hervor.

Birte Welling stutzte, dann sagte sie: »Etwa zwölf Jahre. Wir waren beide sechsundzwanzig Jahre alt, als wir geheiratet haben. Harro wohnte zwar bei seinen Eltern auf dem Hof, hat jedoch in Futterkamp als wissenschaftlicher Mitarbeiter gearbeitet. Ich hatte da noch ein überteuertes Appartement in Lübeck. Ich zog zu ihm auf den Hof und redete mir ein, dass es mir gefiel. Die große Wohnung oben im Bauernhaus war kostenlos, es gab einen weitläufigen Garten, Parkplätze vor dem Haus ...« Sie lächelte schief. »Von dem gesparten Geld konnte ich Klamotten kaufen oder dreimal im Jahr in den Urlaub fliegen, nur ...«

Pia verlagerte ihr Gewicht. Der Kunststoffstuhl knarzte.

»Nur, dass Harro daran überhaupt kein Interesse hatte. Er kennt bloß seine Arbeit, die Freiwillige Feuerwehr und den Hof seiner Eltern. Ich glaube, er war ein Mal in seinem Leben eine Woche in Dänemark, und das war's. Und er gedachte auch nicht, daran was zu ändern. Er sagte, er tue das alles für uns und unsere zukünftigen Kinder. Ja. Das war das zweite Thema.«

»Inwiefern?«

»Er wollte unbedingt bald Kinder, ich wollte mir noch Zeit lassen. Es lief so toll im Job, ich bekam Anerkennung und verdiente gut. Es macht mir einfach zu viel Spaß zu arbeiten. Das wollte ich noch nicht aufgeben oder stark einschränken. Denn darauf wäre es hinausgelaufen. Außerdem fürchtete ich …« Sie schluckte. »Ich hatte Angst, damit zu sehr von Franz und Marianne abhängig zu werden. Harro ist ihr einziger Sohn. Sie haben einen ungeheuer großen Einfluss auf ihn, und damit hatten sie den auch auf unser Leben und auf mich. Das hat mir nicht gutgetan.«

»Was genau meinen Sie damit? Wie wirkte sich das aus?«

Birte stockte, kaute an einem ihrer Fingernägel, legte die Hand aber in den Schoß, als sie es bemerkte. »Sie fragten immer, was wir vorhätten, wann wir einkaufen fahren, was wir essen, ob die Anschaffung einer neuen Esstischlampe wirklich notwendig war, die alte war doch noch so schön … Die Kritik an jeder Veränderung kam anfangs recht subtil, wurde jedoch immer übergriffiger. Irgendwann stand ich im Supermarkt, hielt eine Ananas in der Hand und überlegte, was meine Schwiegermutter dazu sagen würde, wenn ich die kaufe. Wir hatten schließlich noch so schöne Äpfel im Keller. Verstehen Sie? Ich verdiente gutes Geld, aber ich wagte nicht mehr, mein Leben zu leben, wie es mir gefiel. Alles wurde kommentiert, hinterfragt und kritisiert. Und Harro ist es so gewohnt, er störte sich angeblich überhaupt nicht daran. Er fand, ich stelle mich an.«

»Das war sicher schwierig.«

»Es war die Hölle!«, sagte Birte Welling heftig. »Entschuldigung. Ich wollte nicht so emotional werden. Ich habe Harro geliebt, doch ich konnte so nicht mit ihm leben. Meine Schwiegereltern hatten einen Wohnungsschlüssel. Wenn ich Schritte auf der Treppe zu unserer Wohnung hörte, wurde mir übel, so sehr ist mir die andauernde Einmischung auf die Nerven gegangen. Ich wollte gern das Schloss unserer Wohnungstür austauschen lassen und abschließen. Das wollte Harro nicht. ›Das tut man auf dem Lande nicht‹, hieß es immer. Überhaupt, was man alles tun durfte – und vor allem was nicht –, darüber hätte ich einen Roman schreiben können!«

»Was war der Grund für Ihre Trennung und Scheidung von Harro Welling?«

»Na, das versuche ich Ihnen doch die ganze Zeit plausibel zu machen!«

»Schon klar. Aber gab es einen Auslöser?«

»Sie meinen eine andere Frau?«

»Irgendetwas?«

»Nein. Harro und ich haben uns weiterhin geliebt. Es waren seine Eltern, die alles kaputtgemacht haben. Sie sind eifersüchtig und wollen über sein Leben bestimmen. Als sein Vater einen Schlaganfall hatte und Harro mit dreißig Jahren den Hof übernahm, wurde es noch schlimmer. Da musste auch noch jede berufliche Entscheidung mit seinen Eltern abgestimmt werden.«

»Aber das hat Sie doch nicht betroffen.«

»Indirekt schon. Es wurde erwartet, dass ich Kinder bekomme und auf dem Hof mitarbeite. Dass ich meinen Beruf aufgebe. Es hat niemand so direkt gesagt, es stand jedoch immer im Raum. Und als ich mich weigerte … da wollten sie mich loswerden.« Den letzten Satz sprach sie nur halblaut aus. Birte Welling sah dabei aus dem Fenster.

»Was sagen Sie?«

»Franz und Marianne wollten mich loswerden. Ich war Ihrer Meinung nach nicht die richtige Frau für den Hof. Und damit auch nicht für ihren Sohn.«

»Das ist eine starke Anschuldigung. Ist etwas passiert, mit dem Sie das belegen können?«

»Von den täglichen Sticheleien einmal abgesehen? ›Wieso tust du die Wäsche in den Trockner, anstatt sie draußen aufzuhängen?‹, ›Wieso gibt es am Sonntag nur gekaufte Kekse und keine selbst gebackene Torte?‹, ›Bei den schmutzigen Fenstern müssen wir uns ja für dich schämen‹ … Ich bin gegen Wespenstiche allergisch. Ich lasse mich gerade dagegen desensibilisieren, aber ich habe auch immer ein Notfallset bei mir, wenn ich in der Wespenzeit draußen unterwegs bin. Neben meiner Küche auf dem Hof gab es eine Speisekammer. Das Fenster war mit Fliegengitter versehen, sodass man es immer offen lassen konnte. Einmal bin ich hineingegangen, um mir ein Stück Pflaumenkuchen zu holen, der auf so einem Tortenteller mit Haube stand. Ich öffnete noch in der Speisekammer die Haube, um mir ein Kuchenstück zu nehmen, und … es kamen so viele Wespen heraus! Bestimmt zwanzig von den Viechern! Die waren ganz aggressiv, weil sie wohl länger dort eingesperrt gewesen waren. Ich weiß nicht, wie ich es geschafft habe hinauszukommen, ohne gestochen zu werden. Es war pures Glück.«

»Haben Sie den Kuchen dort abgestellt?«

»Ja, ich habe ihn selbst in die Speisekammer gestellt, und es war zu dem Zeitpunkt noch keine einzige Wespe daran. Da bin ich absolut sicher. Verstehen Sie? Von allein können die Biester nicht dort reingekommen sein. Das Fenster war mit Fliegengitter gesichert, die Tür zur Speisekammer immer geschlossen.«

»Was hat Harro zu dem Vorfall gesagt?«

Sie schnaubte. »Er untersuchte den Raum und entdeckte eine kleine Ecke im Fenster, wo sich das Fliegengitter vom Rahmen gelöst hatte. Er meinte, die Wespen hätten den Kuchen gerochen und seien hineingeflogen. Die Haube hatte seiner Meinung nach wohl nicht ganz richtig auf dem Tortenteller aufgelegen. Dabei war das so ein Teil mit Klickverschluss.«

»Und was denken Sie?«

»Ich halte es für möglich, dass es meine Schwiegereltern waren.«

»Hatten sie die Gelegenheit, den Kuchen zu präparieren?«

»Auf jeden Fall.«

»Haben Sie sie auf die Wespen angesprochen?«

»Ja, das habe ich. Sie stritten alles ab und lamentierten, dass gerade die Städter gegen dieses und jenes allergisch seien. Das sei vollkommen unnatürlich. Sie selbst seien ja gegen nichts allergisch, und Harro auch nicht.«

»Das war wohl nicht so hilfreich.«

»Irgendwann in dieser Zeit ist bei mir die Entscheidung gefallen, dass ich mich von Harro trenne, wenn er sich nicht von seinem Hof trennt.«

»Sie haben ihm ein Ultimatum gestellt?«

»Wir haben alles besprochen und sind darin übereingekommen, dass es so nicht mit uns klappt. Unsere Lebensvorstellungen waren zu unterschiedlich. Und ändern wollte er nichts. Ich sollte mich ändern.«

»Ich habe Sie und Harro auf der Trauerfeier zusammenstehen gesehen«, erklärte Pia.

»Ach ja? Ich hatte das Gefühl, dass er etwas Unterstützung gebrauchen konnte.«

»Sie verstehen sich noch gut?«

»Ja«, sagte Birte Welling schlicht. »Wir sehen uns auch ab und zu, weil wir beide seit Ewigkeiten in einer Dorfinitiative mitarbeiten. Neulich Abend, nach einem Treffen des Dorfverschönerungsvereins, als ich noch an Harros Auto stand, um etwas mit ihm zu bereden, wäre ich um ein Haar überfahren worden.«

»Warum erzählen Sie mir das?«

»Ich hatte da schon überlegt, es der Polizei zu melden. Harro hielt mit seinem Auto vor dem Gemeindehaus. Er saß auf der Fahrerseite und hatte das Seitenfenster heruntergelassen. Ich befand mich draußen an der Fahrerseite des Corsa. Ein Auto näherte sich von hinten. Es beschleunigte wie verrückt und ist wirklich haarscharf an mir vorbeigefahren. Ich musste mich gegen den Wagen pressen und spürte den Sog, als es an mir vorbeirauschte.«

»Was für ein Auto war das? Haben Sie das Kennzeichen gesehen?«

»Nein, es war dunkel. Ich bin fast sicher, dass der Wagen kein Licht anhatte. Jedenfalls haben wir gar nichts gesehen. Es ging auch zu schnell.«

»War der Vorfall vor oder nach Kirstens Tod?«

»Es war etwa eine Woche vorher.« Sie runzelte die Stirn, sah in ihrem Handy nach und nannte Pia das Datum.

»Hat Harro Welling mitbekommen, was da passiert ist?« Er hatte es Pia gegenüber nicht erwähnt.

»Ja, natürlich. Er schimpfte, dass die Leute immer rücksichtsloser fahren, sogar auf dem Dorf. Aber er meinte, der Autofahrer habe mich wohl übersehen. Übersehen!« Sie verdrehte die Augen.

»Gibt es noch weitere Zeugen?«

»Anja Behrend saß auf dem Beifahrersitz, aber ich weiß nicht, wie viel sie mitbekommen hat. Die anderen wollten nach unserem Treffen alle schnell wieder nach Hause. Das Wetter war scheußlich.«

Schade, dachte Pia. »Und wie war Ihre Beziehung zu Kirsten Welling?«

»Es gab keine. Ich wollte sie gar nicht kennenlernen. Was ich so über sie gehört hatte, reichte mir.«

»Was meinen Sie damit?«

»Harro hat doch den gleichen Fehler zum zweiten Mal gemacht: Er verliebt sich in eine selbstständige Frau und erwartet, dass sie sich ihm zuliebe ändert. Die Neue, diese Kirsten, war anscheinend nicht viel anders als ich. Sie hat weiterhin in Kiel gearbeitet, sie hatte offensichtlich ihr eigenes Leben. Sie hat sogar durchgesetzt, nach unten in die Wohnung von Marianne und Franz zu ziehen, habe ich gehört. Und sie hat in den zwei Jahren, in denen sie verheiratet waren, auch kein Kind von Harro bekommen.«

»Der Typ Schwiegertochter, den Harro Wellings Eltern sich vorstellen, ist wahrscheinlich Ende der Fünfzigerjahre ausgestorben«, sagte Pia. »Aber vielleicht hat er aus der Geschichte mit Ihnen und seinen Eltern etwas gelernt.«

»Das wäre aber unfair«, erwiderte Birte. »Falls die Neue es durch mich einfacher hatte, meine ich.«

»Kirsten Welling ist tot«, erinnerte Pia sie.

Birte Welling sah sie mit weit geöffneten Augen an. »Ja. Aber es war doch ein Unfall? Oder etwa nicht?«

»Das versuche ich herauszufinden.« Pia steckte ihr Notizbuch und den Stift wieder ein und stand auf. Als Birte sich erhob, wurde sie noch etwas blasser und kniff die Lippen zusammen.

»Was haben Sie? Stimmt etwas nicht?«, fragte Pia.

»Ach, es sind nur meine Rückenschmerzen. Ich hoffe, der Arzt gibt mir gleich eine Spritze dagegen.«

»Dann gute Besserung!«, wünschte Pia ihr. Sie dankte der Frau für ihre Zeit und die Auskünfte und verließ das Haus. Im Vorgarten warf sie einen Blick zurück auf die Jugendstilvilla. Sie glaubte, eine Bewegung hinter dem großen Fenster im oberen Stockwerk zu sehen. Was Birte Welling ihr erzählt hatte, gab Pia zu denken. Sie hatte mit vielem gerechnet, aber nicht mit einer derartigen Anschuldigung gegen Harros Eltern. Birte Wellings Bericht war sicher mit einer gewissen Vorsicht zu genießen. Pia hätte gern Kirstens Meinung zu den Familienverhältnissen der Wellings gehört. Doch die würde ihr nichts mehr dazu sagen können.

9. Kapitel

Auf der Autofahrt nach Düstersee ging Pia im Geiste das Gespräch mit Birte Welling noch einmal durch. Ihre Behauptung, jemand habe ihr Wespen in die Speisekammer geschmuggelt und ihr damit vermutlich nach dem Leben getrachtet, bereitete Pia Kopfzerbrechen. Einerseits erschien es wenig glaubwürdig, dass es sich dabei um einen Mordversuch gehandelt hatte. Die Methode war zu unsicher, und der Verdacht wäre im »Erfolgsfall« sofort auf die Familienangehörigen gefallen, die um Birtes Allergie wussten. Andererseits war es auch wahrscheinlich, dass Birte Wellings Tod als tragischer Unfall angesehen worden wäre. Unfall ... Dieses Wort schien sie zu verfolgen. So wie der Tod einer sportlichen Frau in den besten Jahren, die beim Joggen in einen Bach gestürzt und ertrunken war. Wäre nicht ein Fremder auf Kirstens Trauerfeier aufgetaucht und hätte Zweifel daran geäußert, so hätte sie selbst an die Unfallversion geglaubt. Jetzt kam noch ein angeblicher Mordanschlag auf Birte Welling mit einem Auto dazu. Das alles konnten natürlich auch Zufälle gewesen sein ... Doch Pia wollte Sicherheit haben. Und sie hatte nur noch wenige Stunden Zeit, ihren Vorgesetzten und letztlich den Staatsanwalt davon zu überzeugen, offiziell die wahre Ursache von Kirstens Tod zu ermitteln.

Pia fuhr zum Hof der Wellings. Sie hatte sich dort nicht angekündigt, hoffte jedoch, Harros Eltern trotzdem anzutreffen.

Broders meldete sich per Telefon. »Hi, Pia. Wo erwische ich dich?«

»Im Auto. Ich fahre noch einmal nach Düstersee. Ich will mit Kirstens Schwiegereltern sprechen und mir den Fundort anschauen …« Letzteres wurde ihr erst richtig klar, als sie es aussprach. Wie konnte sie die Vorermittlung abschließen, ohne mit eigenen Augen gesehen zu haben, wo Kirsten ums Leben gekommen war? Und die Frage nach dem Fundort würde ihr auch einen guten Vorwand liefern, Franz oder Marianne Welling eher beiläufig in ein Gespräch zu verwickeln.

»Ich habe inzwischen herausgefunden, was es mit der Absperrung in Bodewind auf sich hat.«

»Und was?« Pia überholte einen Traktor mit Anhänger, als die Landstraße lange genug einsehbar war, und gab wieder Gas.

»Angeblich herrscht Einsturzgefahr. Sie haben festgestellt, dass die Häuser dort von einem Gängesystem unterhöhlt sind. Die starken Regenfälle der letzten Zeit und Bauarbeiten am Fuß des Hangs scheinen da etwas in Bewegung gesetzt zu haben. Die Bauarbeiter haben die Behörden informiert. Man hat die Bewohner daraufhin per Wegweisung aufgefordert, ihre Häuser zu verlassen und bis auf Weiteres nicht mehr zu betreten.«

»Hat man die Anwohner in einem Hotel oder so untergebracht? Weißt du, wo?«

»Nichts dergleichen. Es scheint ihr Problem zu sein, wo sie jetzt unterkommen, bis diese Sache geklärt und behoben ist. Der Grund für die Absperrung ist jedenfalls eher ein bauliches Problem. Es ist kein Tatort. Das wolltest du doch wissen.«

»Ja, vielen Dank!«, sagte Pia gedankenverloren. Wo ist wohl Jörg Thomsen abgeblieben?, fragte sie sich. Seine Mutter würde es hoffentlich wissen. »Hast du Informationen über das Gängesystem? Worum es sich dabei handelt?«

»Nein. Es hatte den Anschein, als dürften sie in Bodewind auf dem Amt keine näheren Auskünfte geben.«

»Das macht es umso interessanter.«

»Noch etwas, Pia. Ich soll dir ausrichten, dass Rist dich heute unbedingt noch sprechen will.«

»Alles klar. Ich melde mich später bei ihm.«

Pia bog wieder in die Hofzufahrt ein, parkte auf dem mit Katzenkopfsteinen gepflasterten Areal vor dem Wohnhaus. Harros Eltern hatten den Zugang zu ihrer Wohnung auf der anderen Seite des Hauses. Es schien früher einmal die Haustür gewesen zu sein, eine weiß-grün gestrichene Kassettentür mit einem Fenster darüber, in dem auf einem Brett dekorativ alte Kaffeekannen ausgestellt waren.

Pia klingelte. Harros Mutter, die sie schon auf der Trauerfeier gesehen hatte, öffnete ihr. Sie trug heute Jeans und eine weite Bluse mit aufgekrempelten Ärmeln. Ihre Wangen waren gerötet. Pia stellte sich vor.

»Eine Freundin von Kirsten ... und auch noch bei der Polizei«, wiederholte Marianne Welling, die diese Informationen noch einzuordnen schien. Ihr Gesichtsausdruck schwankte zwischen formeller Freundlichkeit und Misstrauen.

»Ich würde gern kurz mit Ihnen reden«, sagte Pia. »Über Kirsten.«

Im Falle eines plötzlichen Todesfalls war es schwierig, jemandem, besonders einer Freundin der Verstorbenen, so ein Gespräch zu verweigern, ohne sich als Unmensch zu fühlen. »Es passt zwar gerade nicht besonders, aber zehn Minuten oder so kann ich erübrigen. Reicht Ihnen das, Frau ... Korittke?«

»Korittki. Ja, das wäre gut.«

Sie folgte Marianne Welling die Treppe hinauf ins Obergeschoss und wurde in die geräumige Küche geführt. Sie galt demnach nicht als »hochoffizieller Besuch«. Das war sicher von Vorteil. Marianne deutete auf einen schweren Eichentisch mit sechs Stühlen, ging aber ans andere Ende des Raumes zum Cerankochfeld. Sie hob den Deckel eines großen Topfes an, rührte darin und stand sogleich in einer Dampfwolke. Es roch durchdringend nach Fleisch und Zwiebeln. »Jetzt, wo Kirsten nicht mehr da ist, unterstütze ich Harro, wo ich kann«, sagte sie. »Vorher natürlich auch schon.« Sie legte den Löffel auf einem Teller ab, setzte den Deckel wieder auf. »Möchten Sie etwas trinken? Einen Kaffee oder ein Glas Sprudel?«

»Ein Glas Wasser bitte«, antwortete Pia. »Es ist ziemlich warm heute.« Nicht, dass sie besonders durstig war. Sie hatte beinahe immer eine Edelstahlflasche mit Wasser im Auto. Die Kaffeezubereitung würde von ihrer knapp bemessenen Zeit abgehen, ein Glas Mineralwasser hingegen war schnell eingeschenkt. Und wenn man etwas angeboten bekam, konnte man beinahe fragen, was man wollte. Es war den »Gastgebern« psychologisch so gut wie unmöglich, einen rauszuschmeißen, solange man an ihrem Tisch saß und etwas zu sich nahm.

Pia trank einen Schluck. »Ich war, offen gesagt, schockiert, als ich von Kirstens Tod erfahren habe. Sie war doch noch so jung. Auf ihrer Hochzeit hat sie einen so glücklichen Eindruck gemacht. Als wäre sie endlich angekommen.«

Marianne Welling nickte. »Wir waren auch sehr froh, als Harro und Kirsten geheiratet haben. Mit Harros erster Frau Birte wäre es nichts geworden. Das haben wir ihm immer gesagt! Und ein Mann in Harros Situation sollte nicht lange allein bleiben. In der Stadt mag das ja etwas anderes sein, aber hier? Mit einem Haushalt und einem Hof und allem ... Außerdem ist ja langsam Zeit für Nachwuchs.«

»Wie haben Sie sich mit Kirsten verstanden?«

Marianne Welling blickte zum Herd hinüber. Der Deckel auf dem Topf vibrierte. »Wir sind recht gut miteinander ausgekommen. Das schon. Die jungen Frauen heutzutage haben natürlich erst mal noch anderes im Kopf als eine Familie. Aber spätestens nach dem ersten Kind hätte sich das zurechtgelaufen.«

»Was meinen Sie mit ›zurechtgelaufen‹?«

»Ach, das sagt man doch so. Kirsten musste sich noch eingewöhnen mit Haushalt, Garten und allem. Mein Mann und ich, wir sind ja auch nicht mehr die Jüngsten.« Marianne Welling stand auf, ging zum Herd und tippte auf dem Kochfeld herum. Das Vibrieren verstummte.

»Aber Kirsten und Harro waren doch bereits zwei Jahre verheiratet.«

»Ja, schon. Erst mal kam ja der Umbau und so. Doch allmählich ... Wir haben schon ein bisschen auf ein erstes Enkelkind gewartet.«

»Wollten Harro und Kirsten denn Kinder?«

Marianne Welling erstarrte. »Natürlich.«

»Und wie haben Sie sich mit Birte Welling verstanden?«

»Mir ist nicht klar, was das mit Ihrer Freundin zu tun hat ...«

Pia wurde einer Antwort enthoben, da ein junger Mann in die Küche trat. Er trug eine blaue Latzhose, ein graues T-Shirt darunter und knallgelbe Socken. Als er Pia am Tisch sitzen sah, stutzte er.

Marianne Wellings Miene hellte sich auf. »Das ist Paul Schäfer, unser Praktikant. Paul, das ist eine Freundin von Kirsten. Frau Krittke.«

»Korittki.«

»Oh, äh, tut mir leid mit Ihrer Freundin«, sagte Paul mit flammend roten Wangen.

»Vielen Dank. Mir auch.«

Er holte eine Flasche Limonade aus dem Kühlschrank. »Für Harro«, erklärte er. »Seine Kisten sind schon wieder leer.«

»Schon gut, Paul.« Schweigend sahen sie zu, wie der junge Mann leise pfeifend die Küche wieder verließ.

»Er ist ein guter Praktikant«, sagte Marianne. »Mit Abitur und trotzdem handwerklich begabt. Er kann auch richtig mit anpacken, wenn es sein muss ... Es ist nicht einfach, so jemanden zu finden.«

»Wohnt er auch hier im Haus?«

»Ja. Ganz oben sind die Lehrlingszimmer. Mit eigenem Bad. Am Wochenende fährt Paul aber meistens nach Hause. Seine Eltern haben einen Hof in der Nähe von Rendsburg.«

»Wir waren bei Birte Welling«, erinnerte Pia lächelnd.

Marianne Welling schüttelte den Kopf. »Sie war nie die Richtige für unseren Harro. Zum Glück hat er das gerade noch rechtzeitig erkannt.«

»Erinnern Sie sich, dass Birte mal ein Problem mit Wespen in ihrer Speisekammer hatte?«

»Ja, da war was. Ständig hat sie sich beschwert, weil das Landleben angeblich so gefährlich ist: Die Trecker auf dem Hof fuhren ihr zu schnell, die rohe Milch unserer Kühe wollte sie nicht trinken, wegen irgendwelcher Bakterien, die sie sich eingebildet hat, und Wespen und Bienen waren für sie eine Gefahr für Leib und Leben.« Marianne schnaubte.

»Wissen Sie, warum Harro und sie sich haben scheiden lassen?«

»Das sagte ich doch schon. Das Landleben war nichts für

Birte. Irgendwann ist sie von einem auf den anderen Tag in die Stadt gezogen.« Marianne Welling schüttelte den Kopf.

»Na, so etwas.« Pia versuchte, den Redestrom am Laufen zu halten.

»Sie meinte, sie wolle ihr altes Leben zurück. Die Leute im Dorf haben vielleicht geredet! Als hätte Harro etwas dafürgekonnt! Und als alles geregelt war …«, fuhr Marianne mit funkelnden Augen fort, »und Harro wieder glücklich verheiratet war, da hat Birte anscheinend erst gemerkt, was sie an ihm hatte.«

»Ach, wirklich?«

»Ja. Harro machte jedenfalls einmal mir gegenüber so eine Bemerkung. Wir hatten ja keinen Kontakt mehr zu Birte. Das brauche ich auch nicht«, setzte Marianne Welling hinzu und presste die Lippen aufeinander.

Pia hakte noch einmal nach, erfuhr aber keine Einzelheiten mehr, weder über Kirsten noch über ihre Vorgängerin auf dem Hof. Sie fragte Marianne Welling auch nach dem Unbekannten auf dem Friedhof, doch Marianne beteuerte, keine Ahnung zu haben, was es mit seinem Auftritt und seinen Worten auf sich hatte oder wer er war. Schließlich sagte Pia, dass sie sich nun gern den Ort anschauen würde, an dem ihre Freundin ums Leben gekommen war.

»Wirklich? Na, wenn Sie meinen … Mein Mann und Paul sind ja unten am Stall. Am besten fragen Sie sie nach dem Weg. Vielleicht kann der Praktikant Sie ja hinführen? Nicht, dass Sie uns auch noch ins Wasser fallen und ertrinken.«

10. Kapitel

Paul Schäfer erklärte sich sofort bereit, Pia zu dem Wehr zu führen, in dem Kirsten ums Leben gekommen war. Er hatte anscheinend eine recht langweilige Arbeit zugewiesen bekommen, der er gern eine Weile entkommen wollte. Franz Welling hatte nichts dagegen, dass der Praktikant sie begleitete, schien es eher zu begrüßen. Auch Harros Vater hatte Pia kurz Rede und Antwort gestanden, was die Szene auf dem Friedhof betraf, und nichts Erhellenderes dazu beigetragen, als dass die Menschen auch immer unverschämter würden und sich nicht zu benehmen wüssten ...

Sie verließen den Hofplatz, bogen nach rechts auf einen unbefestigten Weg ab, der zwischen Feldern und dicht bewachsenen Erdwällen, sogenannten »Knicks«, entlangführte und sich dabei immer weiter vom Dorf entfernte. Paul ging mit großen Schritten neben ihr her. Er hatte die Hände in den Taschen seiner Latzhose versenkt und den Kopf wie im Gebet gesenkt.

Der Weg bot sich zum Joggen an, vermerkte Pia. Nicht zu uneben oder steil, aber nur für geländegängige Fahrzeuge geeignet. Obwohl es ein schöner Tag zum Spazierengehen war, begegnete ihnen niemand, weder Autos noch Radfahrer oder Fußgänger. Der Weg führte an einer Wiese mit einem kleinen, weiter entfernt liegenden See vorbei. Dahinter entdeckte Pia in einer Baumgruppe einen Hochsitz.

»Wissen Sie, wer hier jagt?«, wollte sie wissen.

»Harro oder Franz jedenfalls nicht. Doch die kennen den

Jäger bestimmt. Aber sagen Sie bitte Paul und Du zu mir. Alles andere käme mir komisch vor.«

»Meinetwegen. Wenn es dir lieber ist.«

Sie gelangten nach einer lang gezogenen S-Kurve in ein kleines Wäldchen, durch das ein Bach floss. »Ist es hier passiert?«, fragte Pia in die Stille hinein, als Paul auf der Brücke stehen blieb und hinuntersah. »Nein. Ich wollte nur sehen, wie der Wasserstand ist. Ob die starken Regenfälle vor ein paar Wochen etwas gebracht haben.«

Nach der Dürre im letzten Jahr hatten viele Seen und Flüsse immer noch nicht wieder ihr gewöhnliches Niveau erreicht. Doch der Bach unter ihnen plätscherte ganz munter dahin.

Paul ging langsam weiter. »Dahinten war es«, sagte er beinahe andächtig.

Pias Blick fiel auf ein gelbes Schild, das Unbefugten den Zutritt auf das Privatgrundstück untersagte. Auf einer Lichtung lag zwischen vereinzelten Bäumen ein Gebäude mit teils leeren, teils mit Brettern verschlossenen Fensterhöhlen. Unkraut wucherte aus den Mauerritzen und rund um das Haus herum. Seitlich des Gebäudes lag ein größeres Gewässer, das Pia beim Näherkommen durch die Bäume und Büsche schimmern sah. Nun erkannte sie die Szenerie von den Tatortfotos wieder. »Da ist also die alte Wassermühle«, bemerkte sie.

»Kann schon sein. Die ist aber schon lange nicht mehr in Betrieb, und hier wohnt auch keiner mehr.«

Pia ging näher. Die Wasseroberfläche des Sees lag etwa zwei Meter über der des Baches, der an der Mühle entlangfloss. Ein betoniertes Wehr führte das Wasser aus dem See in zwei Stufen hinunter. Es floss weiter quer über das Grundstück, bis es in dem Wäldchen verschwand, durch das sie gerade gekommen waren.

Paul betrat den Steg, der über das Wasser des Wehrs führte. »Sie soll genau hier hineingefallen sein.« Er deutete rechts hinunter ins Wasser. Wenn man dort hinunterstürzte, konnte man leicht über die zweite Stufe des Wehrs hinabgerissen werden. Man landete dann unten im Tosbecken, wo der Sog in einem Wehr am stärksten war, wie Pia bereits recherchiert hatte. Zur einen Seite erhob sich die Mühlenwand aus Feldsteinen, zur anderen eine steile Böschung, die erst ein Stück weiter hinten flacher wurde. »Ich habe zum Glück nicht mit ansehen müssen, wie Kirsten hier tot im Wasser lag. Harro hat sie gefunden. Er hat sie auf die kleine Sandbank dort gezogen.«

Pia erkannte auch die Stelle von den Fotos der polizeilichen Untersuchung her wieder. Sie ging ebenfalls auf den Steg, der über das Wehr führte, und sah hinunter. Paul rührte sich nicht, sondern blieb schräg hinter ihr stehen. Es kribbelte Pia zwischen den Schulterblättern. »Wie kann Kirsten hier nur gestürzt sein?«, fragte sie mehr sich selbst. »Der Steg ist beinahe einen Meter breit.«

Paul sagte nichts dazu.

»Und warum ist sie überhaupt hier entlanggelaufen und nicht vorn an der Mühle vorbei?«

»Es gibt einen schmalen Pfad direkt am Seeufer. Wenn sie dort entlang und um den See laufen wollte, musste sie den Bach hier am Wehr überqueren.«

Ein Fetzen Absperrband wehte an einem Zweig in der Nähe des Wehrs. Ansonsten deutete nichts mehr auf die Tragödie hin. Bei den vielen Menschen, die hier inzwischen hinübergetrampelt waren, konnte Pia nicht mehr auf Spuren hoffen. Sie nahm ihr Mobiltelefon heraus und machte selbst noch ein paar Fotos als Erinnerungsstütze. Dann ging sie ein Stück ins Dickicht und suchte nach einem abgefallenen

Stock, mit dem sie anschließend die Böschung hinabstieg und prüfte, wie tief das Wasser hinter der zweite Stufe des Wehrs war. Der Stock versank viel tiefer in dem schwarzen Wasser, als sie erwartet hatte, und wurde in Richtung Mauer gezogen. Sie holte ihn eilig wieder heraus, um nicht das Gleichgewicht zu verlieren.

»Seien Sie bloß vorsichtig!«, rief Paul verspätet. »Der Sog soll unheimlich stark sein.«

»Kann man so sagen.« Warum ist das Wehr dann nicht besser gesichert?, fragte Pia sich. Hier spielten vielleicht auch mal Kinder, die dann ebenso in Gefahr waren, wie Kirsten es gewesen war. »Wem gehört die alte Mühle?« Als sie die Böschung hinaufkletterte, wurde ihr klar, dass sie keinesfalls abrutschen oder nach hinten fallen durfte. Paul stand breitbeinig vor ihr oben am Weg und sah aufmerksam auf sie herunter. Im letzten Moment ging er ein Stück zur Seite, damit sie den Pfad erreichen konnte.

»Franz hat mir mal erzählt, die Mühle gehöre einer alten Frau, die seit ein paar Jahren in einem Altenheim leben soll. Den Namen hab ich vergessen. Sie will sie nicht verkaufen, aber die Erben warten wohl darauf, dass sie endlich das Zeitliche segnet.«

»Ist der Weg, den wir gegangen sind, der einzige, der hierherführt?«, erkundigte sich Pia. Peer hatte ihr von einer Straße erzählt, die sie nirgends entdecken konnte.

»Nein. Das war nur der Weg vom Hof der Wellings aus. Ein kleines Stück hinter der Mühle geht eine Landstraße entlang. Dort ist die richtige Zufahrt.«

»Das Grundstück ist nicht abgesperrt? Jeder kann hier herfahren.«

»Ja, es ist alles offen.«

»Hm.« Pia musterte das leer stehende Gebäude. Es bot

viele Verstecke, von denen aus man beobachten konnte, wer sich der Mühle näherte. Eine Joggerin zum Beispiel, die hier des Öfteren entlanglief. Pia fragte sich, ob auch das Haus auf Spuren hin untersucht worden war.

»Kirsten war also Ihre Freundin«, sagte Paul nachdenklich.

»Ja. Aber wir hatten seit ihrer Hochzeit leider kaum noch Kontakt«, sagte Pia.

»Sie war nett.« Paul brach einen kleinen Zweig ab und steckte ihn in den Mund. »Anders als die anderen, aber nett.«

»Was meinst du mit ›anders‹?«

Er zuckte mit den knochigen Schultern. »Sie hat sich nicht so am Hofleben beteiligt, sondern lebte mehr in ihrer eigenen Welt. Manchmal hatte ich den Eindruck, dass sie …« Er stockte.

»Was meinst du?«

»Ich habe gedacht, dass sie vielleicht Probleme hat. Dass sie sich vor irgendetwas fürchtet.«

»Es wäre hilfreich, wenn du das begründen könntest.«

»Hm.« Sie gingen langsam nebeneinander her. Er kaute auf dem Zweig herum.

»Fällt dir ein Beispiel ein?«

»Es war an dem Samstag vor ihrem Tod. Harro und ich waren im Stall bei einem Kalb. Harro schickte mich in die Futterkammer, um etwas zu holen. Als ich in den Gang des Kuhstalls kam, stand Kirsten im Dunkeln mit dem Rücken zu mir und suchte uns offenbar. Ich sagte nur ›Hallo‹, um mich anzukündigen. Kirsten schrie auf und fuhr herum. Sie hat sich furchtbar erschreckt. Sie kam dann mit in den ›Kreißsaal‹. So nennen wir den Stall, in dem die Kühe kalben. Ich habe ihr vorgeschlagen, sich das neugeborene Kälbchen anzusehen. Ich hab bemerkt, dass ihre Hände auch Minuten später noch gezittert haben. Sie hat versucht, es sich nicht anmerken zu lassen, vor allem vor Harro, aber ich ...« Er blickte Pia von der Seite her an. »Ich kann Menschen ganz gut lesen.«

»Das ist eine interessante Beobachtung«, sagte Pia. »Ich würde sie gern zu Protokoll nehmen. Harro müsste sich doch auch noch an den Vorfall erinnern, oder?«

»Kann schon sein. Er war allerdings ganz auf die Arbeit konzentriert. Es sah anfangs so aus, als würden wir das Kalb und die Mutter nicht durchbringen. Wir hatten das schon mal letzten Monat. Das ist immer ein wirtschaftlicher Schaden für den Hof, und das kommt gerade nicht so gut.«

»Ist der Hof in einer finanziellen Schieflage?«

»Also, ich höre ja so manches, doch da müssen Sie echt Harro oder seine Eltern fragen. Das kann ich nicht beurteilen.«

»Vielen Dank!«, sagte Pia. »Für deine Begleitung und für die Beobachtungen.«

»Da nich' für ...« Er klang jetzt sehr lässig und mit sich zufrieden.

»Ach, noch etwas. Warst du auch auf der Trauerfeier?«

»Ja, natürlich. Es war eine schöne Rede von Pastor Hoffmann, finden Sie nicht?«

»Mag sein. Hast du in der Nähe des Grabes gestanden, als der Mann mit der Sonnenbrille behauptet hat, dass Kirstens Tod kein Unfall war?«

»Nein. Ich habe nur gehört, was die Leute darüber erzählt haben.«

»Du hast ihn also nicht gesehen? Oder eine Idee, wer er war?«

»Nein. Wen kenne ich denn schon? Ich bin ja nicht mal von hier.«

»Tja, der Mann war es anscheinend auch nicht. Trotzdem danke für deine Auskünfte.«

Auf der Rückfahrt nach Lübeck ordnete Pia im Geiste noch einmal, was sie über Kirstens Tod herausgefunden hatte. Es gab wenig harte Fakten; die Verdachtsmomente waren eher schwammig und beruhten vielfach auf Annahmen von Zeugen und Hörensagen. Trotzdem war Pia überzeugt davon, dass sie weiter ermitteln sollte. Kirstens sportliche Konstitution und Geschicklichkeit machten einen Sturz von einem ebenen, einen Meter breiten Steg unwahrscheinlich, und der Unbekannte, der an ihrem Grab Zweifel an einem Unfall gesät hatte, gab für Pia den Ausschlag, von einem Verbrechen auszugehen. Sie musste alles daransetzen, diesen Mann zu finden!

Ihr Vorgesetzter, Manfred Rist, den sie noch überzeugen musste, hörte ihr mit gerunzelter Stirn zu. Pia gab den Eindruck des Praktikanten wieder, dass Kirsten sich vielleicht vor etwas gefürchtet hatte. Rist schüttelte den Kopf. »Das reicht nicht. Ich brauche etwas Handfestes«, sagte er, »etwas, das ich dem Staatsanwalt vorlegen kann.« Als Pia ihm berichtete, dass Harro Wellings Ex-Frau der Meinung war, dass auf sie zwei Mordanschläge verübt worden waren, hellte sich seine Miene geringfügig auf. »Ist die Zeugin glaubwürdig?«

»Ja. Sie ist meiner Einschätzung nach nicht der Typ, der Aufmerksamkeit um jeden Preis sucht. Bei dem ersten Vorfall, den Wespen in der Speisekammer, würde ich für sich allein betrachtet noch von einem Zufall ausgehen. Aber da noch einmal etwas Derartiges passiert ist, erst neulich, könnte da durchaus etwas dran sein.«

»Der zweite ›Anschlag‹ kann meiner Ansicht nach ebenso

ein Zufall gewesen sein. Ein Autofahrer, der gepennt oder einen Moment lang die Kontrolle über sein Fahrzeug verloren hat …«, gab Rist zu bedenken.

»Gut, doch zwei solche Vorfälle?«

»So etwas kommt vor.« Er seufzte. »Wir haben wirklich genügend anderes zu tun, Pia. Was sollte das Motiv bei deiner Freundin sein?«

»Abgesehen von den Schwiegereltern, die anscheinend auf Dauer nicht recht glücklich mit dem Familienzuwachs waren, hatte Kirsten Wellings Bruder Jörg ein finanzielles Motiv. Die Erbschaft des Elternhauses, zusammen mit der Mutter.« Pia glaubte nicht an dieses Motiv, doch es war etwas »Handfestes«, und zuerst musste Rist eine Ermittlung genehmigen, dann konnten sie ins Detail gehen.

»Hast du mit dem Bruder denn noch einmal gesprochen?«

»Nein, ich wollte, aber ich habe ihn auch heute telefonisch nicht zu Hause erreicht. Er war gestern auch nicht in seinem Wohnhaus in Bodewind. Es war seltsam. Als ich dort ankam, waren sein Haus und die Nachbarhäuser mit Polizeiabsperrband abgeriegelt. Inzwischen weiß ich, dass es dort eine behördliche Wegweisung der Bewohner gegeben hat.«

Rist starrte sie an. »Wo, sagst du, war das noch gleich?«

»In Bodewind.«

»Interessant. Einen Moment mal …« Rist wandte sich seinem Computer zu, tippte etwas ein und scrollte eine Seite hinunter. »Da war doch was, da war doch was … Da ist es! Ein Polizeieinsatz nach Wegweisung der Einwohner, der nicht ganz störungsfrei verlaufen ist. In einem Straßenabschnitt des Brombeerwegs sind drei Häuser vom Einsturz bedroht, weil sich unterirdische Gänge darunter befinden, wie jetzt erst festgestellt wurde.«

»Genau dort wohnt Jörg Thomsen«, sagte Pia und beugte

sich vor, um auch etwas auf dem spiegelnden Bildschirm erkennen zu können. »Dort steht Kirstens und Jörgs Elternhaus. Das Haus, das sie erben werden, sobald der Vater für tot erklärt worden ist.« Pia erläuterte etwas ausführlicher, was sie von Susanne Thomsen darüber erfahren hatte.

»Also gut. Warte mal.« Er las die Meldung, recherchierte weiter, was er dazu fand. Dann lehnte er sich zurück und sah Pia an. »Sie vermuten, dass sich unter diesen Häusern eine Art Bunkeranlage aus dem Zweiten Weltkrieg befindet, die während der Bebauung nicht bekannt war. Heute Vormittag ist ein Inspektionsroboter dort unten durchgefahren und hat alles gefilmt. Es ging darum, die Lage zu erkunden und die Gefahr eines Einsturzes besser einschätzen zu können. Sie haben dazu einen sogenannten ›Kanalroboter‹ benutzt, wie er auch zur Inspektion der Kanalisation verwendet wird.«

»Ja und?«

»Es scheint sich um ein Stollensystem zu handeln. Wie gesagt, Bunkeranlagen aus dem Zweiten Weltkrieg. Tja, und nun ist die BKI Kiel da dran«, erklärte Rist.

»Ach, wirklich? Warum beschäftigt sich eine Mordkommission mit dieser Angelegenheit«, wollte sie wissen.

»Die Kamera des Kanalroboters hat in einem der unterirdischen Gänge eine Leiche aufgenommen.«

11. Kapitel

Pia war seit dem letzten Sommer nicht mehr bei den Kollegen in Kiel gewesen. Rist hatte noch am gestrigen Tag einen Termin für sie bei der dortigen Bezirkskriminalinspektion vereinbart.

Ein junger Kollege in Uniform holte sie am Eingang ab und begleitete sie nach oben. Er klopfte kurz an eine der Türen und riss sie auf. Pia trat ein und wäre beinahe zurückgeprallt. »Was machst du denn hier, Alex?«

Pia war Alex Rauch im letzten Sommer beim LKA begegnet, als ihre Ermittlungen sich gekreuzt hatten. Er hatte im Dezernat »Organisierte Kriminalität und Rauschgiftkriminalität« gearbeitet. Alex und sie hatten nach einigen persönlichen Differenzen einen wichtigen Fall gemeinsam gelöst. Sie waren miteinander durch eine gefährliche Situation gegangen, hatten Erfolg gehabt ... und sie hatten danach eine Nacht zusammen verbracht. Es war schön gewesen, aber der Sex war eher gegenseitiger körperlicher Anziehung und dem Stress der Ermittlung geschuldet gewesen, als dass mehr aus ihnen hätte werden können. Darin zumindest waren sie sich einig gewesen.

Alex saß an einem Konferenztisch mit dem Rücken zum Fenster und hatte einen Laptop vor sich stehen. Er starrte mit gerunzelter Stirn auf den Bildschirm. Seine Finger hackten auf der Tastatur herum. Er sah auf, als hätte er ihr Eintreten erst jetzt bemerkt. »Oh, hi, Pia. Du bist schon da?«

»Offensichtlich.«

»Nimm doch Platz.«

Pia setzte sich. Alex schrieb weiter.

Sie legte die Unterlagen, die sie bereits über den Fall Kirsten Welling gesammelt hatte, auf den Tisch und breitete sie aus. Immerhin: Ab heute war es eine offizielle Ermittlung.

»Möchtest du Wasser?«, fragte Alex. »Oder Kaffee?«

»Nur Wasser, bitte. Können wir gleich loslegen? Ich habe nachher noch einen Termin in Lübeck.«

Er schenkte ihnen aus den Flaschen ein, die auf dem Tisch bereitstanden.

Pia schlug ihre Notizen auf. »Eines der Häuser im Brombeerweg in Bodewind gehört zwei Geschwistern namens Jörg und Kirsten Welling sowie ihrer Mutter«, begann sie ohne lange Vorrede. »Rist hat mir gesagt, dass die BKI Kiel dort ebenfalls ermittelt.«

»›Ebenfalls‹ ist gut.« Alex sah auf. »Bodewind liegt ja wohl kaum im Zuständigkeitsbereich der Bezirkskriminalinspektion Lübeck. Hier gibt es schon genug Leute, die sich einmischen. Aufgrund eines Leichenfundes in einem wohl als historisch anzusehenden Gängesystem, das eigentlich umgehend zugeschüttet werden muss, damit die Bausubstanz darüber nicht weiter beschädigt wird, brennt hier gerade die Luft.«

»Wir ermitteln im Todesfall von Kirsten Welling, der sich in unserem Zuständigkeitsbereich zugetragen hat und bei dem es sich möglicherweise um einen Mord handelt. Da das Tatortprinzip gilt, ist es eindeutig unser Fall. Und Kirsten Welling ist höchstwahrscheinlich Miterbin eines der Häuser in Bodewind. Ihr Bruder wohnt dort.«

»Ja, das nehmen wir zur Kenntnis«, sagte Alex. »Aber soweit ich informiert bin, wurde der Fall Welling schon als Unfall zu den Akten genommen. Also verstehe ich nicht ganz, was das alles soll …« Er tippte weiter.

Pia kochte innerlich. Sie trank einen Schluck Wasser, um sich zu beruhigen. »Und ich nehme zur Kenntnis, dass ihr Stress habt. Trotzdem werden wir die Fakten abgleichen. Die Fälle können miteinander in Verbindung stehen.«

Alex hämmerte noch ein paar Sekunden auf den Tasten herum, sodass Pia Angst um das Material hatte. Dann atmete er tief aus und klappte den Computer zu. Sein Blick hob sich. »Also gut. Dann leg los. Was hast du bisher?«

Sie hatte ihre bisherigen Erkenntnisse in Stichworten geordnet, sodass sie sie zusammenhängend und vollständig wiedergeben konnte. Alex presste je einen Zeigefinger gegen die Schläfen und hörte ihr die meiste Zeit mit geschlossenen Augen zu.

Als Pia damit endete, dass die BKI Lübeck nach Rücksprache mit dem Staatsanwalt nun offiziell ermittelte, schlug er die Augen wieder auf. Seine Haltung straffte sich. »Verstehe«, sagte er.

»Hast du noch Fragen?«

»Nein. Das war alles klar dargelegt. Ich verstehe, warum du hier bist.« Alex schenkte sich Wasser nach. »Mit der Familie Welling haben wir also einen weiteren Aspekt, den wir berücksichtigen müssen. Falls unsere Leiche unter der Erde einem Verbrechen zum Opfer gefallen ist, falls! Und falls man das überhaupt noch sicher sagen kann nach so langer Zeit, dann werden wir die Personen, die zum vermuteten Todeszeitpunkt dort gewohnt haben, natürlich unter die Lupe nehmen. Das alles ist allerdings mit großen Fragezeichen versehen. Die wahrscheinlichste Variante ist doch, dass der Tote seit dem Ende des Zweiten Weltkriegs da unten verschüttet liegt und die heutigen Bewohner der Häuser nichts damit zu tun haben.«

»Ja, das ist die Betrachtungsweise von deiner Warte aus«,

gab Pia zu. »Ich ermittle zum möglichen Mord an Kirsten Welling. Dazu werde ich Kirstens Familienverhältnisse unter die Lupe nehmen, sowohl die ihrer Herkunfts- als auch die ihrer angeheirateten Familie. Und wenn irgendwo unter ihrem Elternhaus in Bodewind ein Toter liegt, dann muss ich wissen, was es damit auf sich hat.«

Alex schüttelte leicht den Kopf. »Es ist immer das Gleiche, oder?«

»Ja. Ich teile mit euch, was wir haben. Ihr setzt mich über euren Kenntnisstand ins Bild.«

»Das meinte ich nicht.«

Pia unterdrückte ein Lächeln. »Das weiß ich. Also bitte.« Sie deutete mit einem leichten Nicken auf seinen Computer.

Alex zögerte. Dann ließ ein leichtes Zucken seines Mundwinkels erkennen, dass er ein paar Millimeter nachzugeben gedachte. Allerdings auch nicht mehr. Er beugte sich nach hinten zum Fenster und ließ die Rollläden herunter. »Sonst kannst du auf dem Monitor nichts erkennen, Pia.«

Pia saß im Halbdunkel und verfolgte die Kamerafahrt durch einen dunklen Gang, der aber in dem begrenzten Lichtkegel eines starken Scheinwerfers gerade eben zu erkennen war. Die Seitenwände, der Boden und auch die Decke bestanden teils aus vor Nässe dunklem Beton, die Wände teilweise auch aus grauen Mauersteinen. Pia schätzte, dass der Gang achtzig Zentimeter bis einen Meter breit und einen Meter achtzig hoch war. Um dies sicher sagen zu können, fehlte ihr jedoch ein direkter Größenvergleich. Hin und wieder musste sich der Kanalroboter durch stehendes Wasser bewegen oder lose Erde überwinden. Der Lichtschein streifte aufgemalte, aber verblichene Hinweise an den Wänden in altdeutscher Schrift. Pia erkannte Holzbohlen am Rand und eine Ratte, die sich, aufgeschreckt von diesem ungewöhnlichen Besucher, schnell in einem Mauerspalt in Sicherheit brachte. Einmal fiel von schräg oben ein Lichtstrahl ein. »Ist das Tageslicht?«

»Ja. In zwei der Gärten sind Löcher im Erdreich entstanden, weil darunter kleine Stücke aus der Betondecke weggebrochen sind. Wühlmäuse oder Regenwasser haben ihr Übriges dazugetan, dass der Sand ausgewaschen wurde. Weiter unten am Hang ist ein Teil der Betondecke sogar eingestürzt. Es steht dort zum Glück kein Haus, aber dadurch ist das Erdreich insgesamt in Bewegung geraten.«

Am Boden unter den beiden Löchern in der Decke waren einige andersfarbige, offenbar frische Erdhaufen zu sehen.

»Stopp mal bitte«, sagte Pia. Der Kameraroboter war an einer Holzbank vorbeigefahren, darüber war die Beschriftung »Sammel-Schutzraum« mit Schablone und Sprühfarbe aufgebracht. »Es handelt sich also um Schutzräume?«

»Ja. Ein Stollensystem, Schutzräume, angelegt für Wehrmachtssoldaten oder die zivile Bevölkerung im Zweiten Weltkrieg. Davon gehen wir vorerst aus. Seltsam ist, dass es im Bauamt nirgendwo Aufzeichnungen darüber gibt. Sonst wäre für die Bebauung der Grundstücke darüber wohl auch keine Baugenehmigung erteilt worden.«

»Wann wurde dort gebaut?«

»In den Achtzigern.«

Pia nickte. Es passte zu den Häusern, die sie gesehen hatte. Die ruppige Kamerafahrt ging weiter. Der Kanalroboter überwand loses Geröll, fuhr um eine Neunzig-Grad-Ecke, und die Kamera erfasste einen Raum, in dem das Scheinwerferlicht kaum bis zur rückwärtigen Wand reichte. In der Ecke, auf die der Kanalroboter in einem Zickzackkurs zuhielt, erblickte sie eine dunkle, unregelmäßige Kontur auf einem schrägen Betonabsatz.

Was sie sah, erinnerte Pia an die Moorleichen im Museum in Schleswig, die sie als Kind schwer beeindruckt hatten. Ihre Träume hatten ihr danach tagelang unheimliche Begegnungen mit zum Leben erwachten Moorleichen beschert, und sie war längere Zeit nur ungern in den Keller gegangen, weil sie Angst gehabt hatte, dort auf eine solche zu stoßen. Doch da unten in den Gängen gab es kein Moor. Im Gegenteil: Die Umgebung des Leichnams musste trocken und kühl sein. Sie hatten es hier mit einer Mumifizierungsform zu tun, die man als »Wachsleiche« bezeichnete.

Sie redeten noch eine Weile über den Toten und stellten Mutmaßungen an, wer er war und wie er dorthin gekommen war. Letztlich würden die Bergung der Leiche und die Obduktion hoffentlich etwas mehr Klarheit bringen. Nur von der Frage, die Pia seit dem Betreten des Raumes beschäftigte, lenkte Alex sie geschickt ab. Wie war er vom Dezernat »Organisierte Kriminalität und Rauschgiftkriminalität« ins K1 der BKI Kiel gekommen? War er freiwillig gewechselt, oder hatte er sich etwas zuschulden kommen lassen? Nein, dann wäre er anderswohin versetzt worden. Pia hatte erwartet, dass er zumindest eine Bemerkung darüber fallen lassen würde, wie es dazu gekommen war. Doch die Art, wie Alex ihr Gespräch beendete, legte nahe: Dies war nicht der Zeitpunkt für private Fragen.

Als Pia in ihr Auto stieg und einen Blick auf die Uhr warf, brach ihr der Schweiß aus, was nicht dem hochsommerlichen Wetter geschuldet war. Sie hatte gar nicht gemerkt, wie schnell die Zeit vergangen war. Wenn sie noch rechtzeitig zu Hause ankommen wollte, um sich umzuziehen und die Sachen für das Sommerfest von Felix' Kindergarten zu holen, musste sie sich sputen. Hoffentlich kam ihr nicht der Freitagmittags- beziehungsweise -nachmittagsverkehr in die Quere! Doch dieser Wunsch erfüllte sich nicht, wie ihr beim Einfädeln auf die Bundesstraße 76 jäh klar wurde.

Felix würde am Abend nach dem Fest mit ihrer Mutter nach Stockelsdorf fahren und bei seinen Großeltern übernachten. So war es seit Längerem abgesprochen, und er freute sich schon seit Tagen darauf. Er ist in letzter Zeit zu oft woanders, dachte sie bedauernd. Sie musste unbedingt wieder mehr Zeit mit Felix verbringen. Immerhin würde sie sich dann heute Abend und morgen Vormittag noch ein paar Gedanken zu dem Leichenfund unter den Häusern in Bodewind machen und vielleicht ein paar Anrufe tätigen können.

Falls es einen Zusammenhang zwischen ihren Fällen gab, würde sie ihre Ermittlung mit Zähnen und Klauen verteidigen müssen. So viel war schon mal klar. Dass ausgerechnet Alexander Rauch diesen Fall bearbeitete, war Pech. Na ja. Es hätte sie auch schlimmer treffen können ... Broders hatte mal eine Bemerkung fallen lassen, dass auch ein ehemaliger Kollege von ihnen beiden von der BKI Lübeck für einen freien Posten beim LKA zur Debatte stand, für den auch Pia vorgeschlagen gewesen war. Nicht auszudenken, wenn sie es auf einmal wieder mit Marten Unruh zu tun bekäme. Während sich ihr Wagen im Schritttempo die Straße in Richtung Lübeck hinunterbewegte, wanderten Pias Gedanken zurück zu ihrer Anfangszeit im K1. Die ersten Monate waren nicht einfach gewesen, weil ein paar ihrer Kollegen mit jemand anders als Zuwachs in der Mordkommission gerechnet hatten. Man hatte gemunkelt, sie hätte den Job nur über Vitamin B bekommen, was nicht den Tatsachen entsprach. Auch Marten

Unruh hatte das geglaubt. Es hatte gedauert, bis man ihr vertraut und ihr auch etwas zugetraut hatte. Dann, nach einem schwierigen Fall in Lübeck, war Pia ein paar Wochen lang mit Marten zusammen gewesen. Doch dann war er von einem Tag auf den anderen aus ihrem Leben verschwunden, ohne ihr eine Nachricht zu hinterlassen. Das hatte sie ihm bis heute nicht verzeihen können, selbst als sie später erfahren hatte, dass er dafür seine Gründe gehabt hatte. Sie hatten sich seitdem noch ein paar Mal wiedergetroffen. Einmal in Perugia in Italien, später auch in Lübeck. Sie war wohl nicht besonders freundlich mit ihm umgesprungen beim letzten Mal … Sie wollte nicht, dass sich diese Geschichte zwischen ihnen wiederholte. Und selbst wenn sie beruflich noch einmal mit ihm zu tun bekäme, würde sie sich nicht aus irgendwelchen Ermittlungen herausdrängen lassen, nahm Pia sich vor. Das zumindest war sie Kirsten schuldig! Sie war schließlich diejenige, die überhaupt erst auf die Unstimmigkeiten hingewiesen und auf eine Ermittlung gedrängt hatte. Damit, dass der Fall womöglich viel weitere Kreise ziehen würde, hatte sie nicht gerechnet. Eine Wachsleiche in alten Wehrmachtsgängen unter Kirstens Elternhaus, ein vor vielen Jahren verschollener Vater … Pia hätte tot oder zumindest scheintot sein müssen, wenn da nicht ihr kriminalistischer Spürsinn geweckt worden wäre.

Doch an diesem Nachmittag waren andere Talente und Fähigkeiten gefragt. Als Pia endlich vor ihrer Wohnung in der Adlerstraße stand, wo sie mit viel Glück einen Parkplatz gefunden hatte, blieb ihr noch eine Viertelstunde, bis sie sich wieder auf den Weg machen musste. Felix sollte nicht auf sie warten müssen, während alle anderen Mütter und Väter längst da waren … Die Vorstellung, wie er am Gittertor stand und sehnsüchtig nach ihr Ausschau hielt, schnitt ihr ins Herz. Das wollte sie heute nicht riskieren.

Hinnerk, Felix' Vater, würde auch kommen, zusammen mit Mascha und der gemeinsamen Tochter Rieke. Pia knirschte mit den Zähnen. Nicht daran denken. Immer zwei Stufen auf einmal nehmend, lief sie nach oben in ihre Wohnung.

12. Kapitel

Das sonnige Wetter hatte die Kinder und auch beinahe alle anderen Besucher des Kindergartenfestes in den weitläufigen Garten gelockt. Pias Befürchtungen zum Trotz war es eine recht entspannte Veranstaltung. Sie verbrachte die erste Stunde an dem Stand mit dem Waffeleisen, bestrich gefühlte eintausend Waffeln mit Schoko-Haselnuss-Creme und sah, wie sich das klebrige braune Zeug in Kinderhänden, um Kindermünder herum und auf T-Shirts und luftigen Sommerkleidchen verteilte.

Hinnerk lief derweil mit Felix herum, der ihm seine Schaukelkünste zeigte und vorführte, wie schnell er rutschen konnte. Nachdem Pia ihre Schicht am Waffelstand beendet hatte, musste Hinnerk Frondienst beim Dosenwerfen leisten. Felix und sie kauften sich nun selbst Waffeln, Pia bestellte sich dazu einen Becher Kaffee, und Felix bekam eine Apfelschorle. Sie setzten sich zu Raffi und seiner Mutter auf eine der Bänke auf der Wiese vor der Sandkiste, wo auch eine kleine Bühne aufgebaut worden war. Pia ließ den Blick über die vielen Kinder mit ihren Eltern schweifen, doch von Mascha war immer noch nichts zu sehen. Sie hatte sich anscheinend gleich zu Anfang mit Rieke in die Innenräume zurückgezogen. Pia schüttelte den Kopf. Warum zum Teufel interessierte es sie überhaupt, wo sich Hinnerks neue Partnerin aufhielt? Sie sollte froh sein, dass es dem Vater ihres Kindes mit seiner kleinen Familie gut ging. Ein zufriedener Papa bedeutete mit hoher Wahrscheinlichkeit, dass es Felix ebenfalls gut ging, mal ganz abgesehen davon, dass er nun auch eine kleine Schwester hatte. Was waren das für ursprüngliche, kaum zu kontrollierende Gefühle, die bewirkten, dass sie die andere Frau als »Rivalin« betrachtete oder zumindest als jemanden, dessen Gesellschaft man nach Möglichkeit mied? Ihr Verstand sagte ihr, dass Mascha keine Rivalin war und ihr gleichgültig sein konnte, da sie selbst definitiv nichts mehr von Hinnerk wollte. Pia musste an ihr Gespräch mit Birte Welling über ihr Verhältnis zu Kirsten denken … Auch wenn sie unvernünftig waren, konnten diese Gefühle sehr stark sein. Zerstörerisch stark?

Felix und Raffi rannten umher, stellten sich an dem Spielestand an, an dem man mit Handpumpen und einem Feuerwehrschlauch auf bewegliche Ziele Wasser spritzen konnte.

»Na, gleich sind sie garantiert patschnass«, kommentierte Inka das Vorhaben der Kinder. »Hast du Wechselklamotten dabei?«

»In Felix' Fach liegen noch welche.« Pia genoss die warmen Sonnenstrahlen in ihrem Gesicht.

Inka widmete sich ihrem Tortenstück, kunstvoll aufgeschichtet aus Biskuit, Kirschen, Sahne und zerbrochenem Baiser. »Ich glaube, das ist Flockentorte, und sie schmeckt himmlisch«, sagte sie. Und dann, während sie nachdenklich den Tortenrest auf ihrem Teller betrachtete: »Seit wann genügt es eigentlich nicht mehr, einen Zitronenkuchen mit Gummibärchen oder Smarties darauf für das Kindergartenfest zu spenden? Seit wann müssen es selbst gemachte Konditortorten sein?«

Pia hob die Hände. »Da bin ich raus. Ich habe die Gemüsesticks mitgebracht.«

»Ich hol mir jedenfalls noch ein Stückchen Mokkatorte. Willst du auch eins?«

»Nein, danke. Ich hatte schon reichlich Waffeln.«

Inka ging durch die Menge zum Tortenstand, wo man für zwei Euro ein Stück des Kuchens erstehen konnte, den man selbst gebacken hatte. Selbstverständlich für einen guten Zweck. Felix und Raffi kamen zur Bank zurück.

Die Kindergartenleiterin stieg auf das Podest neben der Sandkiste, nahm das Mikrofon vom Ständer und hieb mit den Fingernägeln darauf. Es knackte und fiepte ohrenbetäubend. Sie fragte dreimal: »Hört man mich auch?« Dann hielt sie eine kleine Ansprache, in der sie mehrmals betonte, wie sehr alle die zukünftigen Schulkinder vermissen würden. Die Betroffenen, darunter Raffi und Felix, zeigten sich unbeeindruckt. Eine kleine Pause entstand. Plötzlich schaute Felix erschrocken auf und stellte demonstrativ seinen Trinkbecher auf dem Tisch ab. Pia sah ihn überrascht an. Sie beobachtete, wie sich die Eltern der älteren Kindergartenkinder, zu denen sie ja eigentlich auch gehörte, unauffällig von den im Garten aufgestellten Lautsprechern zurückzogen. Keinen Moment zu früh, denn die Kindergartenleiterin stimmte ein fröhliches Lied an. Ihre Lautstärke stand jedoch im diametralen Verhältnis zu ihrem Gesangstalent.

Der Zufall oder ihre mangelnde Weitsicht wollte es, dass Inka und sie mit den Kindern auf der Bank direkt neben einem Lautsprecher saßen. Waren die Plätze aus diesem Grund unbesetzt geblieben?

Pia schielte zu Felix hinüber. Der hielt sich demonstrativ und mit weit abgespreizten Ellenbogen die Ohren zu. Und als wäre das nicht schon unangenehm genug, sagte er in einer Pause, als die Sängerin etwas länger Luft holte: »Bitte nicht weitersingen!« Und noch etwas lauter: »Ich kann das nicht aushalten!« Vereinzelt erklang unterdrücktes Gelächter. Alle sahen zu ihnen herüber. Wie gut, dass dies Felix' letztes Kindergartenjahr gewesen war.

Jedes noch so schöne Abschiedsfest im Kindergarten ging einmal zu Ende. Felix war mit der kleinen Schultüte und der Mappe mit seinen Bildern, die er trotz seines unentschuldbaren Fauxpas überreicht bekommen hatte, fröhlich winkend in das Auto seiner Großmutter gestiegen, die auch noch für eine Stunde aufs Sommerfest gekommen war. Hinnerk nahm Pia zur Seite, um sich zu versichern, dass sein Sohn das Wochenende darauf dann bei ihm und Mascha verbringen würde, wie es längst abgesprochen war. Pia solle ihm bitte am Samstagmorgen rechtzeitig alle Sachen dafür zusammenpacken. Als hätte sie es schon jemals vergessen ...

Als auch die Bilderbuchfamilie in den silberfarbenen Kombi gestiegen und davongefahren war, stand Pia unschlüssig auf dem Parkplatz. Sie hatte also nun frei bis Samstagnachmittag. Dann war sie in Stockelsdorf bei ihren Eltern zum Grillen eingeladen, bevor sie Felix wieder mitnehmen würde. Während des Festes hatte Pia sich alle Gedanken an Wachsleichen und Wehre an Mühlbächen verboten. Doch nun kamen die Erinnerungen mit Macht zurück.

Sie könnte nach Hause fahren, und dann? Dort warteten mit Sicherheit die Bügelwäsche und der Wohnungsputz auf sie. Einkaufen musste sie auch noch. Aber das konnte doch nicht alles sein. Ich fühle mich einsam, gestand sie sich ein. Freundschaften zu pflegen hatte sie in letzter Zeit sträflich vernachlässigt. Ihr Leben bestand aus ihrer Arbeit und der Zeit, die sie mit ihrem Kind verbrachte.

Und da Felix nicht da war, konnte sie auch gleich weiterarbeiten ... Sie wollte dringend noch einmal mit Kirstens Bruder Jörg sprechen. Wegen der Einsturzgefahr durfte er sein Wohnhaus nicht mehr betreten. Wo war er dann abgeblieben? Pia bereute, während der Trauerfeier keine Mobilnummer von ihm erfragt zu haben, aber ein Anruf bei seiner Mutter in Klausdorf löste zumindest dieses Problem. Leider bekam sie auf Jörgs Handy wiederholt nur die eine Ansage zu hören, dass er vorübergehend nicht zu erreichen sei.

Pia stieg in ihr Auto, das auf dem letzten Parkplatz in der Sonne stand und noch eine Innentemperatur von vierzig Grad hatte, und ließ den Motor an. Wenn die Straßen jetzt freier waren, könnte sie in eineinhalb Stunden in Bodewind sein. Dann war es noch nicht zu spät, um mit Jörg zu sprechen. Seine Mutter hatte ihr am Telefon gesagt, sie wisse nicht, wo er im Augenblick wohnte, was Pia etwas seltsam fand. Doch immerhin hatte Susanne Thomsen ihr erzählt, dass ihr Sohn eine neue Freundin namens Constanze habe, bei der er womöglich untergekommen sei. Die Beziehung war jedoch noch so frisch, dass sie weder den Nachnamen wusste noch eine Adresse oder eine Telefonnummer von ihr besaß. Alternativ hat Jörg sich vielleicht ein Zimmer in einer Pension oder einem Hotel genommen, überlegte Pia. Was sicherlich schwierig war, an einem Wochenende bei diesem Wetter an der Ostsee …

Während der Autofahrt rief Pia in ihrer Dienststelle an. Sie hatte Glück und erreichte ihren Kollege Michael Gerlach, der noch im Büro saß. Er war ihr seit ihrer letzten gemeinsamen Ermittlung etwas schuldig, als sie kurzfristig eine Hintergrundrecherche für ihn durchgeführt hatte, die er versäumt hatte. Er suchte ihr, ohne zu murren, alle Adressen und Telefonnummern von Frauen in der Umgebung von Bodewind und Kiel heraus, die den Vornamen Constanze oder Konstanze trugen. Die Ausbeute war überschaubar, sodass er gleich weitermachte und versuchte, die richtige Constanze zu finden. Ohne Erfolg … Keine der erreichten Frauen konnte ihnen bei der Suche nach Jörg Thomsen weiterhelfen.

Das wäre wohl auch zu einfach gewesen, dachte Pia. Sie war mittlerweile in Bodewind angekommen. Das Rathaus, wo man ihr vielleicht hätte sagen können, wo die Bewohner des Brombeerwegs vorübergehend untergekommen waren, war natürlich längst geschlossen.

Pia fuhr runter an den Hafen und fand zum zweiten Mal an diesem Tag mit viel Glück einen Parkplatz. »Läuft doch«, murmelte sie. Sie stieg aus und ging am Hafenbecken entlang in Richtung Wasser. Für das Kindergartenfest hatte sie ausnahmsweise ein Kleid angezogen. Die laue Abendbrise an den Beinen zu spüren fühlte sich für sie ungewohnt an. Nach der Fahrt hatte sie Durst, wohl auch von den vielen Süßigkeiten, die sie am Nachmittag gegessen hatte, und den Unmengen an Kaffee. Sie setzte sich in den Außenbereich eines Lokals am Wasser, von wo sie einen Blick auf die Kieler Förde und das andere Ufer hatte.

Pia bestellte sich eine große Apfelschorle und atmete die Seeluft ein. Es roch schon anders hier als mitten in Lübeck. Bestimmt war es auch ein paar Grad kühler. Sie sah einer Fähre zu, die sich langsam in Richtung offene See schob und ein langes Tuten hören ließ. An Bord standen Menschen und winkten. Sie freuten sich sicherlich auf eine Überfahrt nach Schweden und ein langes Sommerwochenende.

Pias Gedanken kehrten zu ihrer Arbeit zurück. Was hatte Jörg Thomsen getan, nachdem er seines Hauses verwiesen worden war? Wohnte er bei seiner Freundin, die sie nicht finden konnten? Oder hatte er sich doch ein Hotelzimmer oder Appartement genommen? Wie wäre er in diesem Fall wohl vorgegangen? Gut möglich, dass er einige Leute persönlich kannte, die hier Zimmer oder Ferienwohnungen vermieteten, aber die Chance, dass an einem Wochenende wie diesem kurzfristig etwas frei war, ging doch gegen null. Also hatte er womöglich bei der Touristeninformation angerufen. Pia wählte die Nummer, die sie im Internet fand, aber auch da erreichte sie niemanden mehr. Die Hoffnung, dass sich jemand dort an Jörg Thomsen erinnerte und wusste, wo er womöglich untergekommen war, zerschlug sich damit. Alle Übernachtungsmöglichkeiten in Bodewind abzuklappern wäre die zweite Möglichkeit. Pia schreckte jedoch vor der puren Anzahl der Zimmer und Appartements, auch in den Nachbarorten, sowie die der Ferienhütten oder mietbaren Trailer auf Campingplätzen zurück. Dafür bräuchte es deutlich mehr Leute.

Nein, sie musste zum Ort des Geschehens fahren. Die direkten Nachbarn waren zwar ebenfalls weggeschickt worden, doch ein paar Häuser weiter wusste vielleicht jemand Näheres.

Die Sonne stand schon tief am Himmel, und der Horizont war von einem leichten Dunst bedeckt. Pia trank die Apfelschorle, ging hinein, bezahlte und machte noch einen Abstecher zu den Toiletten, wo sie mit einem Märchenhörspiel statt Musik unterhalten wurde. Sie verließ das Lokal, ging wieder am Hafen entlang und stieg dann ein Stückchen bergan zu den betroffenen Häusern.

Abgesehen davon, dass es allmählich dunkel wurde, war die Szenerie ähnlich wie neulich, als Pia schon einmal hier gewesen war. Verlassene Gärten, verwaiste Carports, Häuser mit geschlossenen Türen und Fenstern, heruntergelassene Rollläden oder dunkle Fensteröffnungen, und alles mit polizeilichem Flatterband abgesperrt. Schon nach kurzer Zeit strahlte der Straßenabschnitt etwas Vernachlässigtes aus. Konnte das Unkraut etwa so schnell gewachsen sein?

Sie klingelte an den Türen der noch bewohnten Nachbarhäuser im Brombeerweg, gab sich als Polizeibeamtin zu erkennen und fragte nach dem Verbleib der ausgezogenen Bewohner, insbesondere nach Jörg Thomsen. Sie erntete jedoch nur Kopfschütteln und schlecht verhohlene Neugierde. Niemand wusste mehr, als dass wegen der unterirdischen Gänge unter den Grundstücken Einsturzgefahr bestand und die Leute weggewiesen worden waren. Darin schwang die Befürchtung mit, ebenfalls betroffen zu sein und als Nächstes Opfer behördlicher Maßnahmen zu werden, sollte sich das Gängesystem als weitläufiger herausstellen als bisher angenommen.

Die Aktion zog sich länger hin, als Pia erwartet hatte. Als sie fertig war, war es schon kurz vor zweiundzwanzig Uhr. Es war höchste Zeit, nach Lübeck zurückzukehren. Dann wäre sie frühestens um Mitternacht im Bett. Sie hatte sich vorgenommen, am nächsten Vormittag in die Dienststelle zu fahren, um dort in Ruhe noch ein wenig zu arbeiten.

Der Nebensatz einer der Nachbarinnen kam Pia wieder in den Sinn: »Jörg Thomsen ist anscheinend stinksauer wegen der Wegweisung. Ich hatte ihn noch im Supermarkt getroffen, und er sagte, er würde sich das nicht gefallen lassen.«

»Was meinte er wohl damit?«, hatte Pia gefragt.

»Keine Ahnung. Aber von jetzt auf gleich sein Zuhause verlassen zu müssen, das ist schon heftig. Nur das Notwendigste durften sie im Beisein eines Polizisten einpacken, und seitdem sind sie raus. Da muss man doch Angst haben, dass sie einem die Einrichtung und alles unter dem Hintern wegklauen.«

Demnach war Jörg Thomsen vielleicht noch in der Nähe? Die Wegweisung war am Mittwoch erfolgt. Sollte er womöglich den Anweisungen zuwiderhandeln und doch noch in seinem Haus wohnen? Zuzutrauen ist es ihm, befand Pia, jedenfalls wenn sie ihre Erinnerungen an den achtzehnjährigen

Jörg wachrief. Falls er nicht wusste, wohin, könnte er durchaus auf die Idee verfallen sein, heimlich dort zu übernachten.

Inzwischen war es beinahe stockdunkel und die Nacht sternenklar. Pia ging zurück zum Hafen und holte eine Taschenlampe aus dem Auto. Sie hörte das feine Klirren der Stahlseile, die gegen die Masten der Segelschiffe schlugen, das Rollen der Wellen gegen Schiffsrümpfe und entfernt Stimmen und leise Musik. In Bodewind genossen die Menschen den lauen Sommerabend.

Pia ging wieder bergan und näherte sich den drei leer stehenden Häusern im Brombeerweg. Jörg Thomsens war das mittlere. Sie stieg über das Absperrband hinweg und ging zum Eingang. Pia legte die Hände seitlich an den Kopf und versuchte, durch die Scheibe neben der Eingangstür ins Haus zu blicken. War da drinnen irgendwo ein schwacher Lichtschein erkennbar? Wie ein Einbrecher legte sie das Ohr an die Tür und lauschte. Hielt sich jemand in dem Haus auf? Es war nichts zu sehen oder zu hören. Aber das hieß noch nichts. Falls Jörg sich illegal da drinnen aufhielt, würde er sicher dafür sorgen, dass man es nicht gleich mitbekam. Sie ging langsam um das Haus herum. Im Garten standen ein Minibagger und weitere Baugerätschaften. Man wollte sich also nun einen Zugang zu dem Gängesystem verschaffen, nachdem der Kanalroboter die Leiche gefilmt hatte. Wie sonst sollte man den Toten auch bergen?

An der Rückseite des Hauses war kein Blick in das Innere des Hauses möglich, weil die Rollläden heruntergelassen waren. Jörg konnte theoretisch bei Festbeleuchtung in seinem Wohnzimmer sitzen, und sie würde es nicht mitbekommen. Sie könnte gegen die Terrassentür klopfen, aber er würde wohl kaum darauf reagieren, wenn er sich verbotenerweise in seinem Haus aufhielt.

Pia gähnte. Sie hatte für heute genug getan, auch wenn die letzte Aktion ein glatter Reinfall gewesen war. Sie beendete den Rundgang, schaltete die Lampe aus und machte sich auf den Rückweg zu ihrem Wagen.

Als sie die Privatstraße verließ, vernahm sie ein Knacken in den Büschen schräg hinter sich und meinte, eine geduckte Gestalt zu sehen, aber sie ging ruhig weiter, als hätte sie nichts gehört. Erst als sie außer Sichtweite war, kehrte sie um und lief im Schatten der Bäume zurück, so geräuschlos, wie es ihr möglich war. Als sie wieder in die Privatstraße bog, sah sie noch, wie zwei Personen über das Absperrband stiegen und den Weg zu Jörgs Haus hinaufliefen. Einen Moment blieben sie unter dem Vordach stehen. Dann trat einer von ihnen, ein schlanker Mann, wie es aussah, hervor und bewegte sich nah am Haus an der Vorderseite entlang. Dabei sah er sich immer wieder um. Als er um die Hausecke bog, winkte er der zweiten Person, ihm zu folgen. Den Bewegungen und der Statur nach zu urteilen, konnte es sich dabei ebenfalls um einen Mann, aber auch um eine große, schlanke Frau handeln. Pia folgte ihnen. Zum Glück trug sie flache Sandalen, deren Sohlen kaum Geräusche auf dem Pflaster verursachten. Die zwei Personen waren hinter dem Haus verschwunden. Waren es Jörg und seine Freundin? Wollte er einen Zugang von der Gartenseite aus nutzen, den die Beamten möglicherweise nicht versiegelt hatten? Vielleicht ignorierte Jörg auch das amtliche Siegel?

Doch nicht das Innere des Hauses war das Ziel der Eindringlinge, sondern die Büsche mit dem Erdhaufen daneben, wo auch der Bagger stand. Pia sah mehrmals ein Licht aufblitzen, das ausgehobenes Erdreich erhellte. Der Mann hatte wie sie selbst eine Taschenlampe dabei. Nun bereute Pia es, den Bereich um den Erdhaufen und den Bagger herum nicht näher untersucht zu haben. Gab es schon einen Zugang zu den Gängen, der groß genug für einen Menschen war? Bisher war sie davon ausgegangen, dass man nur den Roboter dort hatte hinunterlassen können.

Die zwei Gestalten bewegten sich tiefer in die Büsche hinein und waren in der Dunkelheit nicht mehr zu erkennen. Das Rascheln und die Schrittgeräusche verstummten. Damit hatte Pia nicht gerechnet. Waren die beiden auf dem Weg nach unten? Das war gefährlich! Sie könnten verschüttet werden!

Pia lief quer über das Grundstück und rief: »Stehen bleiben, Polizei!«

Als Antwort hörte sie ein leises »Scheiße!« und dann: »Los, weg hier!« Äste knackten, Laub raschelte, die Zweige und Blätter der Büsche gerieten in Bewegung, und die beiden Personen kletterten über den rückwärtigen Zaun, der den Garten zu einem unbebauten Grundstück dahinter abgrenzte.

Pia lief ihnen hinterher. Zweige schlugen ihr ins Gesicht, und sie spürte Sand in ihre Sandalen eindringen. Der Zaun war aus einem festen Drahtgitter gefertigt, die Maschen zu klein, als dass man sich dort mit dem Fuß hätte abstützen können. Pia zog sich hoch, schwang ein Bein hinüber, dann das andere. Der Rock ihres Kleides verhedderte sich. Hektisch riss sie daran, es ertönte ein unerfreuliches Ratschen, und die Beinfreiheit war größer als zuvor. Die beiden Eindringlinge waren jedoch nicht mehr zu sehen. Sie hatten das freie Grundstück hinter dem Zaun überquert und erreichten gerade die angrenzende Straße. Pia lief ihnen durch das hoch stehende Gras und über unebenen Untergrund hinterher. Sie stieß sich die Zehen an Gesteinsbrocken, die im Gras lagen, sah dann zu beiden Seiten die Straße hinunter, doch vergeblich. Sie kam zu spät. Pia beugte sich hinunter und rieb sich den linken Fuß. Ein Zehennagel war blutig.

Immerhin hatte sie vielleicht gerade ein unbefugtes Betreten des Gängesystems verhindert, womöglich gar das Verschüttetwerden zweier Menschen. Aber sie wusste nicht, wer die beiden gewesen waren, die sie überrascht hatte. Es konnten auch bloß neugierige Jugendliche gewesen sein …

Pia ging den Weg zurück, den sie gekommen war. Sie wollte noch einen Blick auf den Erdaushub und einen möglichen Zugang daneben werfen. Sie überwand den Zaun, dieses Mal mit mehr Eleganz und ohne Verlust an Textilgewebe. Dann leuchtete sie mit der Taschenlampe umher. Während sie sich noch umsah, dachte sie daran, wie gefährlich dieses Unterfangen sein könnte. Wenn sich unter ihr Hohlräume befanden, konnte sie einstürzen und in eine sehr missliche Lage geraten, ohne dass es irgendjemand mitbekam. Doch es war das Risiko nicht wert, entschied sie. Sie würde gleich die örtliche Polizei verständigen, diese Nacht einen Blick auf das Grundstück zu haben, nur für den Fall, dass die Eindringlinge zurückkehrten.

Der Gedanke, das am besten telefonisch zu erledigen, da ihr seltsamer Aufzug sonst Fragen aufwerfen würde, lenkte Pia einen Moment ab. So sah sie den Schatten einer Gestalt links von sich erst, als diese direkt auf sie zukam. Jemand prallte mit Wucht gegen sie, Pia verkrallte sich in ihren Angreifer, und sie stürzte mit ihm zusammen zu Boden. Er war zu stark; seine Hände umschlossen sie wie Schraubzwingen, und er hatte das Überraschungsmoment auf seiner Seite gehabt. Pia wehrte sich verbissen, wollte ihn anschreien, sich als Polizistin zu erkennen geben, doch er drückte ihr Gesicht gegen den weichen Erdboden. Er kämpfte lautlos, was es noch unheimlicher machte. Ehe sie sich's versah, zog er ihre Arme nach hinten, sodass ein scharfer Schmerz in ihre Schultergelenke fuhr. Ihr Rücken wurde unterhalb der Schulterblätter hart gegen den Untergrund gedrückt. Der Aufprall und nun das Gewicht ließen die Luft aus ihren Lungen entweichen. Sie versuchte, sich loszureißen, doch der Angriff hatte sie völlig überrascht, sodass sie in diese verzweifelte Lage geraten war.

Pia drehte den Kopf zur Seite, spuckte Sand. »Stopp! Sofort loslassen!«, stieß sie keuchend hervor. Wenn sie sich als Polizistin zu erkennen gab, würde der Angreifer seine Bemühungen, sie außer Gefecht zu setzen, vielleicht sogar endgültig, womöglich verstärken.

Immerhin. Ihr Widersacher keuchte nun ebenfalls. Der Druck auf ihr Rückgrat ließ minimal nach, ihre Arme hielt er weiter nach oben verdreht, sodass sie glaubte, sie würden gleich aus den Schultergelenken springen. »Was tun Sie hier?«, stieß er barsch hervor.

Pia hatte das Gefühl, im falschen Film gelandet zu sein. Die Stimme kannte sie doch! Konnte es wahr sein? »Marten? Lass mich verdammt noch mal los!«

13. Kapitel

Ihre Arme fielen herunter, das Knie in ihrem Rücken hob sich. Pia atmete ein paar Mal tief ein und aus, nahm vorsichtig die Arme nach vorn und stemmte sich auf Knien und Händen hoch. Sie setzte sich auf. Licht schien ihr in die Augen, blendete sie. Er senkte die Taschenlampe, legte sie auf dem Boden ab und richtete sich mit einem Ächzen auf. »Verdammt, Pia! Was zum Teufel machst du hier?«

Er hielt ihr eine Hand hin, um ihr aufzuhelfen. Pia griff nach ihrer Maglite, die sie beim Aufprall losgelassen hatte, und leuchtete ihm ins Gesicht. Er war es, ohne Zweifel. »Marten! Das Gleiche könnte ich dich fragen«, stieß sie wütend hervor.

»Bist du verletzt?«

»Ich weiß nicht, ob meine Arme noch dran sind. Aber ansonsten …« Sie stand ebenfalls auf, wobei sie seine immer noch ausgestreckte Hand ignorierte. »Ansonsten ging es mir nie besser.«

Sein Blick glitt an ihr hinunter. »Das sieht man aber auch«, sagte er spöttisch.

»Was hast du dir dabei gedacht, mich ohne Vorwarnung einfach so umzureißen?«

Sein Mundwinkel zuckte. Er schien eine Bemerkung herunterzuschlucken, die ihn amüsierte. Er sollte es ja nicht wagen, jetzt zu lachen. Marten Unruh, ihr ehemaliger Kollege und sogar für kurze Zeit ihr Liebhaber, hätte ihr beinahe beide Schultergelenke ausgekugelt. »Ich wollte nur wissen, wer sich so brennend für dieses Grundstück interessiert und warum.«

»Normalerweise fordern wir die Leute auf, stehen zu bleiben, bevor wir sie zu Boden werfen und fixieren.«

»Dann wärst du mir entwischt. Ich hatte keine Lust auf einen Wettlauf im Dunkeln, noch dazu, wenn man hier überall einbrechen und zwei Etagen tiefer landen kann.«

Pia klopfte sich den Dreck von ihrem Sommerkleid, rieb über ihre mit Erde verschmutzten Arme und Beine und sah dann ein, dass es sinnlos war. »Hier waren eben tatsächlich zwei Personen, die sich wohl Zugang zu den Gängen verschaffen wollten. Sie sind mir aber entwischt. Hast du sie auch gesehen?«

Er zögerte. »Ich bin noch nicht so lange hier.«

»Warum bist du überhaupt gekommen?«

»Das ist eine andere Geschichte.«

Pia rollte mit den Augen. Er konnte es in der Dunkelheit wahrscheinlich nicht sehen. »Also, ich gehe dann jetzt«, sagte sie. »Es ist nicht unsere Aufgabe, hier die ganze Nacht über Wache zu stehen. Ich werde die örtliche Polizei verständigen, eine Streife vorbeizuschicken. Nur für den Fall, dass die beiden Eindringlinge noch einmal wiederkommen.«

»Du bist sauer. Das verstehe ich. Ich habe dich für jemanden gehalten, der sich hier verbotenerweise Zutritt verschafft. Deshalb habe ich mich nicht mit langen Vorreden aufgehalten. Ich konnte ja nicht ahnen, dass du es bist, Pia.«

»Nein«, räumte sie ein. »Das konntest du wohl nicht. Wir sollten reden.«

»Sieht ganz so aus.«

Sie ging zurück zur Straße und versuchte, dabei nicht zu humpeln. Marten folgte ihr. Sie hörte seine Schritte auf sandigem Grund, das Rascheln von Blättern, wenn er Zweige streifte. Sie war sich seiner Gegenwart mehr als bewusst, und es nervte sie, dass es sie immer noch nicht kaltließ, wenn sie ihn traf. Als sie wieder vor ihrem Auto auf dem Parkplatz stand, drehte Pia sich zu Marten um und musterte ihn im Licht einer Laterne. Er trug schwarze Jeans und ein ebenfalls schwarzes T-Shirt, dem man es nicht gleich ansah, dass er sich gerade mit ihr auf dem Erdboden gewälzt hatte. Wegen seiner dunklen Kleidung hatte sie ihn nicht bemerkt, obwohl er recht dicht bei ihr gestanden haben musste, bevor er sich auf sie gestürzt hatte.

Sein Haar war kürzer als bei ihrer letzten Begegnung, immer noch hellbraun, nur an den Schläfen leicht ergraut. Er sah so aus, als hätte er die letzten Tage durchgearbeitet. Sein Bartschatten würde übergangslos in einen Dreitagebart übergehen, wenn er sich nicht in den nächsten Stunden rasierte. Doch er wirkte hellwach, sein Gesichtsausdruck war leicht amüsiert. Kein Wunder. Sie musste aussehen, als hätte sie sich gerade durch die unterirdischen Gänge gebuddelt wie zuvor der Kanalroboter.

»Wie lange bist du schon wieder hier?«, fragte sie.

»Wo? In Schleswig-Holstein?«

»Wie auch immer. Ich hatte nicht erwartet, dich ausgerechnet in Bodewind während einer Ermittlung anzutreffen.«

Er nickte. Ein leicht genervter Ausdruck wie bei plötzlich auftretendem Zahnschmerz flog über sein Gesicht. Es war immer das Gleiche mit ihm. Pia zog ihr Telefon hervor und benachrichtigte die örtliche Polizei über das unbefugte Betreten und ihre ergebnislose Verfolgung. Den Zusammenstoß mit Marten verschwieg sie den Kollegen. Sie forderte sie auf sicherzustellen, dass niemand mehr die abgesperrten Grundstücke betrat. Die Kollegen auf der Wache wandten zwar ein, dass sie dafür nun wahrlich nicht genügend Leute hätten. Als sie insistierte, versprachen sie jedoch, ihr Bestes zu tun.

»Also, warum bist du hier?«, wiederholte Pia, nachdem sie das Telefonat beendet hatte.

»Ich bin schon länger an dieser Geschichte in Bodewind dran, wenn auch in einem anderen Zusammenhang. Aber um konkret zu sein: Beim LKA bin ich erst seit ein paar Wochen. Ich hatte dir ja mal erzählt, dass meine Tarnung als verdeckter Ermittler beim BKA aufgeflogen ist. Auf einen reinen Verwaltungsjob in Wiesbaden hatte ich keine Lust, und so bin ich nach einigem Hin und Her in Kiel gelandet.«

»Warum ausgerechnet dort?«

»Es hat mich wieder an die Ostsee gezogen. Aber ich wollte nicht direkt nach Lübeck. Es sollte ein neuer Anfang sein. Außerdem musste ja auch erst mal eine passende Stelle frei werden.«

»Okay. Das verstehe ich. Bist du in derselben Abteilung wie Alex Rauch?«

»Bei der Mordkommission? Nein.«

»Wo dann?«

»Ich kann leider noch nicht mehr darüber sagen.«

»Oh, schon wieder geheim.«

»Wenn du so willst.« Er sah ihr in die Augen. »Pia, das ist nichts, was man hier auf einem Parkplatz erklären kann. Wir können das irgendwo in Ruhe besprechen.«

»Das sollten wir auch tun. Immerhin bist du in eine Ermittlung des K1 Lübeck hineingeplatzt.« Sie hatte nicht vor zuzulassen, dass er sich so einfach aus der Affäre zog. Sie wollte wissen, woran sie bei dieser Ermittlung war.

Er sah auf seine Armbanduhr. »Also gut. Wir treffen uns gleich in Lübeck im *Dompfaff*. Den Laden kennst du bestimmt.«

Pia nickte. Das Treffen in Lübeck war ihr recht. Dann hatte sie es hinterher nicht so weit nach Hause. Sie hatte keine Ahnung, wo Marten derzeit wohnte, und würde ihn auch bestimmt nicht danach fragen. Sie nahm aber an, dass er diesen Treffpunkt nicht ohne Grund vorgeschlagen hatte.

Es war kurz nach halb eins, als Pia die Kneipe in der Nähe des Heilig-Geist-Hospitals betrat. Sie hatte zuvor noch einen Abstecher in ihre Wohnung gemacht, sich vom groben Schmutz gesäubert und eine Jeans und ein sauberes T-Shirt angezogen.

In der Erwartung, dass Marten bereits da war, betrat sie die Kneipe. Sie hatte ihm vor ihrer Abfahrt noch gesagt, dass es bei ihr zehn Minuten länger dauern würde, und ihn gebeten, schon mal eine große Apfelschorle für sie zu ordern. Selbst nach mehrmaligem Ausspülen meinte sie, noch Sand im Mund zu schmecken.

Pia sah sich im Gastraum um, konnte ihren ehemaligen Kollegen jedoch nirgendwo entdecken. Wahrscheinlich wohnte er irgendwo zwischen Bodewind und Lübeck und hatte ebenfalls noch zu Hause angehalten, um sich umzuziehen. Er hätte ihr aber Bescheid geben können. Das ist wieder einmal typisch, dachte sie und suchte sich einen freien Tisch im hinteren Teil des Lokals. Sie bestellte die Schorle bei einem rothaarigen jungen Kellner – vermutlich ein Student –, der sie freundlich angrinste. Als er gegangen war, sah Pia sich noch einmal in Ruhe im Lokal um. Hinter dem Tresen stand eine Barfrau mit hochtoupierten Haaren und Lidstrich, die Ähnlichkeit mit Amy Winehouse hatte. Die beiden hatten viel zu tun, denn die Kneipe war auch zu dieser späten Stunde noch gut besucht. Im Schankraum waren beinahe alle Tische besetzt, ebenso der Tresen, während man die Sitzplätze draußen wegen der Lärmbelästigung für die Anwohner irgendwann hatte räumen müssen.

Pias Gedanken wanderten zurück zu den Ereignissen des Abends. Wer waren die zwei Personen gewesen, die sie auf Jörg Thomsens Grundstück gesehen hatte? Und was hatten sie bei dem Erdaushub in der Nähe des Baggers wirklich gewollt? Waren es neugierige Jugendliche gewesen, die von den unterirdischen Gängen, womöglich einem alten Bunker, gehört hatten und sich dort hatten umsehen wollen, vielleicht als eine Art Mutprobe? Gut möglich. Es würde erklären, warum sie weggelaufen waren, als sie Pia bemerkt hatten. Oder hatte die Aktion etwas mit dem erst kürzlich entdeckten Toten dort unten zu tun?

Als sie ihr Glas geleert hatte, sah Pia erneut auf die Uhr. Sie unterdrückte ein Gähnen. Der Tag war anstrengend gewesen. Ihre Schultern schmerzten immer mehr. Das Adrenalin ließ langsam in seiner Wirkung nach. Es waren zehn Minuten vergangen, seit sie hier Platz genommen hatte. Viel länger als eine Viertelstunde würde sie Marten nicht mehr geben.

Eine Frau betrat das Lokal, steuerte zielstrebig den Tresen an, setzte sich auf einen der Hocker und wechselte ein paar Worte mit der Barfrau. Nachdem sie wohl ihre Bestellung aufgegeben hatte, drehte sie sich halb um und ließ den Blick über die Anwesenden schweifen. Er ruhte etwas länger als gewöhnlich auf Pia, was diese aus dem Augenwinkel beobachtete. Dann wandte sie sich wieder zur Bar und wartete auf ihr Getränk. Pia überlegte, ob sie die Frau, die gerade gekommen war, vielleicht kannte. Sie war etwa in ihrem Alter, irgendwo zwischen Mitte und Ende dreißig, hatte kurze schwarze Haare, trug eine dunkle Jeans und ein Tanktop, darüber eine

Lederjacke. Die Jacke war nicht ganz so körperbetont geschnitten, wie es zu ihrem Outfit und der durchtrainierten Figur gepasst hätte.

Pia sah, dass zwei Getränke vor ihr abgestellt wurden. Sie stand auf, nahm beide Gläser und kam an Pias Tisch. Die Frau warf noch unauffällig einen Blick ins Lokal und nahm auf dem Stuhl ihr gegenüber Platz. Sie schob ein Glas mit einer durchsichtigen Flüssigkeit in Pias Richtung.

»Kennen wir uns?«, fragte Pia.

Die Frau beugte sich vor. »Ich soll dir etwas ausrichten.«

Pia ahnte, was kommen würde.

»Er kann doch nicht herkommen. Es tut ihm leid. Er meldet sich wieder bei dir.«

»Warum ruft er mich nicht einfach an?«

Die andere trank ihr Glas in einem Zug aus. »Das weiß ich auch nicht. Das wird er dir erklären. Könntest du ein bisschen mehr so aussehen, als würden wir uns kennen und wären miteinander verabredet?«

»Wir reden doch miteinander. Was ist das?« Pia deutete auf ihr Glas.

»Mineralwasser.«

»Na super.« Pia trank ebenfalls. Sie zwang sich, sich nicht umzuschauen, um herauszufinden, ob sie beobachtet wurden. Das war doch lächerlich! Wahrscheinlich hatte Marten keine Lust auf Erklärungen, oder er fand, dass sie nicht alles wissen dürfe, und war der Meinung, dass diese Art der Absage weniger Widerspruch wecken würde. »Was denkst du, wie lange wir hier sitzen müssen?«, fragte Pia mit spöttisch hochgezogener Augenbraue.

Sie schätzte, dass die Frau eine Kollegin von ihr war, allerdings aus einer anderen Abteilung. Jetzt, da sie sie länger betrachtete, die schmale Zahnlücke zwischen den Schneidezähnen und die braun-grün gesprenkelten Augen registrierte, war Pia sich sicher, sie noch nie zuvor gesehen zu haben.

»Oh, du kannst gehen, sobald du ausgetrunken hast. Ich werde noch ein paar Minuten länger hierbleiben und dann ebenfalls verschwinden.«

»Okay … Wie soll ich dich überhaupt nennen?«

»Regina«, antwortete sie, ohne zu zögern. »Aber ich denke nicht, dass wir uns wiedersehen werden.«

»Also gut, Regina.« Pia erhob sich. »Danke für die Nachricht. Bis vielleicht irgendwann mal.«

Am Samstag erwachte Pia erst, als die Sonne schon recht hoch am Himmel stand. Es kam selten vor, dass sie so lange schlief, schon wegen Felix. Sie hatte aber trotzdem nicht sonderlich viel Schlaf bekommen. Nach ihrer Rückkehr aus dem *Dompfaff* hatte sie noch zwei Stunden auf dem Balkon gesessen und in den Nachthimmel geschaut. Es war eine schöne, laue Sommernacht gewesen. Und sie hatte mehr Fragen in ihrem Kopf bewegt, als Sterne am Himmel standen.

Da Felix erst am Abend zurückkam und sie nichts Besonderes vorhatte, duschte sie, trank einen Schluck Wasser und machte sich auf den Weg in die Dienststelle. Da wieder die Sonne schien, nahm sie ihr Fahrrad und hielt unterwegs an einer Bäckerei an. Sie ließ sich ein Franz- und ein Käsebrötchen einpacken, die sie im Büro essen würde. Pia rechnete dort nicht mit Gesellschaft, und es war ihr für ihr Vorhaben auch ganz recht. Broders würde keinesfalls da sein, und auch die anderen Kollegen waren nicht zu einem Wochenenddienst eingeteilt, soweit sie wusste.

Hätten sie gerade noch einen brandaktuellen Fall, dann

wäre Rist mit seiner Erlaubnis, Kirstens Tod zu untersuchen, sicherlich weniger großzügig gewesen.

Pia kochte starken Kaffee, goss sich einen großen Becher voll ein und setzte sich damit und mit dem Franzbrötchen an den Schreibtisch. Sie stand noch einmal auf, öffnete das Fenster, und ein Luftzug ließ die Papiere auf der Tischplatte rascheln. Die Sonne schien auf die Lübecker Altstadt, der Himmel war blau, die Baumkronen schimmerten sattgrün, und das Wasser der Kanaltrave kräuselte sich im Wind. Während der Rechner hochfuhr, biss Pia in das zimtsüße Brötchen und seufzte leise auf. Oft waren es die kleinen Dinge, die das Leben lebenswert machten.

Gegen halb vier Uhr am Nachmittag waren die Berichte geschrieben und Pias To-do-Liste komplett. Sie stand auf und bog stöhnend den Rücken durch. Sie hatte einige vielversprechende Ansätze herausgearbeitet und viele offene Fragen notiert, die jetzt »nur« noch abgearbeitet werden mussten. So festgehalten und geordnet, sollten sie ihr nicht noch eine weitere Nacht den Schlaf rauben. Doch die Liste war lang. Wenn sie im Fall »Kirsten Welling« weiterkommen wollte, brauchte sie jemanden aus ihrer Abteilung, der daran mitarbeitete. Sie war nach den gestrigen Erlebnissen nicht gewillt, auf die zweifelhafte »Unterstützung« der Kieler Kollegen zu hoffen, die ihrer Meinung nach nur Informationen abgreifen, ihr im Gegenzug aber nichts Relevantes geben wollten.

Pia rief ihre Mutter an und verabredete, dass sie gleich vorbeikommen würde. Freundlicherweise waren Felix und sie ja noch zum Grillen eingeladen, was sie der Notwendigkeit enthob, auf die Schnelle ein Abendessen für ihren Sohn und sich zaubern zu müssen. Dabei fiel ihr ein, dass sie über die Arbeit mal wieder das Einkaufen vergessen hatte. Sie würde auf der Fahrt nach Stockelsdorf noch an einem Supermarkt anhalten und das Nötigste besorgen. Morgen war Sonntag; wenn das Wetter mitspielte, wollte sie mit Felix an die Ostsee fahren. Nicht nach Bodewind, so viel stand fest. Der morgige Tag war endlich mal wieder nur ihnen beiden vorbehalten.

14. Kapitel

In der Dienstbesprechung am Montagmorgen trug Pia erstmals ihre vorläufigen Ergebnisse im Fall Welling den versammelten Kollegen des K1 vor. Sie hatte Glück, dass eine andere Ermittlung, an der sie nicht beteiligt gewesen war, gerade abgeschlossen wurde, sodass Rist ihr großzügig ihren Teamkollegen Broders und, wenn es absolut notwendig werden sollte, auch Juliane Timmermann zur Seite stellte.

Diese quittierte die Aussicht, Arbeitsanweisungen von Pia entgegennehmen zu müssen, mit einem genervten Schulterzucken. Broders grinste amüsiert.

»Dann frisch ans Werk«, sagte er, als sie zurück in ihrem Büro waren. »Wie gehen wir weiter vor?«

Auch Juliane war mitgekommen und hatte sich auf die Fensterbank gesetzt. Sie tippte auf ihrem Mobiltelefon herum. »Brauchst du mich schon? Ich hab noch einiges an Papierkram auf dem Schreibtisch, was ich gern zuerst erledigen würde.«

»Wie lange dauert das?«

Juliane sah auf. »Äh … ein paar Stunden bestimmt.«

»Also gut. Dann bist du erst ab morgen früh dabei. Wir besprechen aber nachher noch, was genau du dann machen wirst.«

Juliane nickte, warf die braunen Locken zurück und verließ das Büro.

»Damit hat sie nicht gerechnet«, sagte Broders.

»Ja. Auch wenn es ihr nicht gefällt, ich brauche sie. Sie

wird sich schon damit anfreunden. Immerhin ist es ein spannender Fall.«

»Nur leider wieder recht ländlich angesiedelt«, wandte Broders ein. »Du willst mich hoffentlich nicht in einem Kuhstall einsetzen?«

»Nein, ich schicke dich in die Kirche.« Pia lächelte. »Ein sehr netter Pastor. Hoffmann heißt er. Du wirst ihn mögen. Ich brauche als Erstes die Phantombilder von dem Mann am Grab. Ich habe heute Morgen schon mit Lorenzen gesprochen. Er ist bereit, sich einen Laptop zu schnappen und mit dir zu den Zeugen zu fahren, damit wir nicht Zeit mit endlosen Vorladungen ins Kommissariat vergeuden. Nebenbei sprichst du natürlich auch mit den Leuten. Ein bisschen Klatsch und Tratsch über die Ereignisse kann nicht schaden.«

»Versteht sich«, sagte Broders. Andreas Lorenzen war ihr Phantombildzeichner. Er zeichnete sehr gut mit Stift auf Papier, auch wenn er seit geraumer Zeit Computerprogramme für das Erstellen nutzte.

»Hier sind die Namen der beiden Personen, von denen ich weiß, dass sie den Mann auf dem Friedhof gesehen haben. Der Pastor und dann noch Anja Behrens, die Nachbarin der Wellings. Von der Familie waren leider alle bereits auf dem Weg ins Gasthaus, als der Unbekannte an der Grabstelle seinen Auftritt hatte. Also frag die beiden bitte, wer in dem Moment noch am Grab stand. Vielleicht hat ihn doch einer der Anwesenden erkannt. Es waren zu dem Zeitpunkt noch jede Menge Leute auf dem Friedhof. So viele, dass ich bei meiner kleinen Verfolgungsjagd kaum durchgekommen bin.«

Wenn ich den Mann mit der verspiegelten Sonnenbrille gefunden habe, bin ich ein ganzes Stück weiter, dachte Pia. Das war kein Spinner. Er weiß etwas über Kirsten und ihren Tod, nur will er aus noch unbekannten Gründen nicht zur Polizei gehen …

Broders salutierte andeutungsweise. Wenigstens etwas, das klappte.

Sobald Juliane zu ihrer Verfügung stand, sollte sie sich über die Hintergründe des Stollensystems in Bodewind informieren. Im Internet war kaum etwas darüber zu finden. Das Rathaus von Bodewind war ein erster Ansatzpunkt, und in einer Kieler Tageszeitung war ein Artikel über die unterirdischen Gänge im Brombeerweg zu lesen gewesen. Die Zusammenarbeit zwischen Journalisten und der Polizei war zwar nicht immer ganz einfach, trotzdem sollte Juliane in der Zeitungsredaktion mit den betreffenden Leuten reden und sehen, was dabei herauskam.

Pia wollte die Alibis der Familie Welling und der Nachbarn überprüfen. Der Melker, der Praktikant Paul, ebenso Leute in Anjas Bank waren zu befragen. Auch der mutmaßliche Mordanschlag auf Birte Welling musste untersucht werden. Da würde sie nach Zeugen suchen müssen.

Broders legte eine CD mit klassischer Musik ein und fuhr bei blendendem Wetter die gewundene Straße nach Ahrensbök. Vor dem Pastorat hielt er an und betrachtete die Umgebung. Bei strahlend blauem Himmel und achtundzwanzig Grad war es im Schatten der Linden gut auszuhalten. Es wehte ein lauer Wind, die Vögel zwitscherten. Nirgends bellte ein Hund. Alles wirkte gepflegt und gediegen, so wie es Broders gefiel. Gleichwohl zog er das Leben in der Stadt vor. Das Landleben mochte er mehr als Idee von Ruhe, Frieden und selbst gebackenem Kirschkuchen. Die Kirschen idealerweise aus dem eigenen Garten, aber selbstredend von jemand anders gepflückt und entsteint. Die ländliche Realität mit Güllegeruch von den Äckern, wenn man gerade die Wäsche draußen aufgehängt hatte, womöglich Fliegen in der Küche und riesigen Traktoren, die die Autofahrer behinderten und Dreck auf den schönen Straßen zurückließen, schreckte ihn ab. Doch hier vor dem Pastorat war die Welt in Ordnung: Töpfe mit Dahlien standen auf dem Treppenpodest. Es gab sogar einen alten, eisernen Fußabkratzer.

Broders hörte hinter sich eine Wagentür zuschlagen, und Andreas Lorenzen, der Phantombildzeichner, kam auf ihn zugelaufen. Er war ein schlaksiger Mann mit spärlichem, blondem Haar, das er wenige Millimeter kurz rasiert trug, wohl um nicht in den Verdacht zu geraten, er kämme sein Haar über kahle Stellen und wolle die Leute so täuschen. Sie begrüßten einander, und Broders klopfte an die zweiflügelige Kassettentür.

Pastor Hoffmann öffnete ihnen die Tür. »Herr Broders? Herr Lorenzen? Kommen Sie herein. Nett, Sie kennenzulernen. Ihre Kollegin Frau Korittki habe ich ja neulich schon auf einer Trauerfeier getroffen.«

Sie folgten dem Pastor, der trotz des warmen Wetters eine Cordhose, ein weißes Hemd und einen dunkelblauen Pullover darüber trug, in eine geräumige Diele. Zu beiden Seiten gingen Türen ab, und es führte eine Treppe ins Obergeschoss, die in einer Galerie endete. Von der Decke im ersten Stock hing ein schmiedeeiserner Leuchter an einer Kette herab. Die Architektur erinnerte Broders ein wenig an die alten Lübecker Kaufmannshäuser.

»Was für ein schönes Pfarrhaus!«, sagte er.

»Ja, das Leben als Pastor hat seine Vorteile. Nur leider muss ich hier ausziehen und für meinen Nachfolger Platz machen, wenn ich in Pension gehe.« Konrad Hoffmann hielt ihnen eine Tür auf. »Bitte treten Sie ein. Dies ist mein Büro für Traugespräche und Ähnliches.«

»Na, so ernst ist es noch nicht«, sagte Lorenzen grinsend.

Der Pastor deutete auf die Besucherstühle. »Möchten Sie einen Kaffee oder lieber Tee?«

»Kaffee bitte«, antworteten beide Polizeibeamte.

Die Kaffeezubereitung dauerte eine Weile, in der Lorenzen seinen Laptop aus dem Rucksack zog. Er schob kurzerhand ein paar Sachen auf dem Schreibtisch zusammen und baute sein Equipment großzügig darauf auf.

»Na, du traust dich was«, murmelte Broders.

»Sind wir zum Arbeiten hier oder zum Small Talk halten?«, entgegnete der Kollege.

Der Pastor schob einen Servierwagen herein, auf dem eine Thermoskanne sowie Milch und Zucker standen und drei Kaffeetassen auf ihren Untertassen klapperten. Er schenkte ihnen umständlich ein.

»Setzen Sie sich bitte hier vor den Bildschirm, Herr Pastor«, sagte Lorenzen. »Dann starte ich die Peepshow.«

»Die bitte was?«

»Sie schauen sich Bilder von Gesichtern an. Dabei können Sie jeweils zwischen verschiedenen Gesichtspartien wählen. Am Ende überarbeite ich das Ergebnis so lange, bis Sie der Meinung sind, dass wir die gesuchte Person gut getroffen haben.«

»Aber ich habe den Mann wirklich nur ganz kurz gesehen«, wandte Hoffmann ein. »Und er trug eine Sonnenbrille.«

»Ja, das sagten Sie schon am Telefon. Wir schauen einfach, wie weit wir kommen«, erwiderte Broders beruhigend. »Und danach plaudern wir noch ein wenig.«

Der Pastor warf ihm einen misstrauischen Blick zu.

Eine Dreiviertelstunde später, in der Broders alle Buchtitel im Bücherschrank studiert und das Kalenderbild mit dem Sonnenuntergang an der Nordsee eingehend betrachtet hatte, nickte Lorenzen zufrieden. Er drehte den Bildschirm jetzt so, dass auch Broders ihn sehen konnte.

»Das ist unser Mann. Einmal mit Sonnenbrille, einmal, wie er ohne sie aussehen könnte.«

»Der hat ja nicht mal Haare«, versetzte Broders.

»Aber genau so sah er aus«, sagte der Pastor pikiert. »Wenn es Ihnen nicht gefällt …«

»Nein, alles wunderbar.« Broders hob beschwichtigend die Hände. Ein bisschen Bruce Willis war ja nicht schlecht.

»Mehr ist da nicht drin«, meinte Lorenzen. »Wenn der Mann keine besonderen Merkmale hat, ist es immer etwas schwieriger. Geschätztes Alter zwischen Ende dreißig und Mitte vierzig. Circa eins achtzig groß, normale Statur … Das war doch richtig, oder?«

»So habe ich es wenigstens in Erinnerung. Aber es ging alles so schnell …«

»Ich nehme an, dass Sie recht viele der Anwesenden kannten. Wissen Sie, wer noch in der Nähe stand, als es zu der Szene kam?«, fragte Broders, wie Pia es ihm aufgetragen hatte.

»Ich kannte einige. Aber die Zeiten haben sich geändert. Die Menschen sind viel mobiler als früher und wechseln öfter ihren Wohnort. Daher waren auch sehr viele Fremde bei dem Begräbnis. Immerhin war Kirsten Welling auch eine Zugezogene.«

»Sie erinnern sich an niemanden, der den Mann auch gesehen hat?«

»Nein.«

»Hatte der Unbekannte vielleicht eine markante Stimme,

einen Dialekt, irgendwas, das ihn sonst noch identifizieren könnte?«

Der Pastor schüttelte den Kopf.

»Dann werde ich mal.« Lorenzen klappte den Computer zu. »Wir sehen uns gleich noch bei der nächsten Zeugin, oder?«

»Ja, aber erst um zwei«, sagte Broders mit einem Blick auf die Uhr. »Früher konnte sie nicht.«

»Dann kann ich mir vorher noch was zwischen die Kiemen schieben«, meinte der Kollege.

»Es gibt noch eine Zeugin?«, wollte der Pastor wissen.

»Meine Kollegin sagt, es standen jede Menge Leute am Grab herum«, antwortete Broders. »Je mehr Beschreibungen wir bekommen, desto genauer wird's …«

»Ich fürchte, ich war Ihnen keine große Hilfe.«

»Sie waren toll«, erklärte Lorenzen jovial. »Ich warte draußen, wenn's recht ist.«

»Wer ist denn die andere Zeugin?«, fragte der Pastor, als sie sich danach zu zweit in seinem Büro gegenübersaßen.

»Darüber darf ich leider keine Auskunft geben.«

»Ja, das verstehe ich natürlich. Ich dachte nur …« Pastor Hoffmann schüttelte den Kopf.

»Was dachten Sie?«

»Dass dieser Mann auf dem Friedhof Kirsten Welling doch wahrscheinlich gekannt hat. Warum hätte er sonst so eine Behauptung aufstellen sollen?«

Broders fielen ein paar Gründe ein, die mit »Ärger verursachen« anfingen und »sich wichtigmachen« aufhörten.

»Man müsste die Leute fragen, die sie gut kannten, von früher, meine ich«, fuhr Konrad Hoffmann fort.

»Kirstens Familie war leider schon nicht mehr auf dem Friedhof, als sich der Zwischenfall ereignete«, sagte Broders. »Und ansonsten war da noch die Kommissarin selbst, die eine Schulfreundin von Kirsten war. Sie kann den Mann aber auch nicht identifizieren. Von anderen alten Bekannten oder Freunden von Kristen Welling wissen wir nicht.«

»Ja, ja, das ist schwierig. Sie war ein wenig zurückhaltend. Das bereitet Probleme ... auf dem Dorf.«

»Wie meinen Sie das?«

»Nun ja. Die alteingesessenen Familien wissen alles voneinander, oder sie denken das zumindest. Das gibt Sicherheit im Umgang, man fühlt sich geborgener in einem festen sozialen Gefüge. Jeder hat seinen Platz.«

Broders nickte. »Das kann ich mir vorstellen.« Nein, konnte er nicht! Es wäre ihm ein Graus.

»Wenn jemand Neues hinzukommt, beispielsweise durch eine Heirat, dann versuchen die anderen, die Person möglichst schnell einzuschätzen. Sie sind freundlich und suchen den Kontakt, Einladungen werden ausgesprochen oder Besuche gemacht. Alle sind aber auch vorsichtig, weil sie nicht wissen, mit wem sie es zu tun haben. Es kommt dann ganz darauf an, wie der Neuling reagiert.«

»Wie hat Kirsten Welling reagiert?«

»Nun ja ...« Der Pastor sah auf seine weichen, weißen Hände. »Sie wollte das Spiel nicht so recht mitspielen. Dabei hat man es ihr leicht gemacht – als Harros Frau. Sie hat in eine der angesehenen Familien im Dorf eingeheiratet.«

»Vielleicht lag es auch daran, dass sie die zweite Ehefrau war?«

»Möglich. Aber das glaube ich eigentlich nicht. Es lag mehr an Kirsten. Sie hat nichts von sich erzählt. Sie tat zwar in etwa das, was man so von ihr erwartete, und bestritt höfliche

Konversation, doch am Ende waren die anderen so schlau wie zuvor. Sie war aus Kiel zu Harro gezogen. Sie hatten sich kennengelernt, als sie mit einer Fahrradpanne im Dorf liegen geblieben war. Sie arbeitete bei einer Versicherung. Harro war ihr erster Mann, sie hatten – noch – keine Kinder. Der eine oder andere hat gesehen, dass sie gern und oft joggen ging. Und bei diesem Wissensstand blieb es bis zu ihrem Tod.«

»Hat sie sich nicht mit jemandem in der Nachbarschaft angefreundet?« Broders fand es erstaunlich, was der Pastor alles wusste, obwohl er doch selbst in der nächsten Kleinstadt wohnte.

»Kirsten hat mir mal ihr Leid geklagt, das arme Kind. Sie fühlte sich einsam auf dem Hof. Mit ihren Schwiegereltern hat sie sich nicht gut verstanden, und Harro arbeitet sehr viel. Außerdem hat er von jeher sein gewachsenes Umfeld. Er ist in der Freiwilligen Feuerwehr und im Dorfverschönerungsverein aktiv, und er spielt Fußball.«

»Klingt nach einem umfangreichen Programm. Und Kirsten hatte nichts dergleichen?«

»Sie hatte ihre Arbeit mit ein paar netten Kollegen, wie sie sagte. Sie trieb etwas Sport, allerdings nur für sich, also nicht in einem Studio, einem Verein oder so. Und sie hatte kaum Kontakt zu ihrer eigenen Familie.«

»Hat sie mal erwähnt, warum das so ist?«

»Nein. So ein Vertrauen haben wir in der begrenzten Zeit nicht zueinander aufgebaut. Sie war auch keine Kirchgängerin. Die wenigsten jüngeren Leute sind das. Auch meine Vorschläge, mal zu unserem Chor zu kommen oder sich anderswo zu engagieren, hat sie nicht angenommen.«

Broders nickte. »Nun ja, vielleicht hätte sie sich noch eingewöhnt, wenn sie etwas mehr Zeit gehabt hätte.«

Der Pastor nickte, doch seine Augen blickten kühl. »Das

ist zwar möglich, aber nicht sehr wahrscheinlich. Ich mache mir, wenn ich ehrlich bin, Vorwürfe, jetzt, da sie tot ist.«

Broders blieb scheinbar entspannt sitzen. »Inwiefern?«

»Wenn es kein Unfall war, wie der Mann am Grab sagte, dann ist sie vielleicht ins Wasser gegangen. Womöglich war sie viel unglücklicher, als ich geahnt habe. Und ich habe ihr nicht geholfen.«

»Sie denken, sie könnte Suizid begangen haben?«

»Es ist doch möglich und auch nicht ganz unwahrscheinlich, oder? Ich hätte es erkennen und ihr Hilfsmöglichkeiten aufzeigen müssen. Ich hätte sie wenigstens auf einen Psychologen oder eine Selbsthilfegruppe verweisen sollen, wenn sie schon keinen christlichen Beistand wollte.«

»Glauben Sie, dass Kirsten Welling Depressionen hatte?«

»Nein, nicht unbedingt. Etwas hat sie belastet, das trifft es eher. Ich hatte den Eindruck, dass sie einsam ist, auch in Gesellschaft, und Dinge lieber mit sich selbst ausmacht. Vielleicht hat sie sich unzureichend gefühlt oder … schuldig.«

Broders musterte den Pastor. »Tatsächlich?«

»Da war etwas, das ihre Seele verdunkelt hat.«

Bei dieser Formulierung fühlte Broders einen leichten Kopfschmerz.

15. Kapitel

»Oh Mann, war das deprimierend!«, sagte Lorenzen und steckte sein Telefon ein. Er hatte auf der Mauer vor dem Pastorat gesessen, der zusammengeknüllten Papiertüte neben sich nach zu schließen, ein Brötchen vom Bäcker gegessen und telefoniert oder was immer die Leute noch mit ihren Mobilteilen anstellten. »Aber wenn man mit Blick auf einen Friedhof wohnt, ist das wohl unausweichlich.«

»Ist doch schön grün hier«, sagte Broders. »Verfluchter Dreck!«

»Also, so schlimm ist es nun auch nicht, dass du gleich fluchen musst.« Er steckte die Papiertüte in das vordere Fach seines Rucksacks.

»Da ist ein Vogelschiss auf meinem Sitz!«

»Du parkst mit deinem Cabriolet direkt unter einem Baum, Heinz.«

»Nenn mich nicht Heinz. Broders und ›du‹ reichen vollkommen an Vertraulichkeit. Und hier sind nur Bäume. Siehst du einen Parkplatz in der Nähe, der sich nicht unter einem Baum befindet?«

»Okay. Dann mach das Dach zu.« Andreas Lorenzen verstaute seinen Rucksack auf dem Rücksitz seines eigenen Wagens. »Habe ich eh nie verstanden, das Prinzip des Autos ohne Dach, das mehr kostet als eines mit. Was soll das bringen? Entweder regnet es, und man wird nass, oder die Sonne brennt einem Löcher in den Schädel.«

Broders warf einen anzüglichen Blick auf Lorenzens spärliches Haupthaar. »Dir vielleicht.« Er zog ein Stofftaschentuch hervor und wischte damit auf dem Sitz herum, mit wenig erfreulichem Ergebnis.

Nach dem Abgleich der nächsten Adresse, bei der sie sich treffen wollten, sprang der Phantombildzeichner in sein Auto und brauste davon. Broders betrachtete den weißlichen Schmierfleck auf dem schwarzen Ledersitz. Das musste ein Monstervogel gewesen sein. Er hörte Krähen krächzen und wusste Bescheid. Die schwarzen Rabenvögel nisteten hier überall.

Broders ging mit seinem Stofftaschentuch auf den Friedhof zu einem Wasserhahn, säuberte das Taschentuch, wobei seine Schuhe klatschnass wurden, und wischte dann mit dem nassen Tuch seinen Autositz sauber. Besser nass als dreckig, dachte er. Denn er hatte nichts, um den Sitz wieder trocken zu reiben. Das kurzärmelige Hemd, das er trug, war keine Hilfe. Also stieg er ein und fühlte, wie seine Hose feucht wurde. Das war nicht sein Tag!

Pia fuhr die Autobahn 21 hinauf nach Kiel. Alexander Rauch hatte sowohl Jörg Thomsen als auch seine Mutter, Susanne Thomsen, zu einer Vernehmung in das dortige Kommissariat bestellt. Die Kollegen in Kiel hatten Kirstens Bruder also inzwischen aufgespürt. Der Leichenfund unter dem Haus in Bodewind machte diese Befragungen notwendig.

Pia war einerseits froh, dass er sie dazugebeten hatte. Andererseits war klar, dass er die Vernehmungen nach seinen Vorstellungen führen würde, da er sie organisiert und vorbereitet hatte. Immerhin, in der Rolle des passiven Beisitzers und Zuhörers konnte sie anders auf die Reaktionen und Zwischentöne achten, als wenn sie die Befragung leitete. Außerdem erforderte die Planung einer erfolgreichen Vernehmung Zeit, die sie noch nicht gehabt hatte.

Marten Unruh hatte sich nach seiner plötzlichen Absage im *Dompfaff* Samstagnacht noch nicht wieder bei ihr gemeldet. Seine Mobilnummer funktionierte nicht mehr. Es war das altbekannte Spiel. Sie erreichte ihn nicht und hatte mittlerweile keine Lust mehr, sich darüber zu ärgern.

Als Erstes betrat Susanne Thomsen den Vernehmungsraum der BKI Kiel. Außer Pia waren von der Polizei nur ein Beamter, der das Protokoll führte, sowie Alex anwesend. Er hatte das vor Susannes Eintreten entschuldigt mit der Begründung, dass ihm für die Ermittlung zu wenig Leute zur Verfügung standen. Es war doch überall das Gleiche. Aber immerhin brauchte er sie aus diesem Grund. Er hatte ihr vor der Vernehmung noch einen vorläufigen Bericht über den Ermittlungsstand, die Thomsens und den Leichenfund betreffend, zu lesen gegeben und sich über sein geplantes Vorgehen mit Pia abgestimmt.

Zunächst wurden Susanne Thomsens Personalien aufgenommen. Alex belehrte sie über ihre Rechte. Sie saß sehr ruhig am Vernehmungstisch. Einzig das Zittern ihrer Hand, wenn sie nach dem Wasserglas griff, und ein leichter Schweißfilm auf ihrer Stirn verrieten ihren inneren Aufruhr.

Das hatte jedoch nichts zu sagen. Von der Kriminalpolizei vernommen zu werden ließ die wenigsten Menschen kalt. Und die Situation war auch alles andere als erfreulich. Als sie zur Sache kamen, bemerkte sie mit mühsam unterdrückter Aufregung: »Ich habe die ganze Nacht kein Auge zugetan wegen dieser Leiche, die Sie unter den Häusern in unserer Straße gefunden haben. Sie denken doch nicht etwa, dass das Richard sein könnte?«

»Richard Thomsen, Ihr verschollener Ehemann? Wie kommen Sie darauf?«

»Na, deswegen bin ich doch hier, oder etwa nicht? Meine Kinder und ich wollten Richard nach fünfzehn Jahren endlich für tot erklären lassen, um die Erbschaftsangelegenheiten zu regeln und das mit dem Haus zu klären. Es hat uns alle jahrelang belastet. Und dann stirbt meine Tochter …« Sie sah zur Seite, blinzelte heftig, um sich wieder zu fassen, »und ich erfahre, dass die Grundstücke in Bodewind von Gängen unterhöhlt sind und auf einmal akute Einsturzgefahr für unser Haus besteht. Mein Sohn wird dort weggewiesen, verliert sein Heim, dann befindet sich plötzlich eine Leiche in diesen Gängen, und ich werde herbestellt!«

»Es tut uns leid. Es ist sehr viel, was Sie im Moment bewältigen müssen, Frau Thomsen«, erwiderte Alex mit ungewohnter Verbindlichkeit. »Aber Sie brauchen sicher auch endlich Klarheit nach der langen Zeit. Unsere Ermittlungen werden Ihnen letztlich helfen, das alles zu verarbeiten.«

»Wenn Sie es sagen!«, stieß sie hervor.

»Wie kommen Sie darauf, dass der Tote Ihr verschollener Ehemann sein könnte?«, wiederholte Pia die Frage, die im Raum stand.

»Nun, seine Leiche wurde schließlich nie gefunden.«

»Aber die Vermutungen, was passiert sein könnte, gingen doch damals in eine andere Richtung.«

»Ja, das stimmt wohl. Richard ist am Tag seines Verschwindens segeln gegangen, dafür gibt es sogar Zeugen. Sie haben ihn mit der *Mirabella* die Förde runterfahren sehen.«

»Was haben Sie an dem Tag getan?«

»Ich war auf einer Veranstaltung der Chilenischen Botschaft, wo ich gedolmetscht habe. Ich bin erst abends zurückgekommen. Aber das alles habe ich damals schon zu Protokoll gegeben.«

»Sicher«, sagte Alex. »Wir würden es jedoch gern noch mal von Ihnen hören. Wo waren Ihre Kinder an dem Tag?«

»Die waren ebenfalls unterwegs beziehungsweise nicht da. Kirsten hat damals schon in einer WG in Kiel gewohnt, Jörg wohnte noch daheim. Er hatte eine Art Frühschoppen in dem Haus seiner Studentenverbindung. Als ich nach Hause kam, lag Jörg im Bett und schlief. Richard war noch nicht wieder zurück. Er kam auch die ganze Nacht über nicht nach Hause. Als ich am Morgen aufwachte und sein Bett leer vorfand, habe ich mir erstmals Sorgen gemacht, dachte aber, er habe wohl auf der *Mirabella* übernachtet. Das tat er nämlich manchmal. Obwohl es dafür schon reichlich kühl war und er mir eigentlich Bescheid gesagt hätte. Ich wartete, ich bin zum Hafen runtergegangen. Doch die *Mirabella* war nicht da. Sie war verschwunden, und mit ihr Richard. Tage später wurde das Schiff vor der dänischen Küste gefunden, wo es auf Grund gelaufen war. Die Segel waren gesetzt, aber zerfetzt. Von Richard gab es keine Spur … Der Vorfall wurde polizeilich untersucht, und man kam schließlich zu dem Ergebnis, dass Richard über Bord gegangen und ertrunken sein musste. Er trug so gut wie nie eine Rettungsweste und leinte sich nur bei sehr hohem Seegang an.«

»Ja. Diese Einzelheiten stehen in einem Bericht, der mir vorliegt. Das muss eine große Belastung für Sie und die Kinder gewesen sein. Das Verschwinden und die Ungewissheit, was mit ihm passiert ist.«

»Sie können sich nicht vorstellen, wie schlimm es war. Das lange Warten, die Ungewissheit, all die Fragen, auch die der Polizei, und schließlich die traurige Gewissheit, dass er mit hoher Wahrscheinlichkeit ums Leben gekommen ist, man ihn jedoch nicht beerdigen und nie richtig um ihn trauern kann.«

»Wie sind Ihre Kinder damit fertiggeworden?«, fragte Pia.

Susanne Thomsen sah sie überrascht an. »Na, Sie kannten sie doch. Kirsten war von jeher ein stiller Mensch. Sie wurde noch introvertierter. Da kam sie ganz nach ihrem Vater. Ich bin nicht mehr an sie herangekommen. Sie hat sich in ihr Studium verbissen, mit ihrem Freund Schluss gemacht und kaum noch jemanden an sich herangelassen.«

»Wissen Sie noch, wer der Freund war?«

»Er hieß Oliver. Eigentlich ein netter Kerl, aber zu jung und unbedarft für sie. Er konnte ihr in der Trauer nicht helfen. Es war richtig, dass sie sich von ihm getrennt hat.«

»Und sein Nachname?«

»Tut mir leid. Es ist zu lange her, und es waren schlimme Zeiten. Vielleicht fällt er mir noch ein.«

»Und Ihr Sohn?«, fragte Alex.

»Jörg kommt etwas mehr nach mir. Ich brauche auch Menschen um mich herum, um mich wohlzufühlen. Er ist Motocross gefahren, war auf vielen Partys, machte Musik. Ich hatte das Gefühl, dass sich nach Richards Verschwinden an seinem Leben nicht viel änderte, es höchstens noch extremer wurde. Ich sah, dass er unglücklich war, und ich habe ihn angefleht, sich Hilfe zu suchen, eine Therapie zu machen oder so. Aber er wollte sich nicht helfen lassen. Genauso wenig wie Kirsten übrigens. Einmal musste ich ihn aus der Ausnüchterungszelle der Polizei abholen. Da schien es »klick« zu machen in seinem Kopf. Er sagte mir, er trinke jetzt gar nichts mehr. Doch ich fürchte, er hat das Verschwinden seines Vaters niemals verwunden. Seine Freundinnen hielten es nie lange mit ihm aus. Das war bei Kirsten übrigens ebenso, bis sie Harro kennenlernte. Da war sie wie verwandelt. Mittlerweile hat Jörg auch wieder eine Freundin, von der ich hoffe, dass sie gut für ihn ist. Er spricht viel von Constanze, aber er hat sie mir noch nicht vorgestellt.«

Es berührte Pia, das von ihrer früheren Schulfreundin und ihrem Bruder zu hören, den sie ja auch gekannt hatte. Mit sechzehn Jahren hatten sich ihre Wege durch den Umzug der Thomsens nach Bodewind getrennt. Warum hatten sie nicht Kontakt gehalten? Hätte sie Kirsten helfen können? Eine kühle Hand legte sich auf dem Tisch auf ihre.

»Machen Sie sich keine Vorwürfe«, sagte Susanne Thomsen zu Pia. »Nicht einmal ich konnte helfen. Niemand konnte es.«

»Ist Ihnen an Ihrem Grundstück in Bodewind jemals etwas Ungewöhnliches aufgefallen, oder haben Sie vielleicht Gerüchte darüber gehört?«, fragte Alex.

Susanne Thomsen schüttelte den Kopf. »Ich wusste nichts von irgendwelchen Gängen unter dem Haus. Wir, mein verschollener Ehemann und ich, haben es damals einer Familie abgekauft, die nach Süddeutschland gezogen ist. Es gab ein Bodengutachten, das in Ordnung war. Richard war sehr penibel in solchen Dingen. Wäre etwas unklar gewesen, hätten wir vom Kauf des Hauses abgesehen. Ich verstehe überhaupt nicht, wieso da jetzt Probleme aufgetreten sind.«

»Ja, das wird auch noch weiter untersucht werden. Es scheint sich um ein Stollensystem zu handeln, das während des Zweiten Weltkriegs als Schutzraum bei Luftangriffen genutzt werden sollte. Normalerweise gibt es Aufzeichnungen über die Lage dieser Bunker. Dieser ist den Behörden jedoch unbekannt.«

»Das wäre ja auch noch schöner, wenn es uns wissentlich verschwiegen worden wäre!«

Pia hatte in dem Bericht, den Alex ihr vorher gegeben hatte, gelesen, dass inzwischen anonym verschickte alte Baupläne im Rathaus eingegangen waren, auf denen das Stollensystem verzeichnet war. Es gab also Menschen, die noch etwas darüber wussten.

»Können Sie die … den Toten da unten bergen?«, fragte Susanne Thomsen nach einer Weile. »Es ist schrecklich, in der Zeitung über so etwas zu lesen und zu denken, es könnte der eigene Ehemann sein.«

»Ja, das verstehen wir. Wir werden natürlich alles versuchen, um die Leiche zu bergen. Leider befindet sich der Fundort unter Ihrem Haus. Wir wollen die Bausubstanz möglichst wenig beschädigen, deshalb gehen wir langsam vor.«

Susanne Thomsen nickte. »Und wenn das gelingt, machen Sie dann so eine DNA-Untersuchung, wie man es aus dem Fernsehen kennt? Können Sie mir irgendwann sicher sagen, ob es Richard ist oder nicht?«

»Die Untersuchung wird zwar etwas dauern, aber dann können wir Ihnen mit Sicherheit sagen, ob es sich um Richard Thomsen handelt oder nicht.«

»Das ist gut.« Sie ließ langsam die Luft entweichen. »Und können Sie auch erkennen, woran derjenige gestorben ist?«

»Bisher ist es noch unklar«, sagte Alex lapidar. Alle Erkenntnisse dieser Art zählten zum sogenannten »Täterwissen« und mussten aus ermittlungstaktischen Gründen geheim gehalten werden.

»Haben Sie denn einen Grund zu der Annahme, dass es sich bei dem Toten doch um Ihren verschollenen Mann handeln könnte? Sie haben uns doch gerade erklärt, warum das nicht möglich ist«, wandte Pia ein.

»Ja, schon. Was ich persönlich glaube, ist aber nicht von Belang. Wenn nicht eindeutig bewiesen wird, wer der Tote unter dem Haus war, dann wird es immer Gerüchte geben. Ich werde nie frei sein, und mein Sohn auch nicht.«

»Da haben Sie recht. Sie verdienen diese Sicherheit, und wir tun alles, damit Sie sie bekommen.«

»Was denken Sie denn, wer der Tote ist?«, fragte Susanne Thomsen.

»Nun, angesichts der Historie dieser Gänge könnte es sich um einen Wehrmachtssoldaten oder einen der Bauarbeiter handeln, der dort zum Ende des Krieges ums Leben gekommen ist. Auch jemand aus der Zivilbevölkerung, der da zum Beispiel Schutz gesucht hat. Das Wissen über die Ereignisse und letztlich das Stollensystem selbst ist in den Kriegswirren ja leider verloren gegangen.«

»Ja, das ist wohl möglich«, sagte Susanne Thomsen nachdenklich. »Ich hatte vor ein paar Wochen einen seltsamen Anruf. Jemand hat nach dem Haus in Bodewind gefragt. Ob es unterkellert ist und ob man es mieten kann.«

»Haben Sie die Nummer desjenigen?«

»Nein. Sie war unterdrückt, und es ist, wie gesagt, Wochen her. Ich hatte es zwischenzeitlich vergessen. Was mir jetzt auffällt, ist, dass sie ausdrücklich nach einem Keller gefragt hat.«

»Das ist interessant. War es eine Frau? Jung oder älter?«, wollte Alex wissen.

»Es war eine Frau, ja. Sie klang noch recht jung. Gebildet. Eigentlich hörte sie sich nicht wie eine Spinnerin an. Doch es war schon sehr seltsam.«

»Hat sie Ihnen einen Namen genannt oder irgendetwas anderes über sich mitgeteilt?«, fragte Pia.

»Nein. Nicht, dass ich wüsste. Ich sagte ihr, dass das Haus nicht zu vermieten sei, doch eventuell in einem Jahr oder so zu kaufen. Sie wollte sich wieder bei mir melden, hat es aber nicht getan. Vielleicht war es auch eine Maklerin?«

»Apropos. Was war Ihr Mann eigentlich von Beruf?« Das

stand zwar in den alten Unterlagen, doch Alex wollte Susanne Thomsen am Reden halten.

»Er war Ingenieur und hat seit seinem Studium bei der Kieler Werft Gesellschaft KWG gearbeitet. Damals hießen die noch ›Ostseewerft‹. Das hat ja in den letzten Jahren öfter gewechselt. Er war in der Entwicklungsabteilung und hat irgendwelche Teile für U-Boote mitentwickelt. Ich habe kein großes technisches Verständnis, daher kann ich nicht viel dazu sagen. Richard sprach nicht mit mir über das, was er den lieben langen Tag so tat. Aber das müsste doch auch in dem alten Bericht stehen.«

Sie ließ sich so leicht nichts vormachen.

»Ja, es wird dort erwähnt«, bestätigte Alex. »Ich hatte gehofft, Sie erinnern sich an etwas mehr. Zum Beispiel an Arbeitskollegen, mit denen er befreundet war.«

»Darüber gibt es doch bestimmt noch Unterlagen bei KWG. Sein direkter Vorgesetzter hieß Peter Minsen. Das weiß ich noch. Aber Richard und ich haben recht zurückgezogen gelebt. Ich kannte seine sonstigen Kollegen nicht. Wir hatten auch nur einen kleinen Bekanntenkreis. Er war ein Mensch, der mit sich allein am glücklichsten war.«

»Können Sie das konkretisieren?«

»Richard lebte für seine Arbeit und verbrachte die meiste Zeit bei KWG. Was noch übrig blieb, widmete er seinen Kindern und den wirklich unaufschiebbaren Arbeiten am Haus.« Sie lachte bitter auf.

»Was war mit Ihnen beiden?«

»Er nahm mich nach den Jahren der Ehe irgendwie nicht mehr so richtig wahr. Daher konzentrierte ich mich ebenfalls auf meinen Job. Ich arbeite als Dolmetscherin und Übersetzerin für Englisch und Spanisch.«

»Waren Sie zufrieden mit der Situation?«, fragte Pia.

»Eigentlich nicht. Aber ich redete mir ein, das sei normal. Das traurige Los der einen oder anderen langjährigen Ehe.«

»Dachten Sie nicht daran, sich von Ihrem Mann zu trennen?«

Sie kniff die Augen zusammen. »Nein. Ich hoffte auf Besserung. Doch angesichts seines Verschwindens und der Leiche unter dem Haus sollte ich das vielleicht nicht sagen. Ich sollte sagen, dass alles wunderbar war, sonst belaste ich mich womöglich selbst.« Sie sah von Pia zu Alex, als erwartete sie einen Kommentar dazu.

»Wir haben Sie zu Beginn des Gesprächs über Ihre Rechte belehrt«, bemerkte Alex ruhig.

Zwei rote Flecken erschienen auf Susanne Thomsens Wangen. »Ich habe nichts mit Richards Verschwinden zu tun. Rein gar nichts. Ganz im Gegenteil: Ich bin hier die Leidtragende!«

16. Kapitel

Das Erste, was Broders von Anja Behrens zu sehen bekam, war ihr leuchtend orangefarbenes Hinterteil, das über die Hecke ragte.

»Hallo? Sind Sie Frau Behrens?«

Die Frau richtete sich aus dem Beet auf, in dem sie gerade arbeitete, und wischte sich mit dem nackten Arm übers Gesicht. »Oh, hallo. Sie sind schon da? Ich hab erst in einer Viertelstunde mit Ihnen gerechnet. Aber kommen Sie rein.«

Die Gartenpforte quietschte, und er betrat mit Lorenzen in seinem Windschatten den Vorgarten. Es blühte und grünte, doch diesmal ließ Broders sich nicht täuschen. Dieses war nicht seine natürliche Umgebung.

»Mein Kollege, Andreas Lorenzen, zeichnet schneller, als ich ahnen konnte.«

Lorenzen nickte Anja Behrens zu.

»Oh, na gut. Wollen wir uns auf die Terrasse setzen bei dem schönen Wetter oder besser reingehen?«

»Reingehen«, sagten Broders und Lorenzen einhellig.

»Dein Arsch ist nass«, raunte ihm der Kollege auf dem Weg ins Haus von hinten zu. Broders ignorierte ihn.

Anja Behrens führte sie in die Küche. Die Stühle hatten eine Sitzfläche aus Holz, bemerkte er erleichtert. Die Frau holte ungefragt Gläser und eine Flasche Mineralwasser und stellte sie auf den Tisch. Es folgte ein Teller mit Keksen mit dicken Schokoladenstückchen darin. So langsam wurde sie ihm richtig sympathisch.

»Fangen wir mit dem Phantombild an?«, fragte Lorenzen. »Ich hab gleich noch einen Termin in Kiel.«

»Ich weiß gar nicht, ob ich das kann«, wandte Anja Behrens ein. »In Kunst war ich immer eine totale Niete.«

Lorenzen klappte sein Notebook auf und platzierte es so, dass auch Anja Behrens den Bildschirm sehen konnte. Es folgte das gleiche Spiel wie bei Pastor Hoffmann, wobei sie länger überlegte und unsicherer war als der Kirchenmann, welche Kinnpartie die richtige und welches Ohr das passende war …

In Ermangelung von Kalenderbildern und Buchrücken, die er hätte lesen können, überlegte Broders, was er für das Abendessen einkaufen sollte.

»Da haben wir es.« Lorenzen zeigte ihm das Ergebnis seiner Arbeit.

»Das ist ja ein völlig anderer!«, stieß Broders hervor.

»Das ist doch meistens so. Zwei Zeugen. Zwei Wahrnehmungen. Zwei Aussagen.«

»Und wie sollen wir ihn da je finden?«

»Ich hab ja gleich gesagt, dass ich dafür keine Begabung habe«, erklärte Anja Behrens mit versteinerter Miene.

»Alles gut. Warten Sie mal.« Lorenzen tippte wieder. »So, was meinen Sie dazu?« Er drehte den Laptop zu ihr.

Sie runzelte die Stirn. »Nein. So sah er nicht aus. Das erste Bild hat ihn schon ganz gut getroffen.«

»Was ist das?«, wollte Broders wissen. Zumindest war das nicht mehr das Gesicht von Bruce Willis.

»Eine Art Mittelwert aus beiden Bildern«, sagte Lorenzen. Er zuckte mit den Schultern. »Hätte ja klappen können.«

Broders stöhnte innerlich. Es war typisch. Da saß er hier für nichts und wieder nichts.

Lorenzen verabschiedete sich.

Anja Behrens strich sich mit einer verlegenen Geste eine Haarsträhne zurück. Das Licht fiel durch das Küchenfenster von hinten auf ihren Schopf und ließ ihn kupferrot leuchten. Wäre sie nicht so dünn und hätte nicht diesen unzufriedenen Ausdruck in den Augen und um den Mund herum, wäre sie eine attraktive Frau. Na gut, an der schmutzigen orangefarbenen Hose und dem hellblau-weiß gestreiften Poloshirt könnte sie auch etwas ändern …

Broders unterdrückte ein Seufzen. »Vielen Dank, dass Sie sich die Zeit für das Phantombild genommen haben, Frau Behrens. Wir suchen diesen Mann sehr dringend. Ist Ihnen in der Zwischenzeit vielleicht noch etwas zu dem Vorfall auf dem Friedhof eingefallen?«

»Nein. Ich bin dem Mann noch nie zuvor begegnet. Da bin ich mir sicher.«

»Erinnern Sie sich, wer sonst zu dem Zeitpunkt noch am Grab stand und ihn gesehen haben könnte?«

Sie runzelte die Stirn. »Leider nicht.«

»Hat Kirsten Welling mal irgendwelche Bekannten erwähnt, die sie kürzlich kontaktiert haben? Hatte sie Angst vor irgendwem?«

»Nein. Bitte verstehen Sie mich nicht falsch. Aber so vertraut waren wir nicht miteinander.«

»Ich dachte, in einem Dorf, so in direkter Nachbarschaft …«

Sie lachte auf. »Das ist doch eine Mär. Das intakte Dorf gibt es nicht mehr. Hier leben die Leute nicht mehr, sie schlafen nur noch hier. Sie wollen bloß im Grünen wohnen und niedrige Grundstückspreise. Von der Dorfgemeinschaft ist nicht mehr viel übrig. Die Freiwillige Feuerwehr kann bald schließen, weil sich niemand mehr dazu bereit erklärt mitzumachen. Alles geht den Bach runter …«

»Gibt es hier auch einen Dorfverschönerungsverein?«, fragte Broders mit unschuldiger Miene. »Oder Sportgruppen?«

»Ja. Ich leite zwei Kurse im Gemeinschaftshaus«, sagte Anja Behrens. »Und den Dorfverschönerungsverein gibt es auch. Aber wenn Sie mich fragen, ist das mehr ein Tratsch- und Trinkverein.«

»Sie sind nicht Mitglied?«

»Nein.« Sie presste die Lippen aufeinander. »Doch ich war es mal, das gebe ich zu. Ich wollte wirklich etwas für Düstersee erreichen, aber dann kamen Leute, die ... Ach, das ist nicht von Belang.«

»Doch, doch. Es ist spannend, was Sie erzählen. Wissen Sie, ich wohne mitten in der Stadt und frage mich manchmal, ob ich nicht lieber aufs Dorf ziehen sollte.« Broders fürchtete, dass seine Nase gerade drei Zentimeter länger wurde, so schamlos, wie er log.

Sie entspannte sich ein wenig. »Also, wenn Sie meine Meinung hören wollen: Auf dem Dorf ist es angenehmer. Ich arbeite in Kiel und bin froh, wenn ich Feierabend habe und wieder hier rausfahren kann. Aber sie haben dann längere Wege. Und Sie müssen Gartenarbeit lieben ...«

Spätestens jetzt gestorben, dachte Broders. Laut sagte er: »Das will natürlich gut überlegt sein. Doch wenn man so einem Verein beitritt wie dem Dorfverschönerungsverein, um neue Leute kennenzulernen und sich einzubringen in die Gemeinschaft, dann würde ich doch meinen, dass da alle an einem Strang ziehen.«

»Leider nein.« Wieder presste sie die Lippen aufeinander. »Wenn da Frauen kommen, nur um den Männern schöne Augen zu machen, dann vergiftet das die Atmosphäre.«

»Oh, wirklich?«

»Ja, so war es. Ich bin dann ausgetreten, weil ich das Geschleime und Gesäusel nicht gut vertrage.«

»Das klingt ja richtig unangenehm. Wer war das?« Broders hielt die Luft an. Es war eine Gratwanderung, denn Anja Behrens kämpfte offensichtlich mit sich. Zum einen war da die Vorsicht, die Angst, als Klatschtante dazustehen und der Polizei zu viel zu verraten. Zum anderen spürte er aber ihr Bedürfnis, sich über ein, wie sie fand, erlittenes Unrecht Luft zu machen.

»Es ging um Harro Welling, Kirstens Mann. Wenn Sie schon ihretwegen ermitteln, müssen Sie es auch wissen.«

»Was wissen?«

»Seine Ex ist wieder hinter ihm her. Birte Welling. Sie ist in den Dorfverschönerungsverein eingetreten, obwohl sie nicht einmal mehr hier wohnt!«

»Oh. Sind Sie da sicher?«

»Natürlich. Ich war ja dabei. Sie ist nur hingegangen, weil sie wusste, dass sie Harro da allein antrifft, weil Kirsten sich nichts aus solchen Treffen macht.« Ihre Wangen waren nun flammend rot.

»Das klingt recht hinterlistig. Oder war es vielleicht doch ein Zufall?«

»Birte hat keine Ideen und keinerlei Interesse an unseren Plänen, aber bei den freiwilligen Arbeitseinsätzen will sie mitmachen. Als ›sportlicher Ausgleich an der frischen Luft‹, wie sie behauptet.«

»Und was sagt Harro Welling dazu?«

»Männer sind ja so was von naiv, wenn es um Frauen geht. Ich habe ihn gewarnt, doch Harro hat nicht auf mich gehört. Er denkt tatsächlich, Birte habe plötzlich ihr Herz für Düstersee entdeckt und wolle mit uns den Maibaum aufstellen.«

»Waren Sie dabei, als Birte Welling im Dorf nach so einem Treffen beinahe von einem Auto angefahren worden ist?«

»Ach, das. Auch so ein Ding von ihr. Die Versammlung war gerade zu Ende. Harro war mit dem Auto da. Sein Hof und die Häuser hier liegen ja etwas außerhalb vom Dorfkern, und wenn es dunkel ist und regnet, will man nicht unbedingt zu Fuß gehen. Ich saß auf dem Beifahrersitz, er am Steuer, und er wollte gerade losfahren. Da kam Birte und klopfte gegen das Fenster. Er ließ die Scheibe herunter, und sie verwickelte ihn in ein total überflüssiges Gespräch. Dass ich mit in seinem Wagen saß und von ihm nach Hause gefahren werden sollte, ignorierte sie vollständig. Das heißt, eigentlich war es sogar Kirstens Wagen. Sie fuhr einen Corsa, er hat einen Audi. Für die kurze Strecke nimmt man natürlich eher den Kleinwagen. Ich sah keine Scheinwerfer im Rückspiegel. Ich hörte nur, dass auf einmal ein Auto von hinten kam. Birte schrie auf und presste sich an die Fahrertür. Der Wagen raste einfach an uns vorbei. Birte behauptete dann, er habe sie gestreift.«

»Konnten Sie sehen, wie dicht das Auto an ihr vorbeigefahren ist?« Broders unterdrückte die Begeisterung in seiner Stimme. Endlich gab es mal etwas Handfestes, das er notieren konnte. Pia würde erfreut sein.

»Nein. Es ging zu schnell.«

»Und war das Auto beleuchtet oder nicht?«

»Ich bin mir nicht sicher. Ich glaube, der hatte vergessen, seine Scheinwerfer anzustellen.«

»Okay. Daran werden Harro oder Birte Welling sich ja erinnern.«

»Ich glaube, Harro sagte so etwas wie: ›Nicht mal Licht hatte der Penner an!‹ Er stieg aus und fragte Birte mehrfach, ob ihr auch nichts passiert sei. Sie hat die Situation ausgenutzt und laut geschluchzt. Sie behauptete, dass sie beinahe überfahren worden wäre. Dabei hat sie sich an Harro gelehnt, sodass er sie umarmen musste. Da ihr offenkundig nichts passiert war, musste sie ihn irgendwann aber wieder freigeben und zu ihrem Auto gehen. Mich hatte sie gar nicht beachtet.« Sie schlug die Augen nieder. »Es war mein letzter Abend im Dorfverschönerungsverein.«

Nachdem Susanne Thomsen gegangen war, besprachen Pia und Alex die Ergebnisse.

»Ist die Leiche schon geborgen?«, fragte Pia.

»Nein. Der Roboter kann uns dabei ja leider herzlich wenig helfen. Und solange Einsturzgefahr besteht, werden wir auch kein Team hinunterschicken. Der Plan sieht so aus, dass wir das Loch im Garten der Thomsens vergrößern und versuchen, uns der Leiche von oben zu nähern.«

»Wo genau liegt die denn?«

»Quasi auf der Grenze zwischen der Außenwand des Wohnhauses und der Terrasse.«

Pia erinnerte sich an die Terrasse aus Waschbetonsteinen. »Der oder die Täter haben damals möglicherweise die Terrassenplatten hochgenommen und ihr Opfer darunter begraben«, überlegte sie.

»Ja, theoretisch ist das vielleicht möglich«, sagte Alex. »Aber der Leichnam liegt sehr tief und auf einer schrägen Ebene. Und falls es tatsächlich der Leichnam von Richard Thomsen ist: Wer begräbt den toten Mann oder Vater unter seiner Terrasse, wo er sich später zum Grillen hinsetzt?«

»Sehr schwer vorstellbar«, gab Pia zu.

»Das alles spricht eher dafür, dass die Bewohner des Hauses unschuldig sind. Doch eigentlich hätten sie wohl mitbekommen müssen, wenn ihre Terrasse auseinandergenommen worden wäre, um eine Leiche darunter zu begraben.«

»Es könnte nachts passiert sein. Oder als die Thomsens mal ein paar Tage lang nicht zu Hause waren. Aber dann handelt es sich bei dem Toten wohl eher nicht um Richard Thomsen.«

»Oder der Zeitpunkt seines Todes stimmt nicht mit dem seines Verschwindens überein. Oder die Leiche wurde irgendwo zwischengelagert.«

»Der Rechtsmediziner hat übrigens schon einen Blick auf unsere Kameraaufzeichnung der Leiche geworfen. Die Todeszeitpunktbestimmung ist ja immer heikel. Wenn der Todeszeitpunkt schon etwas länger zurückliegt, legen sie sich ja nur ungern fest. Doch der Rechtsmediziner sagt, es könne sich auch um einen Todesfall aus der Zeit des Zweiten Weltkriegs handeln.«

»Das wäre aber schon ein komischer Zufall.« Pia starrte in ihren leeren Kaffeebecher. »Habt ihr inzwischen herausgefunden, wer sich am späten Samstagabend auf dem Grundstück der Thomsens herumgetrieben hat?«, fragte sie dann. Marten hatte ihr gesagt, er würde die BKI Kiel über den Vorfall unterrichten.

Alex kniff die Augen zusammen. »Ich hab gehört, was dort Samstagnacht passiert ist. Was hast du denn dort gemacht?«

»Ich habe nach Jörg Thomsen gesucht. Niemand wusste, wo er untergekommen ist. Ich dachte, er wohnt vielleicht heimlich weiter in seinem Haus. Stattdessen hab ich zwei Leute im Garten an der Öffnung zu dem Gängesystem beobachtet.«

»Marten Unruh vermutet, dass es nur neugierige Jugendliche waren, die du da aufgeschreckt hast.«

»Wenn ich nicht gewesen wäre, wäre vielleicht einer von ihnen eingestürzt. Das Gelände ist nicht umsonst abgesperrt.«

»Aber es ist nicht unbedingt deine Aufgabe, das Betreten zu verhindern.«

»Wegschauen konnte ich allerdings auch nicht.«

Er nickte. »Jörg Thomsen war also nicht dort?«

»Ich konnte zumindest keine Anzeichen dafür entdecken. Ich bin dann den zwei Eindringlingen gefolgt, doch sie sind mir entwischt. Kurz darauf bin ich mit Marten Unruh zusammengestoßen. Inwiefern ist er eigentlich mit dem Fall betraut?«

»Dazu kann ich nicht viel sagen.«

»Arbeitet er mit uns zusammen oder nicht?«

»Nicht direkt. Er ist in einer anderen Abteilung, die sich nur peripher mit unseren Ermittlungen befasst. Es hat dort eine Überschneidung gegeben.«

»Was ist das für eine Abteilung?«

»Auch das kann ich dir nicht sagen.«

»So etwas wie die berühmten X-Akten?«

»Ja. Nur ohne Außerirdische.«

Pia unterdrückte den Impuls, mit den Augen zu rollen. Es war sicher nicht Alex' Entscheidung, sie im Unklaren zu lassen.

Das Telefon läutete. Jörg Thomsen war eingetroffen und wurde gerade nach oben begleitet.

17. Kapitel

Die Aussage Jörg Thomsens über die Ereignisse, das Verschwinden seines Vaters betreffend, deckte sich in den Fakten mit der seiner Mutter. Er äußerte sich nicht zu der Ehe seiner Eltern oder der psychischen Verfassung seiner Schwester, aber es wurde deutlich, wie sehr er unter dem Verschwinden seines Vaters gelitten hatte. Er gab zu, danach mehr getrunken zu haben, als gut für ihn gewesen sei, und außerdem seine sozialen Kontakte vernachlässigt zu haben. Auch er erwähnte seine neue Freundin, Constanze, die erste Frau seit Langem, mit der er sich etwas Festes vorstellen konnte.

Constanze wohnte in Büdelsdorf, arbeitete aber in Kiel, und sie verbrachte die Wochenenden meistens bei Jörg in Bodewind. Am letzten Samstag und Sonntag sei er jedoch bei ihr gewesen, weil er ja aus seinem eigenen Haus ausgesperrt worden sei, berichtete er.

»Wie lange kennt ihr euch schon?«, fragte Pia.

»Äh … seit zwei Monaten ungefähr.«

»Wie habt ihr euch kennengelernt?«

»Warum willst du das wissen?«

Auch Alex schaute irritiert.

»Bitte beantworte einfach meine Frage.« Pia warf Alex einen warnenden Seitenblick zu. Sie waren vor Jörgs Eintreffen übereingekommen, dass sie dieses Mal die Befragung leiten sollte. Sie kannte Jörg von früher, und es war gut möglich, dass er ihr gegenüber etwas weniger vorsichtig Auskunft geben würde.

»Ich hatte seit Langem mal wieder einen Gig. Ich hab mit Leuten aus meiner alten Band auf dem Stadtfest in Ahrensbök gespielt. Es war keine große Sache, und es gab auch nicht viel Kohle. Aber die Leute sind voll mitgegangen und waren begeistert. Constanze kam in der Pause mit einem Bier zu mir und fragte mich, wo ich sonst noch spielen würde. Sie hat früher auch mal in einer Band gesungen. Nun ja, sie blieb bis zum Schluss und gab mir hinterher ihre Karte.«

»Du hast sie dann angerufen?«

»Ich hab ihr eine SMS geschrieben: *Nett, dich kennengelernt zu haben.* Bla, bla. Wie man das so macht. Und ausnahmsweise hat es geklappt.«

»Und du warst die Nacht von Freitag auf Samstag in Büdelsdorf bei deiner Freundin Constanze?«

»Sag ich doch. Ich hab bei ihr gepennt. Sie war noch auf einer Fete, auf die ich keine Lust hatte. Ich war ziemlich fertig, nachdem ich diesen Schrieb bekommen hatte, der mich aus meinem Haus geschmissen hat, und bin früh ins Bett …«

»Du warst also nicht noch mal zu Hause in Bodewind, um beispielsweise ein paar Sachen zu holen oder so?«

»Nein. Ich war im Bett. Das sagte ich doch schon.«

»Überleg noch mal. Ich meine nämlich, dich gesehen zu haben. Ich habe dich an dem Abend an deinem Haus gesucht. Dabei bin ich auf zwei Personen gestoßen, die in deinem Garten an dem Zugang zu dem Stollen herumgeschnüffelt haben.«

»Ich war das nicht!«

»Hast du eine Idee, wer das gewesen ist?«

»Da ist doch alles abgesperrt. Keine Ahnung.«

»Sie waren also nicht zufällig dort?«, fragte Alex.

»Nein. Was soll das? Glauben Sie mir etwa nicht?«

»Wie lange ist die Terrasse schon so gepflastert, wie sie jetzt ist?«, wollte Pia nun wissen.

»Schon so lange, wie ich mich erinnern kann. Ich wollte die hässlichen Waschbetonplatten immer mal austauschen, bin aber noch nicht dazu gekommen.«

»Liegen die schon da, seit ihr eingezogen seid?«

»Ja. Ich glaube, kurz nach unserem Einzug wurde die Terrasse erst gelegt.«

»Wurden mal Platten zwischendurch hochgenommen?«, fragte Pia. »Das macht man ja manchmal, wenn Baumwurzeln sie hochdrücken oder so.«

»Nicht, dass ich wüsste. Was soll das? Hat das mit der Leiche zu tun, die ihr in den Gängen gefunden habt?«

»Wissen Sie irgendwas über diese Leiche?«, hakte Alex nach.

»Nur das, was in der Zeitung und im Internet darüber zu lesen ist.«

Alex insistierte noch weiter, doch Jörg wich nicht von seiner Aussage ab. Pia lenkte die Befragung zu seiner Schwester Kirsten und bat ihn, ihnen zu schildern, wie er ihre Ehe mit Harro und ihr Leben auf dem Hof wahrgenommen hatte.

Jörg ließ sich bereitwillig auf dieses Thema ein. Harro habe Kirsten gutgetan, meinte er. Sie sei auf der Hochzeit und auch danach wie ausgewechselt gewesen. Pia nickte. Das hatte sie damals ähnlich empfunden. Kirsten hatte ausgesprochen glücklich gewirkt.

»Und wie ging es weiter?«, fragte sie.

»Ich habe sie nicht so häufig gesehen. Wir hatten uns dazu entschlossen, Vater für tot erklären zu lassen nach all den Jahren. Das war nicht erfreulich. Und dann ging es auch darum, wie wir danach mit Vaters Erbschaft vorgehen wollen.«

»Wie ging das vonstatten?«

»Kirsten wollte das Haus verkaufen, um ihren Anteil zu bekommen. Mutter und ich wollten es lieber halten …«

»Wie habt ihr euch geeinigt?«

»Noch gar nicht«, sagte Jörg. »Wir konnten Kirsten nicht auszahlen. Stephan hatte sich auch noch eingemischt. Es war schwierig …«

»Seit wann ist deine Mutter eigentlich mit Stephan Hauf zusammen?«

»Ich weiß nicht genau. Die kennen sich seit etwa sieben Jahren. Nach Vaters Verschwinden wollte meine Mam erst mal nichts mehr von Männern wissen.«

»Verstehst du dich gut mit Stephan Hauf?«

»Ja, das ist alles in Ordnung. Er ist zwar nicht so mein Typ, aber ich bin froh, dass meine Mutter ihn hat.«

»Und wie ging es Kirsten damit?«

»Da war es ähnlich. Auch wenn sie etwas sauer war, dass Mutter wegen des Hauses mich unterstützt hat und nicht sie. Sie meinte, ich sei ja immer Mams Liebling gewesen. Kirsten hat sich stets benachteiligt gefühlt, obwohl sie es war, die Mutter um Rat gefragt hat, wenn es um etwas ging. Richtig problematisch war es aber wohl mit ihren Schwiegereltern. Die haben sich nämlich auch noch in alles eingemischt.«

»Woher weißt du das, wenn ihr euch nicht viel gesehen habt?«, hakte Pia nach.

»Sie hat sich mal bei mir ausgeheult. Ist noch gar nicht so lange her. Sie und Harro wollten Kinder, doch es hatte bisher nicht geklappt. Ihre Schwiegermutter hat immer so Anspielungen deswegen gemacht und sie getriezt. Sie solle mal Zucker auf die Fensterbank streuen, dann würde sie auch schwanger, und so ’n Stuss. Kirsten meinte, mit den beiden auf dem Hof sei sie so gestresst und verspannt, das könnte niemals was werden mit einem Kind. Und sie sagte auch, sie habe Harro eine Art Ultimatum gestellt: Entweder leben nur sie und er in Zukunft gemeinsam auf dem Hof oder seine Eltern. Alle in einem Haus, das gehe einfach nicht.«

Am nächsten Morgen nach der Dienstbesprechung fuhren Pia und Broders wieder nach Düstersee.

»Hast du uns eigentlich angekündigt?«, fragte Broders, als sie auf den Hofplatz rollten.

»Nein. Ich wollte nicht, dass sich irgendwer vorher Gedanken macht, was er uns sagen will und was nicht.«

»Und wenn nun keiner da ist?«

»Dann warten wir.«

Broders' Befürchtung erwies sich jedoch als unbegründet. Harro Welling kam gerade aus dem Stall quer über den Hofplatz auf sie zu, als sie zur Eingangstür gingen. Er trug eine blaue Latzhose mit einem T-Shirt darunter. Er war verschwitzt und wischte sich die Hände an der Hose ab, bevor er sie begrüßte.

»Oh. Sind wir etwa verabredet?«, wollte er wissen.

»Nein, es ist ein spontaner Besuch«, erklärte Pia. »Wir haben ein paar Fragen, die sich gestern noch ergeben haben. Dürfen wir reinkommen?«

»Da habt ihr aber Glück, dass ich einen Moment Zeit habe«, sagte Harro friedfertig. »Dann kommt mal rein. Ich muss mich aber erst ein bisschen frisch machen.«

Sie warteten in der glänzenden neuen Einbauküche am Tresen, der die Kochecke vom Sitzplatz abtrennte. Harro kam nach ein paar Minuten, stellte Mineralwasser und Gläser auf den Tresen und schenkte allen ungefragt ein. Er legte sein Mobiltelefon daneben. »Es kann sein, dass mein Mitarbeiter mich gleich anfunkt. Eine meiner Kühe hat Probleme beim

Kalben. Dann muss ich rüber in den Stall. Aber solange alles ruhig ist, fragt nur. Worum geht's?«

Er nutzte das allgemeine Du, da Pia und er sich ja aufgrund ihrer Freundschaft zu Kirsten duzten. Sie fand seine Haltung etwas zu entspannt in Anbetracht der Tatsache, dass sie Ermittlungen anstellten zu den Todesumständen und dem möglichen Mord an seiner Frau. Andererseits konnte das forsche und burschikose Auftreten auch sehr gut seine gewohnte Art sein, mit unangenehmen und belastenden Situationen umzugehen. Pia hatte schon seltsamere Reaktionen im Laufe ihrer Polizeiarbeit erlebt.

Sie fragte ihn nochmals nach seiner Ehe, dieses Mal mit dem Hintergrundwissen, das sich aus den Gesprächen mit Jörg und Susanne Thomsen ergeben hatte. Er erwähnte ihren gemeinsamen Kinderwunsch und dass es zu Kirstens Kummer nicht mit einer Schwangerschaft hatte klappen wollen.

»Habt ihr miteinander darüber gesprochen? Wie seid ihr damit umgegangen?«, fragte Pia.

Harros Miene verschloss sich. »Bei mir ist alles in Ordnung. Das hatte ich früher schon mal geklärt. Und Kirsten wollte deswegen nicht zum Arzt gehen. Sie wollte sich nicht ›unter Druck setzen lassen‹, wie sie sagte.«

»Hat sie sich unter Druck gesetzt gefühlt?«

»Nein, natürlich nicht. Wir fanden nur, sie sollte sich auch untersuchen lassen. Man verliert so viel Zeit.«

»Wer ist ›wir‹?«

»Meine Eltern und ich.«

»Die hatten auch etwas dazu zu sagen?« Es gelang Pia kaum, ihre Verwunderung zu verbergen.

»Nicht direkt. Aber sie wünschen sich natürlich ein Enkelkind und einen Hoferben. Das ist doch normal.«

»Wie hat Kirsten darauf reagiert?«, hakte Pia gespannt

nach. Sie wollte das angebliche Ultimatum ihrer Freundin in Bezug auf seine Eltern nicht vorwegnehmen.

»Ach, sie hat sich bei mir beschwert, dass es doch wohl unsere Sache wäre. Sie wollte …«

»Ja?«

»Sie wollte, dass meine Eltern sich nicht mehr in unseren Haushalt und unsere Familienplanung einmischen.«

Pia baute ihm eine Brücke. »Hat sie gesagt, was sie tun würde, wenn das nicht klappt?«

Harro sah sie misstrauisch an. »Woher weißt du … Na egal. Sie wollte gern, dass meine Eltern sich nicht mehr einmischen und im Idealfall etwas weiter weg wohnen. Aber das ist nicht diskutabel.«

Pia nickte. Sie fragte Harro nach Birte und den angeblichen Mordanschlägen, die auf seine Ex-Frau verübt worden sein sollten. Er bestätigte, dass es ein Vorkommnis mit einem Auto gegeben habe, so wie Birte es beschrieben hatte, doch er bestritt, dass es ein Mordanschlag gewesen sein könnte. Das sei alles Einbildung seiner Ex, sagte er. Reiner Zufall, sowohl die Wespen als auch das Auto im Dorf, das sie beinahe umgefahren hätte.

»Hast du das Kennzeichen gesehen oder erkennen können, wer das Auto fuhr?«

»Nein, ich habe niemanden gesehen. Der Idiot hatte außerdem vergessen, sein Licht anzuschalten, und das Kennzeichen des Wagens war auch zu schmutzig, als dass es jemand hätte lesen können. Aber das ist doch normal bei so scheußlichem Wetter, wie es an dem Abend war. Mich hat die Polizei auch schon mal angehalten, weil mein Kennzeichen nicht lesbar war.«

»Um was für ein Auto handelte es sich denn?«, warf Broders mit gezücktem Kugelschreiber ein.

Harro hob die Schultern. »Irgendein dunkler Kombi war es.«

Pia trank ihr Glas aus und warf Broders einen Blick zu. »Soweit ich mich erinnere, war an dem Morgen, an dem Kirsten starb, einer der Melker mit dir im Stall, oder?«

»Ja, schon.«

»Der, der jetzt auch dort ist?«

»Ja. Rudi. Rudi Mazur. Wieso?«

»Weil mein Kollege ein paar Worte mit ihm wechseln möchte, wenn wir schon mal hier sind. Er geht einfach rüber zu ihm in den Stall.«

Broders starrte Pia erschrocken an, gestikulierte hinter Harros Rücken und fuhr sich mit der Hand an die Kehle.

»Ich muss sowieso gleich wieder in den Stall. Wir können zusammen gehen.« Harro rutschte auf seinem Sitz hin und her.

»Okay. Wir kommen gleich nach, Broders. Ich hab vorher noch eine Frage an dich, Harro«, sagte Pia.

Ihr Kollege verstand den Hinweis und verließ den Raum.

Harros Haltung signalisierte jetzt Ungeduld. Er sah erst auf seine Armbanduhr, dann auf sein Smartphone. Seine Arbeit konnte offenbar nicht länger warten.

»Wie geht es eigentlich eurem Praktikanten Paul?«, fragte Pia unbeirrt.

»Ach, der.« Harro zog die Augenbrauen zusammen. »Der hat gekündigt. War kaum ein Vierteljahr hier …«

»Hat er gesagt, warum?«

»Nein. Das ist es ja. Anscheinend will er nur zurück nach Rendsburg, zu seinen Eltern auf den Hof. Nun muss ich auf die Schnelle jemand Neues finden.«

»Das ist bestimmt nicht einfach. Paul machte einen netten und aufmerksamen Eindruck.«

»Vielleicht etwas zu sehr«, brummte Harro.

»Paul hat mir ja die Mühle und das Wehr gezeigt. Dabei erzählte er mir, dass Kirsten manchmal etwas ängstlich auf ihn wirkte.« Pia schilderte die Situation im Stall, wie sie sie von Paul gehört hatte.

»Ach, das. Der übertreibt. Kirsten war nur nicht gern in den Ställen unterwegs. Sie fürchtete sich angeblich vor den Ratten dort.« Er schnaubte.

Pia dachte an Broders im Stall. Wie viel Zeit brauchte er wohl noch? »Wo war Paul eigentlich an dem Morgen, als Kirsten verunglückt ist?«

»Er kam morgens erst aus Rendsburg zurück, weil sein Vater am Vorabend Geburtstag hatte.«

»Um wie viel Uhr war er hier?«

»Ich weiß es nicht mehr. Ich war zu sehr beschäftigt, weil die Melkanlage nicht richtig lief.«

»Hast du Paul zwischen Viertel nach sieben und halb neun, neun Uhr gesehen?«

»Ich weiß es einfach nicht mehr. Ihr könnt ja Rudi deswegen fragen. Der war die ganze Zeit über im Stall.«

Pia nickte. Sie rief sich in Erinnerung, was sie bereits wussten. Franz Welling war erst gegen halb zehn zurück auf dem Hof gewesen. »Dein Vater war ja an dem Morgen einkaufen. Wo war deine Mutter?«

»Ich nehme an, dass sie zu Hause war und ihren Haushalt gemacht hat. Wie immer.«

Die Wellings hatten kein Alibi für die Zeit, als Kirsten auf ihrer Joggingrunde ins Wasser gefallen und ertrunken war. Außer Harro vielleicht. Da kam es auf die Aussage des Melkers an. Broders war bei ihm, sodass sich Harro und Rudi Mazur zumindest jetzt nicht mehr absprechen konnten. Aber dazu war natürlich in den Tagen zuvor reichlich Gelegenheit gewesen. Ihre und Broders' Aktion war ein bisschen, wie den Stall abzusperren, nachdem das Pferd weggelaufen war, oder wie lautete das Sprichwort noch mal? Allerdings hätte Harro gut daran getan, mit niemandem über den Zeitraum zu reden, in dem Kirsten gestorben war, solange die Polizei offiziell von einem Unglücksfall ausging. All diesen Spekulationen lag natürlich die unbewiesene und nicht sehr wahrscheinliche Annahme zugrunde, dass Harro schuldig war …

Das Telefon auf dem Tresen läutete. Harro nahm es auf und meldete sich. »Okay. Alles klar, Rudi«, sagte er. »Ich komme sofort.« Er sah Pia an. »Tut mir leid«, meinte er. »Die Pflicht ruft.«

18. Kapitel

Pia und Harro verließen das Wohnhaus und gingen nebeneinander her zum Stallgebäude hinüber.

Vor der weit geöffneten Stalltür blieb Harro stehen. »Sorry, ich muss da jetzt rein«, sagte er. »Rudi und ich sind heute allein im Stall. Ich muss einmal nach dem Rechten schauen.«

»Kein Problem. Wir sind ja fertig«, erwiderte Pia. Für heute, setzte sie im Geiste hinzu.

Harro sah sich um. »Wo ist überhaupt dein Kollege abgeblieben?«

Das war eine gute Frage. Pia hielt auf dem Hofplatz und an ihrem Auto neben dem Wohnhaus nach ihm Ausschau. Doch er war nicht da. Hatte Broders den Melker überhaupt gefunden und ihn befragt? Oder hatte er sich nicht in die Nähe der Tiere getraut?

»Ich muss jetzt.« Harro nickte Pia noch einmal zu und verschwand im Stall.

Pia sah den Gang des Kuhstalls hinunter. Zu beiden Seiten streckten Kühe den Kopf in den Gang und fraßen Heu. Der Stall war weiträumiger und heller, als sie es erwartet hatte. Die Kühe konnten sich auf den Flächen links und rechts des Mittelganges frei bewegen. Weiter hinten sah Pia die Melkstände, wo Harro jetzt verschwunden war.

Ein paar Minuten später tauchte Broders im Gang auf und wankte auf sie zu. Als er näher kam, sah Pia, dass die Ärmel seines Hemdes aufgekrempelt waren, seine Arme mit Schleim und Blut verschmiert. Die Knie seiner Hose waren braun verfärbt. »Himmel, Broders, was ist denn mit dir passiert?«, fragte sie.

»Das vergesse ich nie, nie, nie, solange ich lebe«, stieß er hervor. Er schwankte, sodass sie ihn am Arm packte und hinausführte. Sie bugsierte ihn zu der Holzbank vor dem Stall. »Was ist passiert?«

Broders sank stöhnend auf die Bank. Pia setzte sich neben ihn, achtete dabei jedoch darauf, einen gewissen Abstand zu ihrem Kollegen zu wahren. »Ich bin gerade barfuß durch die Hölle gegangen«, murmelte er. »Ich habe gesehen, wie ein Kalb geboren wurde.«

»Das war sicher ein eindrucksvolles Erlebnis«, sagte Pia vorsichtig. Ihr Kollege roch nach Kuhdung, Stroh, Blut und süßlich nach Fruchtwasser.

»Eindrucksvoll?«, krächzte er. »Es war grauenhaft! Dabei war ich nur diesem Rudi gefolgt, um ihn zu befragen, wie *du*«, er deutete mit dem Finger auf ihre Brust, »es vorgeschlagen hast. Rudi tat so, als wollte er mit mir reden, und hat mich damit hinterhältig immer weiter in diesen Stall des Grauens gelockt. Du siehst von hier aus ja nur den harmlosen Teil, Pia. Fressende Kühe in netter Umgebung. Aber weiter hinten … da geht echt die Post ab.«

Sie reichte ihm ein Papiertaschentuch, mit dem er sich über das verschwitzte Gesicht fuhr. Er betrachtete anschließend die Dreck- und Blutschlieren darauf und stöhnte auf. »Stell dir vor: Da sah ich eine riesige Kuh allein im Stroh auf dem Stallboden liegen, und ich hatte den Blick frei auf ihr Hinterteil. Ich wollte gar nicht hinschauen, aber ich musste … Sie kalbte! Da war schon die Fruchtblase zu sehen, mit den Vorderbeinen des Kalbs darin. Sie guckten schon da raus! Ich wollte nichts wie weg. Doch dieser Rudi packt mich am Arm, als ich mich rückwärts davonmachen will. Er ruft, dass es schneller geht, als er erwartet hat, dass er es allein nicht schafft und meine Hilfe braucht. Ehe ich mich's versehe, knie ich auf dem Boden in einem Kuhfladen und ziehe mit Rudi gemeinsam an den Vorderbeinen des Kalbs, die noch halb in der Kuh drinstecken …«

»Da hast Geburtshilfe geleistet?«

»Ich hatte keine Wahl! Dieser Rudi hat mich angebrüllt, mir befohlen, was ich zu tun habe. Und da hat sich mein Gehirn wohl ausgeschaltet, und ich habe nur noch funktioniert.«

»Erstaunlich«, sagte Pia. Broders mochte Tiere nicht und fürchtete sich wohl auch vor ihnen Er hatte normalerweise schon Probleme, an einem Hund vorbeizugehen, der größer als eine Handtasche war.

»Als der Kuh die Fruchtblase geplatzt ist, ist mir die ganze Suppe über die Beine gelaufen. Ich wusste gar nicht, dass Fruchtwasser so süßlich riecht. In dem Moment hat es mich nicht mal sonderlich gestört. Stell dir vor: Ich bin nicht gleich aufgesprungen, um mich zu säubern, sondern hab nur auf das kleine Maul gestarrt, das da plötzlich aus der Kuh auftauchte. Dann kam der ganze Kopf und dann …«

Broders atmete so heftig, dass Pia überlegte, wo sie eine Papiertüte hernehmen sollte, falls er hyperventilieren sollte. Zur Not könnte er vielleicht in ihre leichte Jacke atmen? Sollte sie die schon mal ausziehen?

»Mit einem Mal ging es ganz schnell. Das Kalb flutschte nur so heraus und lag mir quasi auf dem Schoß. Es war so klein …« Er deutete die Länge mit den Händen an.

»Wow«, sagte Pia.

»Die Nabelschnur ist gerissen, und danach kam noch eine Menge fieses Geschmadder aus der Kuh heraus. Das Kalb rührte sich nicht. Rudi hat die Reste der Fruchtblase entfernt und dem Kleinen ins Maul gefasst. Plötzlich riss er an meinem

Arm und rief: »Los, los!«, und half mir aufzustehen. Keine Sekunde zu früh, denn die Kuh stand auch auf!«

»Und das Kalb?«, fragte Pia.

»Das Kälbchen rührte sich immer noch nicht. Die Kuh hat es abgeleckt. Ich habe nur gedacht: Bitte lebe, bitte lebe!« Broders sah Pia an. »Beinahe hätte ich ein Gebet für ein Kalb gesprochen. Ich habe seit vierzig Jahren nicht mehr gebetet.«

»Und dann?«, wollte Pia wissen.

»Mein Kälbchen hat den Kopf gehoben und sich ein bisschen geschüttelt. Ich stand da und konnte nicht glauben, dass der Kleine so schnell schon fit ist. Die Kuh hat ihn immer weiter geleckt. Rudi hat mich gefragt, wie es denn heißen soll, da ich doch nun der Pate sei ...«

»Du bist der Kuh-Pate?«

»Ja und?«, versetzte Broders. »Hab ich dem Kleinen unter Lebensgefahr auf die Welt geholfen oder nicht?«

»Lebensgefahr?«, fragte Pia.

»Natürlich. Und sie besteht immer noch. All die Keime, mit denen ich in Berührung gekommen bin ... Jedenfalls hab ich mir gewünscht, dass das Kalb Hermann heißt.«

»Okay?«

»Ja. Nach meinem Großvater. Nur, dass Rudi sagte: ›Mensch, das Kleine ist ein Mädchen. Eine Kuh.‹ Also sagte ich: ›Dann eben Hermine.‹« Broders grinste glücklich. »Ich bin der Pate von Hermine, einer schwarzbunten Kuh. Oh Mann, und nun fall ich ... glaube ich ... in Ohnmacht.«

Harro kam aus dem Stall, gefolgt von einem weiteren Mann. Broders hatte sich wegen seines Schwächeanfalls für ein paar Sekunden auf der Bank ausgestreckt, doch als er die Schritte hörte, richtete er sich stöhnend wieder auf.

Harro blinzelte in die Sonne, sah dann auf Pia neben der Bank und auf Broders, der darauf saß. Der Mann hinter ihm steckte in Arbeitsoverall und trug Gummistiefel. Er schien in etwa so alt wie Broders zu sein, war deutlich kleiner und wog etwa die Hälfte von ihm.

»Hi, Rudi«, sagte Broders schwach. »Ist auch alles gut mit Hermine?«

»Alles bestens.« Der Melker deutete auf Pias Kollegen. »Der Mann da war es. Er hat mir geholfen.« Es klang, als streiften ständig Legionen von Männern über den Hof, um endlich mal einer Kuh beim Kalben zu helfen.

Harro starrte Broders mitsamt seiner verschmutzten Kleidung verblüfft an.

»Die Polizei, dein Freund und Helfer«, sagte Pia.

Broders hatte sich noch notdürftig gereinigt, bevor er ins Auto gestiegen war. Trotzdem begleitete sie der Geruch der Kuh-Entbindungsstation bis nach Lübeck.

»Nicht, dass du denkst, ich hätte mich nur um Hermine gekümmert«, sagte Broders, nachdem er die Geburt noch einmal in allen farbigen Details geschildert hatte. »Ich hatte vorher schon diesen Rudi nach Harro befragt.«

»Konnte er sich an den betreffenden Morgen erinnern?«

»Ja. Er meinte, dass er ihn wohl nie vergessen wird. Seiner Aussage nach war es so: Er war an dem Tag ab fünf Uhr im Stall. Harro kam um Viertel vor sechs dazu und hat mit ihm gemeinsam die Kühe versorgt und gemolken. Sie waren nur zu zweit. Gegen sieben ist Harro verschwunden. Er tat das angeblich fast jeden Morgen, um mit Kirsten gemeinsam einen Kaffee zu trinken. Rudi blieb im Stall. Er macht seine Frühstückspause später.«

»Er hat Harro also um sieben Uhr aus den Augen verloren«, resümierte Pia. »Um wie viel Uhr hat er ihn wiedergesehen?«

»Erst um kurz vor neun. Harro war vorher angeblich in einem anderen Teil des Stalls, weil die automatische Fütterung nicht so lief, wie sie sollte. Er ist mehr für die Technik zuständig. Die offizielle Frühstückspause ist immer um Viertel nach neun. Da hat Rudi Harro angeblich gesehen, wie er rüber ins Haus gegangen ist. Rudi hat an dem Tag allein im Personalraum etwas gegessen. Dort stehen eine Kaffeemaschine, eine Mikrowelle und ein kleiner Kühlschrank. Den Raum für die Mitarbeiter gibt es, seit die Wellings den neuen Kuhstall gebaut haben.«

»Was geschah weiter?«

»Normalerweise sollte Harro um halb zehn wieder im Stall sein, doch er kam nicht. Rudi hat erst bemerkt, was passiert war, als Harro in den Stall gerannt kam und sagte, er habe den Rettungswagen gerufen. Kirsten sei etwas passiert ...«

»Harro hat um neun Uhr zweiundfünfzig die Einsatzleitstelle angerufen«, bestätigte Pia. »Und nach Rudis Aussage hat er ja demnach für die Zeit, in der Kirsten mutmaßlich in das Wehr gestürzt und ertrunken ist, kein Alibi.«

»Ja. Doch es fehlt noch jemand in der Gleichung«, entgegnete Broders. »Rudi sagt, Paul hätte an dem Tag um sieben Uhr im Stall erscheinen sollen. So war es verabredet, weil er an dem Morgen nämlich direkt aus Rendsburg von seinen Eltern kam. Doch er erschien erst gegen Viertel nach acht mit der Entschuldigung, er habe im Stau gestanden.«

»Das ist ja auch spannend. Dann kann Paul ohne Weiteres auf der Fahrt von Rendsburg zum Hof der Wellings an der Mühle gehalten haben. Er wusste ja, wann und wo Kirsten joggt. Er könnte sie auf ihrer Runde erwartet und sie dann gegen den Kopf geschlagen haben, sodass sie am Wehr ins Wasser fiel und ertrank.«

»Ja. Das ist möglich. Doch warum sollte er das tun?«

»Das ist die große Frage. Angeblich hat er sich ja sogar recht gut mit ihr verstanden.«

»Eines sagte dieser Rudi noch.«

»Was denn?«

»Er meinte, dass Paul anscheinend hinter Kirsten her war. Es klingt eher unwahrscheinlich bei dem Altersunterschied. Aber warum eigentlich nicht? Weshalb sollte Rudi sich so etwas ausdenken?«

»Weil er Paul nicht mag?«, schlug Pia vor. »Oder um von sich selbst und seinem Interesse an der Frau seines Chefs abzulenken? Paul hat mir nämlich neulich erzählt, dass Kirsten seiner Ansicht nach vor jemandem Angst hatte.« Sie schilderte ihrem Kollegen die Situation im Stall, von der Paul ihr berichtet hatte.

»Pia, das muss gar nichts zu bedeuten haben. Wir drehen uns im Kreis.«

»Wird dir etwa schon wieder schwindelig?«

»Nein.« Er hielt seinen Arm vor die Nase. »Aber dieser Geruch macht mich fertig.«

Nachdem die Polizisten seinen Hof verlassen hatten, ging Harro zu dem neugeborenen Kalb. Er lehnte sich an die Boxenabtrennung und schaute dem Kälbchen zu, wie es trank. Rudi hatte bereits alle Arbeiten, das Kalb betreffend, erledigt. Auf ihn konnte er sich allzeit verlassen. In jeder Beziehung. Eigentlich hatte er genug anderes zu tun. Doch er war zu aufgewühlt von der Befragung durch die Polizei, und die Nähe der Tiere beruhigte ihn. Er fand sogar eine gewisse Genugtuung in der Vorstellung, wie der arrogante Kriminalkommissar auf dem Stallboden gekniet und dem Kalb auf die Welt geholfen hatte. Rudi hatte den Mann auf seine trockene Art sogar gelobt. Er habe sich, nachdem er den ersten Schrecken überwunden hatte, »ganz brauchbar angestellt«.

Was Rudi von Kirsten nie behauptet hatte ... Ihre Versuche, seine Frau für gewisse Arbeiten auf dem Hof zu begeistern, waren allesamt fehlgeschlagen. Wenn sie wenigstens seine Mutter entlastet hätte. Weiterhin waren in der Erntezeit alle zu seinen Eltern in die Küche gekommen, wenn sie Hunger hatten, und soweit er wusste, hatte niemand sie je hungrig verlassen. Kirsten hatte dazu nur gesagt, sie habe keine Lust, morgens um sieben als Erstes den Kopf in die Gefriertruhe zu stecken auf der Suche nach Schweinebraten und Hirschgulasch. Außerdem könne sie gar nicht für so viele Leute kochen. Als er geantwortet hatte, man könne alles lernen, hatte Kirsten in schnippischem Tonfall entgegnet, dass sie keine Lust habe, abends mit einem Kochbuch zu Bett zu gehen.

Er seufzte tief. Irgendwie hatte er alles verkehrt gemacht. Und das nach seinem Fiasko mit Birte ... Seine Eltern hatten damals schon gesagt, er solle sich eine Frau aus ihren Kreisen suchen.

Im Geiste ging er die Frauen in seinem Freundes- und Bekanntenkreis durch, die mit dem Landleben vertraut waren. Alle, die halbwegs attraktiv waren, hatten inzwischen längst geheiratet und jede Menge Kinder. Glückliche Familien, wohin er schaute.

»Hallo, Harro!«

Er zuckte zusammen. Seine Nachbarin trug Jeans, ein T-Shirt, auf dem das Comicbild eines Schafs aufgedruckt war, und ein grün-weiß gepunktetes Tuch um den Kopf, unter dem ein paar rote Haare hervorlugten. Sie hatte sich ihm in ihren Kunststoffclogs geräuschlos genähert.

Anja lächelte schüchtern. »Rudi hat mir gesagt, dass du bei dem neuen Kälbchen bist. Es heißt Hermine, hab ich gehört. Ich wusste gar nicht, dass ihr Harry-Potter-Fans seid.«

»Das sind wir auch nicht. Bei der Geburt des Kalbs war ein Polizist dabei. Rudi hat ihn gefragt, wie es heißen soll, und er hat den Namen ausgesucht.«

»Die Polizei war hier? Wegen Kirsten?«

Er nickte, ohne sie dabei anzusehen.

»Harro, das tut mir leid.«

»Wieso das denn? Die machen doch nur ihre Arbeit.« Es klang gröber, als er es beabsichtigt hatte.

Ihr Lächeln erlosch.

»Nein, mir tut es leid, Anja. Was machst du hier? Arbeitest du heute nicht?«

»Ich habe mir ein paar Tage Urlaub genommen«, sagte sie.

»Willst du wegfahren?«

»Nein. Du weißt doch, dass ich am liebsten daheim bin. Ich bin hier sozusagen so fest verwurzelt wie ein Baum.« Nun lächelte sie doch wieder.

»Ja, das kenne ich.« Seine Gedanken wanderten zu Birte, die ständig Urlaubspläne geschmiedet hatte: Teneriffa, Griechenland, die Malediven ... der absolute Horror! Seine Hochzeitsreise mit ihr nach Sylt hatte ihm vollends gereicht. Ein langes Wochenende, mehr war nicht drin gewesen. Länger hatte er seinen Vater nicht allein lassen wollen. Aber ihr hatte es nicht ausgereicht ... Ihr war nie etwas gut genug gewesen. »Erinnerst du dich an neulich Abend? Die Sitzung im *Dorfkrug*?«

»Ja, klar. Als du mich nach Hause gefahren hast ...«

»Da ist doch ein Auto sehr nah an uns vorbeigefahren, als ich noch mit Birte geredet habe ...«

»Ja, ich erinnere mich. Wir wollten los, und sie hat dich wegen irgendwas zugequatscht.«

Harro sah Anja irritiert an. »Na ja. Jedenfalls hat sie der Polizei gegenüber behauptet, dass der Autofahrer sie überfahren wollte. Dass es da jemand auf sie abgesehen hatte.«

»So ein Blödsinn!«, entfuhr es Anja. »Sie will sich mal wieder wichtigmachen. Entschuldige, Harro. Aber ich habe nie besonders viel von Birte gehalten.«

»Genau wie meine Eltern.« Er lächelte schief. »Also denkst du auch, an der Sache mit dem Auto ist nichts dran?«

»Natürlich nicht. Wer sollte denn ein Interesse daran haben, Birte etwas anzutun?«

»Das weiß ich auch nicht«, gab Harro zu.

»Wenn es Kirsten gewesen wäre …«, sagte Anja.

»Was dann?«

»Dann würde es noch einen gewissen Sinn ergeben.«

»Denkst du etwa auch, dass Kirsten ermordet worden ist?«

»Nein, eigentlich nicht. Ich fand es nur beunruhigend, was Birte so über sie geredet und wie sie Kirsten angesehen hat.«

»Ihr Frauen seid doch alle gleich«, sagte Harro kopfschüttelnd. »Immer diese Eifersucht und Missgunst. Der ganze Klatsch interessiert mich nicht.«

Anjas Wangen wurden rot, und sie wandte ihr Gesicht wieder in Richtung der Box. Einen Moment lang sahen sie schweigend dem Kälbchen zu.

»Tut mir leid. Ich bin wohl gerade kein guter Gesprächspartner«, bemerkte Harro schließlich reumütig.

»Das macht nichts. Hermine ist es umso mehr. Ich könnte stundenlang mit dir hier bei den Tieren stehen«, sagte Anja.

»Im Stall ist es meistens friedlich«, bestätigte Harro. »Entschuldige, dass ich eben so grob zu dir war. Zurzeit wächst mir auf dem Hof und auch privat alles über den Kopf, Anja. Mein Praktikant, Paul, hat übrigens auch noch gekündigt.«

»Oje. Sag mir bitte Bescheid, wenn ich dir irgendwie helfen kann, Harro.« Anja legte die Hand auf seinen Arm und sah ihm in die Augen. »Du weißt, ich meine das ernst.«

»Danke für das Angebot.« Er blickte zur Seite und nahm den Arm weg, sodass ihre kräftige kleine Hand herunterfiel. »Ich wüsste allerdings nicht, wie du mir helfen kannst.«

19. Kapitel

Alex Rauch zog genervt die Augenbrauen zusammen, als er sah, wer da durch Jörg Thomsens Garten auf ihn zukam. Die Bezeichnung »Garten« war inzwischen arg geschmeichelt. Die Bauarbeiter hatten mit ihren Spaten und Schaufeln und dem kleinen Bagger inzwischen ganze Arbeit geleistet. Zwei Kollegen von der Spurensicherung und sogar der Rechtsmediziner hatten sich in der letzten halben Stunde ebenfalls eingefunden, um den geheimnisvollen Toten in dem Stollen in Augenschein zu nehmen. Glücklicherweise gelang es den Schutzpolizisten noch, die Journalisten und Fotografen vom Grundstück fernzuhalten. Für den Toten kursierte in der Presse bereits der Spitzname »Ostsee-Ötzi«.

Marten Unruh umrundete die Terrassensteine, die sich an der Seitenwand des Hauses und auf dem verbliebenen Grünstreifen vor den Büschen stapelten. Dort, wo mal ein Gartentisch, Stühle und ein Grill gestanden hatten, häuften sich jetzt Erde in unterschiedlichen Schattierungen, Sand, Steine und Bauschuttreste. Holzbohlen, die die Bauarbeiter in den Boden getrieben hatten, stützten die tiefe Grube ab, die im Laufe des Vormittags entstanden war.

Marten trat auf ihn zu. Der Lärm des Bohrhammers, mit dem gerade das Fundament bearbeitet wurde, machte jegliche Unterhaltung unmöglich. Alex nickte seinem Kollegen zu. Der arrogante Typ von der Sondereinheit des LKA, den Pia ja anscheinend von früher kannte, hatte ihm an diesem Vormittag gerade noch gefehlt.

»Wie weit seid ihr hier?«, fragte Unruh, als der Bohrhammer einen Moment pausierte.

»Die Arbeiter sind bereits in den alten Stollen vorgedrungen, in dem der Tote liegt. Ich hab aber gerade erfahren, dass dort ein Teil der Decke eingestürzt ist. Das ist der Bereich, der unter dem Keller des Wohnhauses liegt. Wir können weder das Leben der Leute riskieren noch dass das Haus einstürzt, und den Leichnam müssen wir auch noch unbeschädigt da herausholen.«

»Ist ein Spurensicherungsteam vor Ort?«

Alex unterdrückte ein genervtes Stöhnen. »Ja, alle stehen Gewehr bei Fuß. Bevor wir an dem Toten dran sind, können die aber nicht viel tun.«

Marten nickte, den Blick auf die Baugrube gerichtet.

Nach ein paar Minuten näherte sich der Bauleiter mit Helm und Sprechfunkgerät in der Hand. »Wir haben jetzt freie Sicht auf die Leiche. Sie können einen von Ihren Leuten da reinschicken, um Spuren zu sichern. Aber nur einen! Und einer meiner Männer bleibt die ganze Zeit bei ihm.«

Die Aktion zog sich über mehrere Stunden hin. Die Kriminaltechniker sammelten Spuren; der Rechtsmediziner bestand darauf, die Leiche in der Auffindesituation zu inspizieren. Dann endlich, als etliche Aufnahmen gemacht und Tüten mit möglichen Beweisstücken in einigen Kunststoffboxen verstaut worden waren, wurde der Tote geborgen. Alex hielt vor Anspannung die Luft an, als er für Sekunden das Gesicht der Leiche erblickte, deren Bild er gefühlte hundert Mal auf dem Monitor im Kommissariat angeschaut hatte. Der Anblick erinnerte ihn an den einer Mumie oder Moorleiche, denn die Leiche war kaum verwest. Der Tote musste dort unten ständiger Feuchtigkeit und zu wenig Sauerstoff ausgesetzt gewesen sein, was den Verwesungsprozess über Jahrzehnte behindert hatte. Man nannte das eine »Fettwachsleiche«, weil sich das menschliche Fett in eine Art Wachs verwandelte. Alex hatte sich extra noch einmal darüber schlaugemacht. Die Folge war diese »natürliche Mumifizierung«.

Die Leiche wurde sofort abgedeckt und in einen Zinksarg gehoben. Gerade rechtzeitig, denn es knackte in den Büschen, und ein Fotograf tauchte mit gezückter Kamera zwischen den Zweigen auf. Es musste ihm irgendwie gelungen sein, die Polizeiabsperrung zu umgehen.

Alex stellte sich dem Mann in Jeans, brauner Lederjacke und Vollbart in den Weg, der noch versuchte, über seine Schulter hinweg zu fotografieren. Alex hielt die Kamera fest, drückte sie mit dem Objektiv nach unten und wies den Mann scharf zurecht. Er hätte genauso gut mit dem Bagger neben der Baugrube reden können. Aus den Augenwinkeln sah er, wie der Tote im Wagen eines Bestattungsinstituts verschwand. Enttäuscht riss der Fotograf Alex die Kamera aus der Hand und verschwand in die Richtung, aus der er gekommen war.

»Fährst du jetzt gleich hinterher?«, fragte Marten, als Alex wieder zu den anderen trat. »Dann komme ich mit. Ich werde bei der Obduktion dabei sein.«

Alex musterte ihn. »Nein. Heute passiert da noch gar nichts. Morgen Vormittag war der schnellstmögliche Termin. Der Mann hat jetzt so lange dort unten herumgelegen, da kommt es auf vierundzwanzig Stunden mehr oder weniger auch nicht mehr an.«

»Wenn ihr meint.« Marten warf einen Blick zu der Absperrung hinüber, wo sich immer noch die Fotografen und Journalisten drängten. »Dann also morgen.«

Sie konnten froh sein, dass es überhaupt so zügig ging. Und es passte Alex nicht, dass ausgerechnet Marten Unruh dabei sein würde und nicht einer seiner Teamkollegen, mit denen er den Fall bearbeitete. Aber er wusste, dass eine Beschwerde zwecklos war. Er würde nichts dagegen ausrichten können. Marten Unruh hatte sich zur Seite gedreht und telefonierte. Wo immer der Kerl genau herkam, er hatte beste Verbindungen, hieß es.

»Ich hab in einer Stunde einen Termin, der euch auch interessieren könnte«, sagte Marten, als er das Telefonat beendet hatte.

»Mit wem? Worum geht's?«

»Peter Minsen ist sein Name. Er lebt als Pensionär in Heikendorf.«

»Ach ja?«

»Minsen war früher bei KWG beschäftigt und der direkte Vorgesetzte des Mannes, der hier im Haus gewohnt hat.«

»Der Vorgesetzte von Richard Thomsen? Der vor fünfzehn Jahren spurlos verschwunden ist?«

»Genau von dem.«

Peter Minsen wohnte in einem weißen Einfamilienhaus mit schwarzem Satteldach und angebauter Doppelgarage. Eine mit Heckenrosen bewachsene Feldsteinmauer schirmte sein Grundstück zu der ruhigen Wohnstraße hin ab. Marten und Alex fanden trotz der Nähe zu Strand und Ostsee sofort einen Parkplatz.

Peter Minsen öffnete ihnen in kurzer beiger Hose und einem hellblauen Poloshirt die Tür. Sein Haar war weißgrau, seine Haut braun gebrannt, und wenn sich seine Züge entspannten, zeichneten sich die Augenfältchen sternförmig und blass von der stark gebräunten Haut ab. Anscheinend war er ein Mann, der sich nichts aus Sonnenbrillen machte. Durch seine Körperlänge von über eins neunzig und mit der kantigen Figur wirkte er jünger als die fünfundsiebzig Jahre, die er alt war. Alex hatte sich während der Fahrt über ihn informieren lassen. Peter Minsen war vor vierzehn Jahren, nach sechsunddreißig Jahren bei KWG, in den vorzeitigen Ruhestand gegangen und genoss seitdem offenbar gemeinsam mit Ehefrau Ingrid das ruhige Leben am Meer und gelegentliche Fernreisen.

Nichts für ungut, dachte Alex. Sich über Jahrzehnte in einer Führungsposition bei einer Firma zu halten, die in der Zeit etwa dreimal den Besitzer gewechselt hatte, war sicher nicht ganz leicht gewesen.

Peter Minsen führte sie durch das dunkle Haus. Im Erdgeschoss waren die Rollläden heruntergelassen, wohl um die Innenräume vor der Sonneneinstrahlung zu schützen. Es war stickig und roch nach Möbelpolitur und Suppe. Sie gelangten auf eine überdachte Terrasse, wo sich die Mittagswärme unter dem Glasdach staute. Ein Tisch war mit einer kariert gemusterten Stoffdecke eingedeckt, Stühle aus künstlichem Rattan standen drumherum. Auf einem Tablett mit Pferdemotiv befanden sich eine Flasche Mineralwasser, ein Glas und eine benutzte Teetasse.

»Setzen Sie sich bitte, meine Herren. Ich hole Ihnen noch ein paar Gläser. Ich bin heute allein hier. Meine Frau ist den ganzen Tag auf dem Golfplatz. Oder möchten Sie vielleicht lieber Kaffee?«

»Für mich nur Wasser«, sagte Alex, während Marten für Kaffee plädierte.

Minsen zuckte die eckigen Schultern und schlenderte zurück ins Haus. Ein Mann, der es gewohnt war, Menschen zu steuern und scheinbar ungezwungen mit ihnen zu kommunizieren, egal, um was es ging. Oft begegneten ihnen in Vernehmungssituationen vorsichtige bis hin zu hochnervösen Leuten. Je nervöser, desto unschuldiger waren sie zumeist.

»Nichts schreckt so sehr ab wie die Verfolgung Unschuldiger«, hatte Alex mal eine befreundete Staatsanwältin sagen hören. Wenn an dieser Küchenpsychologie etwas Wahres war, dann war Peter Minsen alles andere als »unschuldig«.

»Wir trinken den Kaffee noch ganz ›*old school*‹, als Filterkaffee. So mögen Ingrid und ich ihn am liebsten. Möchten Sie trotzdem einen?«, fragte Minsen, als er mit Gläsern zurückkehrte.

»Hauptsache Koffein«, sagte Marten.

Als alle mit Getränken versorgt waren, lehnte Minsen sich in dem knarzenden Stuhl zurück und schlug die nackten, braunen Beine übereinander. »Womit kann ich Ihnen denn nun helfen, meine Herren?«

»Es geht um Ihre Tätigkeit bei KWG und speziell um einen Ihrer damaligen Mitarbeiter. Richard Thomsen.«

»Ach herrje. Richard Thomsen! Und damit kommen Sie jetzt an? Das war eine unerfreuliche Geschichte. Und schon so lange her.«

»Beginnen wir mit Ihnen, Herr Minsen. Seit wann haben Sie bei der KWG gearbeitet und in welchen Funktionen?«

Er schilderte ihnen in spröden Ausführungen seinen Werdegang vom Werkstudenten, der 1969 bei KWG angefangen und sich dann langsam hochgearbeitet hatte, bis er im Jahr 2000 die Leitung der Entwicklungsabteilung für Antriebstechnik übernommen hatte. Dort war Richard Thomsen als Ingenieur beschäftigt gewesen und demnach einer der ihm unterstellten Mitarbeiter.

»Was war Thomsen für ein Mensch?«, wollte Marten wissen.

Minsen wiegte den Kopf. »Ach, wissen Sie, damals hätte ich gesagt, Thomsen war ein guter Mann, technisch hochbegabt, leistungsorientiert, doch etwas schwierig im Umgang.

Deshalb ist er auch nie für eine leitende Position in Betracht gezogen worden.«

»Was meinen sie mit ›schwierig im Umgang‹?«, fragte Alex.

»Richard Thomsen war etwas jünger als ich. Als ich die Abteilung für Antriebstechnik auf dem U-Boot-Sektor im Jahr 2000 übernommen habe, muss er so Anfang fünfzig gewesen sein. Ein Zeitpunkt also, an dem man an der eigenen Karriere in einem größeren Konzern noch etwas drehen kann. Richard lieferte hervorragende Ergebnisse als Ingenieur, doch er war zu detailversessen. Ihm fehlte der Blick auf das große Ganze. So kam es, dass er gesetzte Ziele nicht erreichte und sich verzettelte. Als er bei anstehenden Beförderungen nicht berücksichtigt wurde und auch die Gehaltsentwicklung nicht mehr seiner Vorstellung entsprach, fragte er nicht, wie er sich verbessern könne. Nein, die anderen waren schuld daran. Ich habe manche Auseinandersetzung mit ihm geführt. Aber da ich von seiner Kompetenz im rein wissenschaftlichen Bereich überzeugt war, stand ich immer hinter ihm.«

»Schildern Sie uns bitte, warum er ab Herbst 2004 nicht mehr bei KWG gearbeitet hat.«

Minsen schnaubte. »Das ist doch hinlänglich bekannt: Er ist auf einem Ostseetörn spurlos von seinem Segelschiff verschwunden.«

»So heißt es offiziell«, sagte Marten. »Es gab aber auch Zweifel.«

»Da wissen Sie mehr als ich«, konterte Minsen. »Es gab Zeugen, die gesehen haben, wie er den Hafen von Bodewind auf seiner Segeljacht *Mirabella* verlassen hat. Es war alles so hochdramatisch, dass ich mir sogar den Namen dieses Schiffes merken konnte. Er ist auch noch von befreundeten Seglern auf der Förde gesehen worden und hat ihnen zugewinkt.

Dann verliert sich angeblich seine Spur. Bis sein Schiff vor Dänemark irgendwo auf Grund gelaufen ist. Und kein Hinweis auf Richard Thomsen ...«

»Es heißt, dass er ein verdammt guter Segler war.«

»Das kann ich nicht beurteilen. Aber ja, so sagte man es mir. Dann kamen Kollegen von Ihnen und haben viele Fragen gestellt. Mir und auch meinen Mitarbeitern in der Abteilung.«

»In welche Richtung zielten die Fragen?«

»Die Polizisten wollten wissen, ob Thomsen sich vielleicht umgebracht hat. Dabei kam natürlich auch heraus, dass er mit gewissen Entscheidungen bei KWG, was seine Karriere betraf, nicht ganz einverstanden war. Aber deswegen begeht man keinen Suizid. Er hätte jederzeit anderswo anfangen können.«

»Es gab auch andere Gerüchte«, erwiderte Marten.

Minsen starrte einen Moment in die Ferne, auf einen Punkt, der weit außerhalb seines gepflegten Gartens lag. »Ja, das stimmt«, räumte er ein. »Es hätte ein Unfall gewesen sein können oder ein Selbstmord, und irgendjemand hat herumerzählt, dass Richard Thomsen sich womöglich abgesetzt habe.«

»Was halten Sie von dieser Theorie?«

Wieder das ungelenk aussehende Schulterzucken. »Davon halte ich sehr viel. So manchem Mann wurden in der Midlife-Crisis schon eine langjährige Ehe, anspruchsvolle Kinder und ein bis zur Rente mit Hypotheken belastetes Eigenheim zu viel. Wenn es darüber hinaus auch im Beruf nicht so klappt, was bleibt dann noch? Ehrlich gesagt war das beinahe mein erster Gedanke, als ich von Richard Thomsens Verschwinden erfahren habe.«

»Haben Sie das auch der Polizei damals erzählt?«

»Ich habe es den Beamten gegenüber zumindest nicht ausgeschlossen. Ich wollte in meiner damaligen Position allerdings nicht deutlicher werden.«

»Warum nicht?«

»Weil es mir nicht zustand. So gut kannte ich Richard Thomsen ja nicht. Und die Ermittlungsergebnisse sprachen wohl nach kurzer Zeit dagegen, dass er sich abgesetzt hat. Keine verdächtigen Kontobewegungen, keine ebenfalls verschwundene Geliebte, kein fehlender Reisepass, Dokumente und so weiter.«

»Wenn Richard Thomsen sein Verschwinden von langer Hand geplant hatte, hätte er alles entsprechend unverdächtig aussehen lassen können«, gab Marten zu bedenken.

»Ja, von seinen intellektuellen Fähigkeiten und seiner Physis her auf jeden Fall. Es sprach allerdings auch etwas Gravierendes dagegen.«

»Und zwar?«

Peter Minsen lächelte etwas schief. »Ich hatte immer den Eindruck, dass er seine Familie liebt. Dass er das besonders seinen Kindern niemals angetan hätte: die Qual der Ungewissheit, und das über so eine lange Zeit hinweg. Und außerdem sind inzwischen fünfzehn Jahre vergangen, und es ist nie mehr eine Spur von Richard Thomsen aufgetaucht.«

Marten nickte scheinbar in Gedanken versunken. Dann sagte er: »Und warum haben Sie kurz darauf Ihren Job bei KWG verloren?«

Minsen, der gerade die Kaffeetasse zum Mund führte, hielt in der Bewegung inne. »Also, so war es doch gar nicht, Herr Unruh«, erwiderte er ärgerlich. »Wenn Sie die Fakten nicht kennen, sollten Sie nicht solche Aussagen in den Raum werfen.«

»Wie war es dann? Bitte berichtigen Sie mich, wenn ich

falschliege. Im Herbst 2004 verschwand Richard Thomsen, einer Ihrer engsten Mitarbeiter in der Entwicklungsabteilung von KWG. Im Sommer 2005 saßen Sie schon hier auf Ihrer Terrasse, im Vorruhestand mit einundsechzig Jahren. Das erforderte doch einiges an Verhandlungen und Vorbereitungen. Ich würde sagen, das ging schnell.«

»Ich hatte das schon länger geplant. Es hatte nichts mit Richard Thomsen zu tun.«

»Tatsächlich? Ihre Abfindung soll für KWG-Verhältnisse außergewöhnlich hoch gewesen sein.«

Alex sah trotz der Sonnenbräune die Röte in Peter Minsens Gesicht aufsteigen. Er setzte die Tasse hart auf der Untertasse ab. »Soll sie das?« Er trommelte mit den Fingerspitzen auf dem Tisch herum.

Marten nannte eine Summe, die Alex trocken schlucken ließ.

Minsen blickte Marten Unruh direkt in die Augen. »Es ist schon so lange her. Aber Sie sind erstaunlich gut informiert. Und es stimmt, die wollten mich damals loswerden«, gab er mit einem bitteren Lächeln zu.

»Weshalb denn?«

Alex sah, wie es in Minsens Kopf arbeitete. Wie er das Für und Wider gegeneinander abwog. »Eigentlich sind alle, die sonst noch darin verwickelt waren, jetzt tot oder nur noch zahnlose Tiger in einem Seniorenheim«, sagte er nachdenklich. »Vielleicht ist das die ausgleichende Gerechtigkeit.«

»Gerechtigkeit kann es nur für die Lebenden geben. In diesem Fall die Überlebenden der Familie Thomsen. Kirsten Welling, Richards Tochter, ist gerade gestorben. Sein Sohn ist ein trockener Alkoholiker, und seine Frau oder Witwe hat sicher auch keine erfreulichen Jahre hinter sich.«

»Nein, das haben sie gewiss alle nicht. Auch für mich war

nicht alles erfreulich.« Peter Minsen stand unvermittelt auf und ging mit steifen Schritten ins Haus.

Alex sah Marten zweifelnd an. Es gab offensichtlich eine Hintergrundstory zu dem Toten in Bodewind, von der die BKI keine Ahnung hatte. Sollte er nun froh sein, hier und jetzt eingeweiht zu werden, oder sauer, weil er das alles erst mitten in der Vernehmungssituation erfuhr?

Es dauerte beinahe zehn Minuten, bis Peter Minsen zu ihnen zurückkehrte. Er hielt eine Flasche Single-Malt-Whisky in der Hand. Minsen deutete fragend auf die Flasche, und als die Polizisten den Kopf schüttelten, schenkte er sich zwei Finger breit in ein Wasserglas und nahm einen Schluck. Er verzog das Gesicht. »Also gut. Ich erzähle Ihnen, was ich weiß. Aber ich warne Sie: Es gibt keine Beweise, und mein Gedächtnis ist nach all den Jahren auch nicht mehr das beste. Und ich werde mich niemals schriftlich dazu äußern. Mag sein, dass ich Dinge verdrängt oder anderes sogar hinzuerfunden habe, damit es in das Gesamtbild passt. Ich will damit sagen: Was ich Ihnen jetzt schildere, ist nicht objektiv.«

20. Kapitel

Zwei Stunden lang berichtete Peter Minsen mit ruhiger Stimme, was sich seit dem Jahr 2000 in der von ihm geleiteten Entwicklungsabteilung bei KWG zugetragen hatte. Die Antriebstechnik für U-Boote, die damals bei KWG ausgetüftelt wurde, war für konventionell betriebene U-Boote gedacht, während die Großmächte fast ausschließlich auf atomare Antriebsformen setzten, erläuterte Minsen die Ausgangslage. In Deutschland beschäftigte man sich bei KWG mit der Entwicklung von außenluftunabhängigen Antriebsanlagen. Es ging laut Peter Minsen dabei besonders um Brennstoffzellen-Antriebe, auf die sich unter anderem Richard Thomsen spezialisiert hatte. Gemeinsam mit zwei Kollegen, Andreas Brinkmann und Werner Kulisch, die beide etwas jünger als Thomsen waren, entwickelte er einen besonders effizienten neuen Brennstoffzellen-Antrieb. Minsen berichtete immer ausführlicher über U-Boot-Klassen und Brennstoffzellen, sodass Alex Schwierigkeiten hatte, ihm zu folgen.

»Wenn Richard Thomsen ein so herausragender Ingenieur war, wie Sie es darstellen, wieso wurde er dann nicht entsprechend befördert und auch bezahlt?«, fragte Marten. »Immerhin waren Sie sein Vorgesetzter. Sie hatten doch etwas dazu zu sagen.«

Minsen zuckte mit den Schultern. »Ich konnte das nicht allein entscheiden. Und oftmals gewinnt halt der, der die besten Verbindungen hat oder der am lautesten schreit. In diesem Fall galt sein Kollege Andreas Brinkmann als das Wunderkind, und er wurde befördert. Die anderen beiden gingen dabei leer aus. Richard war frustriert und ließ in seiner Arbeitsleistung nach. Wir hatten mehrere Personalgespräche, in denen er betonte, dass die Erfolge im Wesentlichen auf seine Arbeit zurückzuführen seien, nicht auf Brinkmanns. Er konnte es nur nicht beweisen, und letztlich interessierte das im Vorstand auch niemanden, solange die Ergebnisse stimmten. Mit der Zeit bekam ich den Eindruck, dass Richard Thomsen in Zukunft lieber segeln gehen wollte, wenn er nicht das bekäme, was er sich vorstellte.«

»Und der Dritte im Bunde, Werner Kulisch?«, hakte Marten nach.

Minsen trank seinen Whisky in einem Zug aus. »Das wissen Sie bestimmt schon. Der verschwand ebenfalls.«

Alex schwirrte der Kopf. Doch Marten nickte.

»Werner Kulisch ist nach Richard Thomsens Verschwinden auch nicht mehr zur Arbeit erschienen. Er hatte sich ein paar Tage Urlaub genommen. Doch er kehrte danach nicht in die Abteilung zurück. Da er allein lebte, keine Familie und wohl auch kaum Freunde hatte, erregte der Umstand, dass er sich aus seinem Lebensumfeld – wie es so schön heißt – entfernt hat, weniger Aufsehen. Es hieß später sogar, dass er entweder mit Richard Thomsen mitgesegelt sei und sie in gemeinsamer Gefahr ums Leben gekommen seien. Dafür gibt es allerdings keine Zeugen. Wie gesagt, Thomsen wurde ja in der Förde noch auf seinem Boot gesehen, Kulisch jedoch nicht. Die andere, inoffiziell kommunizierte Lösung war eine ganz andere.« Er zögerte einen Augenblick. Ein Windstoß rüttelte an der Markise. Minsen zuckte zusammen, ging an den Rand der Terrasse und blickte prüfend über sein Grundstück. Wenn er es tat, um die Spannung zu erhöhen, so war er erfolgreich.

Alex lehnte sich erwartungsvoll nach vorne. Aus dem Augenwinkel sah er, wie auch Martens Haltung sich anspannte.

Minsen kam wieder zurück an den Tisch. »Ich will es mal vorsichtig formulieren«, setzte er neu an. »Zumindest Werner Kulisch könnte ab einem bestimmten Zeitpunkt in die eigene Tasche gewirtschaftet und unser Wissen weitergegeben haben.«

»Moment mal«, entfuhr es Alex. »Sie reden von Spionage?« Allmählich wurde ihm klar, warum Marten Unruh vom LKA bei den Ermittlungen mit von der Partie war.

»Junger Mann«, erwiderte Minsen mit hochgezogener Augenbraue. »Wenn man im Bereich der Wehrtechnik tätig ist, ist Spionage etwas, mit dem Sie sich tagtäglich auseinandersetzen müssen. Das fängt schon am Werkstor an, wo sie gefilzt werden wie nur was. Spätestens seit dem ISPS-Code war das alles überhaupt nicht mehr lustig.«

»Was ist das für ein Code?«, fragte Alex, der sich gedanklich nicht abhängen lassen wollte.

»Das ist der ›International Ship and Port Facility Security Code‹, kurz ›ISPS-Code‹ genannt. Es geht um die Gefahrenabwehr bei Schiffen und Hafenanlagen, an denen Schiffe für Auslandsfahrten abgefertigt werden. Kurz gesagt will man unter anderem damit verhindern, dass Schiffe oder Container zum Transport gefährlicher Waren oder als Bomben ›missbraucht‹ werden. Spätestens seit dem elften September 2001 wurde die Dringlichkeit solcher Maßnahmen ja mehr als deutlich. Wir bei KWG haben das natürlich hautnah zu spüren bekommen«, referierte Minsen mit schon etwas schwerer Zunge.

»Und Sie halten es für möglich, dass Richard Thomsen mit Kulisch gemeinsame Sache gemacht hat?«, lenkte Marten die Ausführungen zurück zu ihrem Thema.

»Ja, sicher.« Peter Minsen schenkte sich schwungvoll nach. »So ein neuartiger Antrieb ist Millionen wert für andere Werften oder …«

»… andere Mächte«, ergänzte Unruh.

»Moment mal«, sagte Alex. »Wir reden hier von Landesverrat.«

»Ganz genau, Herr Kollege«, bestätigte Marten ungeduldig.

»Einige von KWG glauben, natürlich ganz inoffiziell, dass die beiden ihr Wissen verkauft und sich abgesetzt haben, als ihnen die Sache zu heiß geworden ist«, fuhr Minsen ungerührt fort. Er trank noch einen kräftigen Schluck und blickte in sein schon wieder halb leeres Glas. »Kulisch könnte für den Fall vorgesorgt und bereits etwaige Zahlungen ins Ausland transferiert haben. Ähnlich könnte Richard Thomsen es natürlich auch gemacht haben. Dafür spricht, dass die Gelder, die die beiden für ihre Spionagetätigkeiten doch vermutlich erhalten haben, nie irgendwo aufgetaucht sind. Oder aber«, Minsen zählte die Möglichkeiten an den Fingern ab, »Kulisch ist unabhängig von Richard Thomsens Verschwinden ums Leben gekommen. Sie können es sich aussuchen. Die offizielle Version lautete übrigens bei Kulisch ›Suizid ohne Leiche‹.«

»Und was ist Ihre Version?«

»Nachdem sie sich von ihrem Kollegen Andreas Brinkmann und letztlich der KWG ausgenutzt und schlecht behandelt fühlten, haben Kulisch und Thomsen ihre Konstruktionspläne in Sachen Antriebstechnik von U-Booten an den Meistbietenden verkauft.« Er trank sein Glas aus und sog zischend die Luft ein.

Alex starrte ihn an. »An die Konkurrenz?«

»Ja, so könnte man sagen. Und ich nehme weiterhin an,

dass die Pläne ins Ausland gingen. Obwohl man ihnen beiden keine entsprechenden Kontakte nachweisen konnte, tauchten ihre Entwicklungsergebnisse in späteren Jahren angeblich in Südkorea auf. Von Chile war auch die Rede ...«

Marten nickte. Es schien ihn nicht sonderlich zu überraschen.

»Es hat diesbezüglich sogar eine Untersuchung gegeben«, sagte Minsen. »Als dann KWG zu tief in der Sache mit drinsteckte, verfolgte man die Angelegenheit jedoch nicht weiter. Immerhin war die KWG ein wichtiger Arbeitgeber in Schleswig-Holstein. Aber sie brauchten ein paar Bauernopfer. Eines davon war ich. Ich hatte keine Ahnung, wie die Spionage genau abgelaufen ist, doch ein mögliches Leck aus meiner Abteilung heraus war natürlich mein Todesurteil. Leider wurde meine Erwartung, wenigstens zu erfahren, was sich zugetragen hatte und wie, enttäuscht. Bevor ich detailliert zu der Sache aussagen konnte, wurde mir der Mund verboten. Natürlich nur telefonisch und zu meinem Besten, und zum Besten meiner Familie ...« Seine Augen waren nun glasig und seine Aussprache undeutlich: »Ich bin nicht stolz darauf, doch ich habe dann auch nichts Weiterführendes mehr gesagt. Was wohl niemanden störte. Sogar den Ermittlungen der Polizei und der Staatsanwaltschaft wurde anscheinend von oberster Stelle ein Riegel vorgeschoben.« Minsen starrte mit abwesender Miene auf die beinahe leere Whiskyflasche auf dem Tisch.

»Woher wissen Sie das?«, fragte Marten.

Peter Minsens Kopf bewegte sich hin und her wie ein großes Pendel. »Das ist alles, was ich dazu sagen kann. Und das war schon viel zu viel«, fügte er nuschelnd hinzu.

»Glaubst du, was er uns erzählt hat?«, wollte Alex wissen, als sie wieder zu den Autos gingen. »Dass Richard Thomsen und Werner Kulisch Spione waren? Minsens Ausführungen und Verdächtigungen kommen mir ziemlich … fantasievoll vor. Und er war am Ende auch alles andere als nüchtern.«

»*In vino veritas.*«

Pia saß an ihrem Schreibtisch, als Schelling vom K6 sie anrief. Er war ein erfahrener Kollege von der Spurensicherung, und Pia hatte nach vielen gemeinsam bearbeiteten Fällen einen guten Draht zu ihm.

»Hej, Pia. Du bist doch diejenige, die den Fall Kirsten Welling noch mal ins Rollen gebracht hat, oder?«

»Ja, das stimmt. Kirsten ist ja eine Schulfreundin von mir gewesen. Ich war auf ihrer Beerdigung. Da bin ich überhaupt erst darauf aufmerksam geworden, dass eventuell etwas nicht stimmt.«

»Ich habe davon gehört. Der geheimnisvolle Unbekannte am Grab. Hast du schon in Erfahrung gebracht, wer das war?«

»Leider nein. Die Fahndung läuft. Wir haben von zwei Augenzeugen Phantombilder anfertigen lassen. Außerdem suchen wir über die Presse und die sozialen Medien.« Pia seufzte. »Noch ist nichts dabei herausgekommen.«

»Dafür hab ich eventuell etwas«, sagte Schelling auf seine unnachahmlich trockene Art.

»Und zwar?«

»Einen Ohrring. Oder einen Stecker, um genau zu sein. Den vorderen Teil eines silbernen Ohrsteckers mit einem kleinen Stein. Einem Rosenquarz.«

»Echt jetzt? Wo habt ihr ihn gefunden?«

»Moment, Moment. Lass mich das auskosten. Es ist eventuell sogar eine DNA-Spur daran.«

»Bitte, Schelling …«

»Also gut. Wir haben ihn an dem Wehr sichergestellt, wo Kirsten Welling ertrunken ist. Die genaue Stelle kann ich dir auf den Fotos zeigen. Er lag an der Böschung im Kies.«

»Dann kann er ebenso gut von dem Opfer stammen oder schon länger dort liegen, und irgendwer hat ihn da verloren«, sagte Pia ernüchtert.

»Ich habe mich danach schon erkundigt. Das Opfer hatte keine Ohrlöcher. Und was die Liegedauer des Steckers betrifft: Das verwendete Silber läuft nach einiger Zeit an. Meiner Einschätzung nach hat der Ohrstecker noch nicht sehr lange im Freien gelegen.«

»Was ist mit der DNA-Spur?«

»Ein Haar hat sich in einem der Silberdrähte verfangen. Der Steckerkopf sieht aus wie eine Blüte, die gebogenen Drähte sind die Blütenblätter. Das Haar dort zu finden ist ein ungeheurer Glücksfall, würde ich sagen. Mit Haarwurzel!«

»Okay. Das klingt wirklich gut«, räumte Pia ein. »Und welche Farbe hat das Haar?«

»Blond, leicht rötlich.«

»Moment, ich schicke dir eben per Mail ein Foto davon.«

Pia betrachtete den Ohrstecker auf dem Bild. Sie war sich ziemlich sicher, dass sie diesen Stecker noch nie bewusst gesehen hatte. Der Schmuckstein war rund, hellrosa, hatte laut dem daneben abgebildeten Lineal einen Durchmesser von etwa sieben Millimetern und schimmerte matt. Die Fassung war als stilisierte Blüte aus gedrehtem Silberdraht gearbeitet. Nun verstand Pia, wie sich das Haar in den Windungen hatte verfangen können. Das Silber leuchtete hell und rein und war noch nicht angelaufen.

»Jetzt muss ich also nur noch die Besitzerin des Ohrsteckers finden und habe eine Tatverdächtige«, sagte Pia.

»Genau«, erwiderte Schelling. »Meine Vorarbeit ist mal wieder hervorragend. Was ihr da beim K1 macht, ist doch Kindergarten gegen das, was wir beim K6 alles leisten.«

»Ich weiß das auch wirklich zu schätzen«, sagte Pia. »Demnach könnte es sich um eine Täterin handeln. Falls dem so ist, fürchte ich nur, dass sie den anderen Ohrstecker entsorgt haben wird, als sie nach dem Mord feststellte, dass sie das Gegenstück verloren hat. Oder handelt es sich um ein besonders wertvolles Stück?«

»Nein. Ich bin kein Schmuckexperte, aber ich würde schätzen, der Stecker ist so fünfzig Euro wert, den verwendeten Materialien nach zu urteilen. 925er Sterlingsilber und ein Halbedelstein. Ich liefere übrigens nur die Fakten, was du daraus machst, ist deine Sache.«

»Wie lange dauert das mit der DNA-Analyse?«

»Eine knappe Woche.«

»Danke dir«, erwiderte Pia. »Ich kümmere mich darum.« Sie hatte eine Idee, wie sie mit dem Ohrring weiter vorgehen konnte.

Juliane saß an ihrem Schreibtisch. Sie sah erstaunt auf, als Pia nach kurzem Klopfen eintrat.

»Das muss Gedankenübertragung gewesen sein«, sagte sie. »Ich habe mich gerade gefragt, wie es mit der Ermittlung Welling vorangeht.«

»Es hat sich gerade etwas Neues ergeben«, berichtete Pia. Sie setzte ihre Kollegin ins Bild, ohne auf Broders' Exkurs in die Welt der Rindergynäkologie einzugehen. Der würde sie massakrieren, wenn sie den anderen davon erzählte. »Und ich brauche jetzt deine Unterstützung. Die Spurensicherung hat in der Nähe des Fundorts von Kirsten Wellings Leiche einen

Ohrring sichergestellt.« Sie reichte Juliane einen Ausdruck des Fotos. »Wir müssen wissen, wem der gehört hat.«

Juliane betrachtete das Foto. »Okay, der sieht recht ungewöhnlich aus. Hast du einen Tipp für mich, wo ich mit der Suche anfangen soll?«

»Bei allen, die mit Kirsten Welling zu tun hatten. Familie, Freunde, Bekannte und Nachbarn, Arbeitskollegen.«

»Na, vielen Dank!« Juliane grinste. »Und ich nehme an, es eilt.«

Erleichtert darüber, auf weniger Widerstand zu stoßen, als sie erwartet hatte, gab Pia ihr eine Liste mit den Namen der involvierten Personen, die sie im Laufe der Ermittlung zusammengetragen hatte. »Ich glaube, wir können bei dem Schmuckstück mit hoher Wahrscheinlichkeit von einer Frau als Trägerin ausgehen. Kirsten Welling hatte laut Schelling übrigens keine Ohrlöcher. Sie selbst hat den Ohrstecker also nicht getragen und dort verloren.«

»Also gut. Ich kümmere mich gleich morgen darum«, sagte Juliane.

Pia nickte. Im Hinausgehen zögerte sie. »Ich habe eine Idee. Ich war vor zwei Jahren auf Kirsten und Harro Wellings Hochzeit eingeladen. Es gab einen professionellen Fotografen, der den Ehrgeiz und wohl auch den Auftrag hatte, von allen Gästen Porträtaufnahmen zu erstellen.«

»Verstehe«, meinte Juliane. »Damit ist ein großer Teil der infrage kommenden Personen abgedeckt. Vorausgesetzt, die Besitzerin des Ohrrings hat diesen Ohrstecker auch zu der Hochzeitsfeier getragen. Weißt du zufällig noch, wer der Fotograf war?«

»Nein, aber Harro Welling wird es dir sagen können.«

21. Kapitel

Felix war noch kurz entschlossen zu einer kleinen Nachbarin zum Spielen gegangen, und Pia sollte ihn »frühestens in einer Stunde« dort abholen, hatte er sie gemahnt. Die Haushaltsarbeit war für heute so gut wie erledigt, also hatte sie unerwartet noch etwas Zeit für sich. Sie hatte doch endlich mal wieder laufen wollen … Einen Moment lang stand Pia unschlüssig in ihrer Küche und sah in den verhangenen Himmel hinaus … Ganz sicher drohte ein heftiger Gewitterschauer, oder etwa nicht? Sie war hin- und hergerissen. Sollte sie sich einen Kaffee kochen und ihre private Post bearbeiten oder eine Runde joggen gehen? Die Erinnerungen daran, wie lange es her war und wie schlecht es um ihre Kondition bestellt war, gaben den Ausschlag, um den geifernden Köter »innerer Schweinehund« in seine Schranken zu weisen. Das letzte Mal war sie ihres Wissens in Dörnitz an der Ostsee gelaufen. Sie erinnerte sich genau an den Fall, der sie dorthin geführt hatte, nicht jedoch an das Datum. Schicksalsergeben zog sie sich ihre Laufsachen an und suchte ihre Joggingschuhe. Die fanden sich in der hintersten Ecke des Schuhschranks unter Felix' Winterstiefeln und ihren Schlittschuhen.

Bevor sie es sich anders überlegte und doch lieber einen Kaffee kochte, womöglich die Schokoladen-Kokos-Taler dazu aus dem Küchenschrank holte, lief sie die Treppe hinunter und hinaus auf die Straße.

Sie joggte los in Richtung der Marienbrücke, wo sie die Bahngleise und den Stadtgraben überquerte. Beim Hinauflaufen ging ihr Atem stoßweise, und ihre Füße fühlten sich an, als hätte sie Gewichte unter den Schuhen. Pia musste ihr ohnehin schon geringes Tempo noch weiter reduzieren. Die Brücke hinab ging es leichter, dahinter bog sie nach rechts zur Drehbrücke, über die sie die Altstadtinsel erreichte. Pia vermied es, hinüber zu den Mediadocks auf der Wallhalbinsel zu schauen, wo Lars seine Agentur gehabt hatte. Bewusst blickte sie die Engelsgrube hinauf, die der Dreh- und Angelpunkt eines ihrer ersten Fälle im K1 gewesen war. Sie lief weiter, am Hansemuseum vorbei, dessen Außenmauer hoch neben ihr aufragte, und bog nach rechts in die Kanalstraße ein, bevor sie die Hubbrücke erreichte. Eigentlich wollte sie einmal die Altstadt umrunden, doch je weiter sie lief, desto schwerer fühlten sich ihre Beine an. Reiß dich zusammen!, befahl sie sich. Das ist lächerlich. Du kannst laufen! Sie richtete sich auf, konzentrierte sich auf Haltung und Atmung. So war es schon besser … bis eine Gruppe Rentner sie joggenderweise auf dem Fußweg hinter dem Parkhaus am Burgtor überholte. Ein winziger Terrier, den sie mitführten, kläffte Pia an, bevor er Herrchen oder Frauchen auf seinen kurzen Beinen hinterherlief. Heute war jeder schneller als sie.

Es waren gerade mal geschätzte zwei Kilometer, die sie gelaufen war, und jeder Muskel tat ihr weh. Das würde nur besser werden, wenn sie wieder regelmäßig joggen ging. Ihr Körper signalisierte ihr gerade nur, dass er jetzt auf seine Fettreserven zurückgreifen musste, und das wollte er nicht!

Nach gut drei Kilometern, auf dem Fußweg zwischen dem Krähenteich und der Trave, war die Versuchung, der Quälerei ein Ende zu machen und das letzte Stück zu gehen, beinahe unwiderstehlich. Wieso hatte sie das mit ihrer Kondition so lange schleifen lassen? Sie bewunderte Kirsten für ihre Willensstärke, schon morgens vor der Arbeit laufen zu gehen.

Das schaffte man nur, wenn man es sehr regelmäßig tat. Immer zur gleichen Zeit. Kirstens Joggingtour war berechenbar gewesen!

Mit diesen Gedanken steigerte Pia ihr Tempo langsam wieder. Die Beine taten ihr weh wie bei einem grippalen Infekt, doch sie versuchte, es zu ignorieren. Über diesen Punkt musste sie hinauskommen, der Körper gewöhnte sich an die Belastung.

Kurz bevor sie wieder die Adlerstraße erreichte, wurde Pia schwindelig. Sie blieb stehen und stützte die Hände auf die Knie, atmete heftig und wartete ab, dass es besser würde.

»Mama, was hat die Frau?«, fragte ein Kleinkind im Buggy, das an ihr vorübergeschoben wurde. Es hielt ein großes Eis in der kleinen verschmierten Hand.

»Weiß ich nicht, Schätzchen«, sagte die Mutter, ohne von ihrem Handy aufzublicken.

»Mama, stirbt die Frau?«

Keine Antwort.

»Ich bin nur zu schnell gelaufen«, stieß Pia keuchend hervor. »Alles gut.«

Das Kind drehte sich im Buggy um, schleckte das Eis und sah sie mitleidig an, während die Mutter weiter auf ihrem Smartphone tippte. Mein Gott, rede mit deinem Kind!, dachte Pia.

Die restlichen hundert Meter trabte sie beinahe im Schritttempo. Sie hatte für gerade mal sechs Kilometer fünfundvierzig Minuten benötigt. Ihr Ausbilder wäre bei diesen Zeiten die Wände hochgegangen. Wie schnell war Kirsten gelaufen?, überlegte sie, während sie sich die Treppe in ihre Wohnung hochkämpfte. Sicherlich schneller als sie im Augenblick. Kirsten war gut im Training gewesen. Und wie schnell war Harro an der Mühle gewesen? Er machte ebenfalls einen fitten Eindruck. Um die Alibis besser beurteilen zu können, würde sie selbst noch einmal zu der Mühle laufen müssen.

Nicht ahnend, wie räumlich nah ihm seine Kollegin gerade war und wie nah dem Tod, steuerte Broders zu dieser Zeit das Maklerbüro in der Lübecker Hüxstraße an, wo Birte Welling arbeitete. Er sah sich die angebotenen Häuser und Wohnungen an, die im Schaufenster mit Fotos und Texten angepriesen wurden. Dabei warf er durch das Glas einen Blick ins Innere des Geschäftsraums. Broders wusste, dass Birte Welling nicht da sein würde. Das hatte er vorher ausgekundschaftet.

Ein Mann Mitte zwanzig mit kinnlangen, nach hinten gegelten Haaren und einem bleistiftdünnen Bart, bekleidet mit einem weißen Hemd und einer dunklen Jeans, saß an einem der Schreibtische. Als Broders eintrat und sich umschaute, stand er nach einer Weile auf, umrundete eine deckenhohe Grünpflanze und trat mit einem professionellen Lächeln auf ihn zu. »Guten Tag. Kann ich Ihnen behilflich sein?«

Die Versuchung, sich als jemand auszugeben, der eine Immobilie kaufen wollte, war groß, denn als Broders sagte, wer er war, erlosch das Lächeln.

»Tut mir sehr leid. Frau Welling ist heute Abend nicht mehr im Hause. Kann ich Ihnen vielleicht weiterhelfen?«

»Bestimmt können Sie das. Mit Birte Welling haben wir ja schon geredet. Es geht nur noch um eine Kleinigkeit. Ab wann Frau Welling neulich morgens hier im Büro war.« Broders nannte den Wochentag und das Datum. »Waren Sie an dem Morgen auch hier?«

»Oh. Das weiß ich nicht mehr. Ich müsste in meinem Terminkalender nachschauen. Wir sind alle viel unterwegs. Und selbst wenn … Muss ich Ihnen diese Fragen eigentlich beantworten?«

Nein, das musste er nicht. Broders sehnte sich plötzlich nach den Zeiten, als Datenschutz noch nicht so in aller Leute Köpfe herumspukte. Als man der Polizei noch gern mit Rat und Tat zur Seite stand … Wann sollte das eigentlich gewesen sein?

»Im Moment kann ich Sie nicht zwingen, aber sobald wir Sie als Zeugen im Auftrag der Staatsanwaltschaft vorladen, sind Sie dazu verpflichtet. Sie sparen uns allen eine Menge Zeit und Geld, indem Sie meine Fragen beantworten, die uns helfen, Birte Welling auszuschließen.«

»Ach, so ist das.« Bei dem Wort »Geld« schienen ein paar Synapsen in seinem Gehirn zu funken. »Einen Moment bitte.«

Er verschwand hinter der riesigen Zimmerpflanze und kam mit einer Frau Anfang fünfzig wieder, die ein rosafarbenes Kostüm mit goldenen Knöpfen trug, die mit ihren Ringen und Goldketten korrespondierten. »Ich übernehme das. Danke dir, Frederick«, sagte sie und schenkte Broders ein Eintausend-Watt-Lächeln.

Sie führte ihn in ihr Büro, ließ sich seinen Polizeiausweis zeigen und schlug einen in falsches Krokoleder gebundenen pinkfarbenen Terminplaner auf. Dass sie ihre Termine noch in ein Buch schrieb, machte sie Broders schon beinahe sympathisch.

»Also, hier haben wir es schon. Ja, an dem Vormittag war Frau Welling im Büro. Später, um elf Uhr, hatte sie einen Termin mit einem Ehepaar, das ein Landhaus von mindestens fünfhundert Quadratmetern sucht …«

»Grundstück?«

»Nein, Wohnfläche. Reicht Ihnen das?«

»Um wie viel Uhr morgens war Frau Welling denn hier?«

»So gegen neun Uhr.«

Demnach hätte es ausgereicht, wenn sie um halb neun in Ahrensbök oder Düstersee aufgebrochen wäre. Birte Welling hatte für den Todeszeitpunkt von Kirsten Welling kein Alibi. »Sie waren ebenfalls hier und haben Sie gesehen?«, fragte er die Maklerin trotzdem.

»Ja, ausnahmsweise. Normalerweise komme ich gegen elf Uhr vormittags. Als Ausgleich dafür, dass ich oft länger hier bin, wie Sie sehen, und viele Besichtigungstermine abends stattfinden.«

»Wie kommt es dann, dass Sie an dem Tag früher im Büro waren?«

»Weil Frau Welling mir gesagt hatte, dass sie morgens erst einmal einen Arzttermin hat und eventuell etwas später kommt als sonst. Bei Gynäkologen weiß man ja nie so genau, wie lange es dauert. Viele haben ihre Praxis nicht richtig im Griff.«

»Was meinen Sie damit?«

Sie schenkte ihm ein süffisantes Lächeln. »Sie gehen ja nicht zum Gynäkologen, sonst wüssten Sie, dass die Guten so beliebt sind wie Freibier im Fußballstadion. Die Wartezimmer sind entsprechend voll. Ich konnte mich einfach nicht darauf verlassen, dass Frau Welling hier pünktlich die Tür aufschließt.«

»Wussten Sie denn schon länger, dass Birte Welling an dem Tag einen Arzttermin hatte, oder war es etwas Akutes? Ich meine … Normalerweise legt man seine Arzttermine doch außerhalb seiner Arbeitszeit«, sagte Broders und hoffte, dass sie den Köder schluckte und ihm noch mehr Informationen zu dem Arzttermin lieferte. Damit könnte er die ärztliche Schweigepflicht umgehen. Das Zeugnisverweigerungsrecht galt für Ärzte und auch für deren Berufshelfer sowohl gegenüber den Ermittlungsbehörden als auch vor Gericht. Wenn er dort nachfragte, würde er auf Granit beißen, was den Grund von Birte Wellings Arztbesuch betraf. Bei ihrer Vorgesetzten hingegen …

»Sie sagen es!« Die Maklerin sprang darauf an und verdrehte die Augen. »Aber bei Frau Welling muss man jetzt froh sein über jeden Tag, den sie zur Arbeit erscheint. Sobald man als Arbeitgeber auch nur ›Mucks‹ macht, legen die Frauen einem doch eine monatelange Krankschreibung auf den Tisch.« Sie schüttelte den Kopf, sodass ihre Ketten leise klirrten.

»Sie meinen, Frau Welling ist …«

»Schwanger. Im dritten Monat. Und das in ihrem Alter!«

Die rechtsmedizinische Untersuchung des Leichnams leitete ein junger Mediziner namens Kevin Luckner. »Es ist Urlaubszeit, wie Sie wissen«, sagte Luckner beinahe entschuldigend. »Ansonsten hätte mein Chef diese spannende Leiche sicher gern selbst obduziert. Aber ich stehe mit ihm in Verbindung, wenn irgendwelche Fragen auftauchen sollten.«

»Spannend, inwiefern?«, wollte Marten Unruh wissen.

»Eine gut konservierte Wachsleiche findet man nicht allzu häufig. Da müssen viele Lagerungsbedingungen erfüllt sein, bis es zu dieser Art von Mumifizierung kommt. Die Feststellung des Todeszeitpunkts wird eine Herausforderung.« Er trat mit Alex und Marten an die Bahre aus Edelstahl, auf der die Leiche lag. Alex musste sich beherrschen, um nicht zurückzutreten oder wegzusehen. Er hatte sich den Toten zwar schon beim Abtransport kurz angeschaut, und er war auch schon oft bei Obduktionen dabei gewesen, aber etwas Derartiges hatte er so noch nicht zu Gesicht bekommen und kannte es allenfalls aus Lehrbüchern.

Die Kleidungsreste, die während der Aufnahmen des Roboters und auch bei der Bergung den Körper noch notdürftig bedeckt hatten, waren entfernt worden. Als Alex sich dazu zwang, Details wahrzunehmen, sah er zwei Einschusslöcher im Brustkorb des Toten in der Nähe des Herzens.

»Der Täter war ein guter Schütze. Es sieht beinahe so aus, als wäre der Tote exekutiert worden«, bemerkte Marten. »Die Einschusslöcher liegen sehr dicht beieinander.«

»Ja, und sie haben beide das Herz getroffen. Es handelt sich um relative Nahschüsse … Der Schütze schoss höchstens aus eineinhalb bis zwei Meter Entfernung.«

»Können Sie schon etwas über die verwendete Waffe sagen?«

»Höchstwahrscheinlich handelt es sich um eine Handfeuerwaffe. Die Patronenkugeln befinden sich nicht mehr im Körper des Toten. Mit etwas Glück werden Sie sie noch am Tatort finden, wo auch immer der war. Wissen Sie da schon Näheres?«

»Nein«, antwortete Marten. »Ein etwas genauer definierter Todeszeitpunkt und auch die Identität des Toten würden uns da weiterhelfen. Und Sie können uns noch nicht sagen, um was für eine Waffe und um welche Art von Munition es sich handelt?«

»Nein. Auch anhand der Einschusslöcher und Schusskanäle lassen sich keine genauen Aussagen über die Waffe und Munition mehr treffen. Dazu ist die Liegezeit zu lang und die Leiche doch in einem zu schlechten Zustand.«

»Aber Sie sind sich sicher, dass der Leichnam nach dem Tod noch bewegt worden ist? Der Fundort ist nicht der Tatort?«

»Das schließe ich mehr aus der Auffindesituation. So, wie mir der Fundort beschrieben wurde, würde ich denken, dass gar kein Platz vorhanden war für einen Täter, der von vorn auf das Herz zielt. Demnach ist die Leiche später erst dorthin verbracht worden.«

»Es sei denn, der Stollen ist erst später eingestürzt«, sagte Marten. »Zum Todeszeitpunkt kann es dort unten auch noch ganz anders ausgesehen haben. Ein unterirdischer Gang oder Raum, in dem sich Täter und Opfer befunden haben.«

»Ja. Aber das zu beurteilen geht anhand dieser Leiche nach der langen Liegezeit jetzt zu weit.«

»Was können Sie uns denn sagen?« Alex wollte sich nicht unnötig lange im Obduktionssaal aufhalten. Ungeduldig sah er den Rechtsmediziner an. Doch Luckner wartete seelenruhig ab, bis der Lärm der Säge verklungen war. Am Nebentisch wurde gerade ein Schädel geöffnet.

»Eine ganze Menge. Wir haben ja gestern schon die Kleidung des Toten entfernt. Dabei ist mir aufgefallen, dass es sich zum Teil um Kunstfasergewebe handelt. Ich fand es seltsam, da die Stollen doch aus dem Zweiten Weltkrieg stammen sollten. Ich dachte, ich hätte vielleicht einen Wehrmachtssoldaten auf dem Tisch. Jedenfalls eine Person, die in den Vierzigerjahren dort unten ums Leben gekommen ist. Stattdessen liegt der Tote seit zwanzig oder weniger Jahren dort.« Luckner klang vorwurfsvoll. So, als hätten Marten und Alex ihn absichtlich getäuscht und ihm eine minderwertige Leiche untergeschoben.

»Woher wissen Sie das so genau?«, fragte Marten.

»Ich habe einen Waschzettel mit Materialangaben sowie ein Etikett der Herstellerfirma in der Kleidung des Toten gefunden. Diese Marke ist meinen Recherchen zufolge erst seit dem Jahr 1999 auf dem Markt. Wenn das Opfer kein Zeitreisender gewesen ist, kann der Mann also nicht vor 1999 gestorben sein. Eher später.«

Vom Nebentisch zog ein ekelerregender Geruch herüber, und auch die Wachsleiche vor ihnen duftete nicht gerade nach Frühlingsluft. »Was können Sie uns zu dem Toten selbst sagen?«, fragte Alex mit einer Spur Ungeduld in der Stimme, die Marten veranlasste, ihn mit hochgezogenen Augenbrauen anzuschauen.

Luckner nahm ein Klemmbrett mit diversen Zetteln von einem bereitstehenden Wagen. »Es handelt sich um eine männliche Leiche mit einer Körperlänge von ungefähr hundertachtzig Zentimetern und einem Lebendgewicht von schätzungsweise achtzig Kilo. Der Mann hatte mittelgraues, gelocktes Haar, wie Sie ja noch sehen können ...«

»Einen Moment bitte. Der Tote ist circa eins achtzig groß gewesen?«, wollte Marten wissen.

»Jetzt misst der Körper nur noch hundertsiebzig Zentimeter, sodass der Mann zu Lebzeiten etwas größer gewesen sein dürfte. Ich schätze, um die eins achtzig.«

»Richard Thomsen war ein Meter vierundneunzig«, sagte Alex in Martens Richtung. »Und wog fünfundneunzig Kilo.«

»Dann ist das nicht der Mann, der hier vor uns liegt«, erklärte Luckner.

»Die Leiche sieht ziemlich zusammengeschrumpft aus«, bemerkte Marten.

»Die Haut und das übrige Gewebe, ja, aber nicht die Knochen«, versetzte der Rechtsmediziner.

»Das Haar passt auch nicht auf Richard Thomsen.« Alex hatte sich allmählich an den Anblick der Wachsleiche gewöhnt, und es gelang ihm, mit etwas mehr wissenschaftlicher Neugierde hinzuschauen. Das mumifizierte Gesicht des Toten hatte wenig Ähnlichkeit mit dem auf den Fotos, die er von Thomsen gesehen hatte, selbst wenn er die Entstellung berücksichtigte, die die Jahre unter der Erde dem Körper zugefügt hatten. »Richard Thomsen war graublond, allerdings mit nur sehr spärlichem Haarwuchs.«

»Und wenn es sein Kollege Werner Kulisch von KWG ist?«, fragte Marten.

Alex zuckte mit den Schultern. »Da fehlen uns bisher noch nähere Angaben zu Statur und Aussehen. Zahnunterlagen wären auch hilfreich …«

»Da habe ich bereits entsprechende Röntgenaufnahmen, auch der Zähne, veranlasst«, sagte Luckner. »Und ich habe noch etwas für Sie.« Er wies den Sektionsassistenten an, den Leichnam vorsichtig umzudrehen. Es raschelte und knirschte, und ein paar Insekten flogen auf. Alex' wissenschaftliche Neugierde verflog, und er sah eilig knapp an der Leiche vorbei in Richtung Fenster. Er schaute erst wieder hin, als die Leiche bäuchlings vor ihnen auf der Bahre lag.

Luckner wandte sich dem Kopf des Toten zu. Der Hautlappen und das lockige Haar, das den Hinterkopf bedeckte, ließen sich dank der bereits geleisteten Vorarbeiten hochklappen wie die Lasche eines Briefkuverts und gaben den Blick auf die Schädelknochen frei. »Sehen Sie die feinen Risse, meine Herren? Unser Opfer ist heftig mit dem Kopf auf etwas aufgeschlagen. Es könnte ein harter Boden gewesen sein. In dem Zustand, in dem sich die Leiche befindet, lässt sich aber nicht mehr feststellen, wann es zu dem Trauma gekommen ist, vor oder nach Eintritt des Todes.«

»Könnte der Mann nicht auch mit dem berühmten stumpfen Gegenstand niedergeschlagen worden sein?«

»Nein.« Der Rechtsmediziner klang bedauernd. »Die wunderbare Hutkrempenregel. Die Schädelverletzung liegt klar unterhalb der gedachten Linie einer Hutkrempe. Das spricht nicht für einen Schlag auf den Kopf, sondern eher für einen Sturz auf einen festen Gegenstand. Ansonsten hätte ihn jemand von schräg unten schlagen müssen, oder aber das Opfer hätte den Kopf gerade sehr weit hinunterbeugen müssen, als der Schlag es traf.«

»Gibt es außer dem Kleidungsetikett und dem Waschzettel noch weitere Anzeichen, an denen Sie den Todeszeitpunkt festmachen können?«

»Das ist bei dieser Art von Mumifizierung nicht ganz einfach. Sie wollen ja nicht, dass ich rate. Ich werde Ihnen allenfalls ein ungefähres Zeitfenster nennen können, und auch erst dann, wenn unsere Untersuchungen abgeschlossen sind. Wahrscheinlich ziehen wir noch einen forensischen Entomologen zurate.«

»Wir sind mitten in einer Ermittlung«, sagte Alex. »Auf die Insektenheinis zu warten dauert uns zu lange. Können Sie uns nicht wenigstens schon mal eine grobe Schätzung geben?«

»Also gut. Hier vorab Folgendes: Der Todeseintritt erfolgte laut der Kleidung des Toten im Jahr 1999 oder später. Geschlecht, Größe und Gewicht habe ich Ihnen schon mitgeteilt. Ebenso die Haarfarbe und Struktur. Die Todesursache ist entweder eine Schädelfraktur, die mit hoher Wahrscheinlichkeit durch einen Sturz verursacht wurde, und anschließend wurden auf das Opfer noch zwei Schüsse ins Herz mit einer Handfeuerwaffe abgegeben. Alternativ waren die zwei Schüsse ins Herz die Todesursache, und die Schädelverletzung ist vorher oder aber kurz danach eingetreten. Beispielsweise, als das Opfer zu Boden stürzte und mit dem Kopf aufschlug.«

»Die Schussverletzungen waren oder wären auf jeden Fall letal gewesen?«

»So sicher wie wir hier stehen.«

»Und das Schädeltrauma?«

»Das ist nicht mehr festzustellen nach der langen Liegezeit der Leiche.«

»Aber es ist noch brauchbares Material für eine DNA-Analyse vorhanden?«

»Ja. Doch das dauert, wie Sie ja wissen.«

22. Kapitel

Am Mittwochmorgen erschien Birte Welling mit hochroten Wangen und vor Wut schnaubend im Polizeihochhaus. »Ich komme geradewegs aus dem Büro«, sagte sie beim Eintreten in den Vernehmungsraum. »Und ich finde es nicht witzig!«

»Wovon sprechen Sie?«, fragte Pia.

»Meine Chefin hat es einfach so ausgeplaudert. Das ist wirklich unglaublich!« Sie zögerte einen Moment, schüttelte den Kopf, als könnte sie es immer noch nicht fassen, und nahm dann Platz.

Broders und Pia setzten sich ihr gegenüber.

»Was Ihre Chefin ausplaudert oder nicht, müssen Sie schon mit ihr persönlich klären. Und, ja, wir sind jetzt über Ihre Schwangerschaft im Bilde«, erwiderte Broders.

»Ich weiß es ja selbst erst seit Kurzem. Unfassbar, diese Klatschtante!«

»Sie können uns jetzt auch noch verraten, wer der Vater Ihres Kindes ist. Dann müssen wir diesbezüglich nicht irgendwelche Quellen des Dorftratsches bemühen«, sagte Broders, furchtlos, wie Pia fand.

Birte Welling blickte ihn mit schmalen Augen an. »Ist das nicht meine Privatangelegenheit?«

»In Anbetracht des unnatürlichen Todes von Kirsten Welling und Ihrer Beziehung zu deren Ehemann ist es schon von Belang. Finden Sie nicht?«, fragte Pia.

Birte Welling verschränkte die Arme vor der Brust. »Ich habe Kirsten Welling nichts zuleide getan. Insofern finde ich, dass das alles auch nicht für Sie von Belang, sondern meine private Angelegenheit ist.«

»Aber Ihr Verhältnis zu Kirsten Welling war doch recht angespannt«, wandte Broders ein.

»Ich mochte sie nicht sonderlich, das gebe ich zu. Und ich fand, dass sie nicht die Richtige für Harro war. Auch das. Doch ich habe ihr kein Haar gekrümmt. Das müssen Sie mir einfach glauben.«

»Wer ist denn nun der Vater Ihres Kindes?«, fragte Broders mit harmlosem Augenaufschlag.

Birte Welling blickte ihn irritiert an. »Muss ich dazu etwas sagen?«, wollte sie von Pia wissen.

»Nein. Aber angenommen, der Vater Ihres ungeborenen Kindes ist nicht Harro Welling. Dann würde uns das bei unseren Ermittlungen weiterhelfen, Sie auszuschließen, und Sie wären uns schneller wieder los.«

»Tja, wenn es nur so einfach wäre …« Birte Welling trank einen Schluck von dem Mineralwasser, das Broders ihr ungefragt eingeschenkt hatte. Sie saßen zu dritt in dem größeren Vernehmungsraum des K1, weil er der Meinung war, dass sie den Ernst der Angelegenheit etwas hervorheben sollten. Er hatte am Vortag noch herausgefunden, dass Birte Welling erst um Viertel nach acht bei ihrem Frauenarzt in Ahrensbök aufgetaucht war. Sie hatte also durchaus die Zeit gehabt, vorher einen Abstecher zu der Mühle in der Nähe von Düstersee zu unternehmen und dort auf die Rivalin zu warten.

»Mal etwas ganz anderes«, bemerkte Pia in lockerem Tonfall und schob ein Foto über den Tisch. »Kennen Sie diesen Ohrstecker?«

Birte betrachtete die Aufnahme misstrauisch, indem sie nur den Kopf ein Stückchen vorreckte. »Warum fragen Sie mich das?«

»Sagen Sie mir einfach, ob er Ihnen bekannt vorkommt oder nicht?«, forderte Pia schon etwas forscher.

»Also, mir zumindest gehört er nicht.« Birte Welling schob das Foto von sich. »Das ist nicht mein Stil. Aber ich glaube, ich habe ihn schon mal gesehen«, fügte sie mit einem leichten Lächeln hinzu.

»An wem?«

Sie verzog geringschätzig ihr Gesicht. »Ich meine, dass Anja Behrens zumindest sehr ähnliche Ohrstecker trägt.«

»Harro Wellings Nachbarin?«, fragte Broders.

»Genau die. Sie ist schon ewig in Harro verschossen. Nur leider beachtet der Gute sie gar nicht. Ich hoffe ...« Sie zögerte. »Ich hoffe, ich bereite Anja damit jetzt keine Probleme. Ich denke nämlich nicht, dass sie etwas mit Kirstens Tod zu tun hat.«

»Überlassen Sie die Beurteilung, wer etwas mit irgendwas zu tun hat, besser uns«, sagte Broders.

»Und machen Sie sich bitte keine Gedanken deswegen«, ergänzte Pia. »Wir hätten es früher oder später auch so herausgefunden, falls es sich um Frau Behrens' Ohrstecker handelt.« Doch da war sie sich nicht sicher. Angenommen, Anja Behrens hatte die Ohrstecker nicht zu Harros und Kirstens Hochzeitsfeier getragen, so konnte es durchaus sein, dass Birte Welling damit einen entscheidenden Hinweis geliefert hatte. Was hatte dieser Ohrstecker im Kies am Mühlenbach verloren, an der Stelle, an der Kirsten Welling ertrunken war? Insbesondere, wenn er einer Frau gehörte, die Birte Wellings Aussage zufolge Harro Welling ebenfalls begehrte? Gleichzeitig machte die bereitwillige Aussage zur Herkunft des Ohrrings auch Birte Welling verdächtig.

Pia schenkte sich ein Glas Wasser ein und trank langsam ein paar Schlucke. Auch Broders sagte nichts.

Nach einer Minute seufzte Birte Welling. »Also gut. Das Kind ist tatsächlich von Harro. Wir haben vor ein paar Wochen unsere Beziehung zueinander wieder intensiviert. Harro hatte eingesehen, dass die Ehe mit Kirsten nicht das ist, was er sich vorgestellt hatte. Er hat einen Fehler gemacht. Kirsten und er hatten nur noch nebeneinander hergelebt. Und er und ich, wir gehören einfach zusammen. Wir können nicht mit und auch nicht ohne einander leben.« Sie lachte nervös auf. »Miteinander ist es allerdings auch schwierig, da mache ich mir nichts vor. Das Kind war nicht geplant. Das wollte ich so nicht. Es ist eine vollkommen verquere Situation. Es war ein Fehler, nicht zu warten, doch wir konnten einfach nicht anders. Es ging aber erst wieder zwischen uns los, nachdem Kirstens und Harros Ehe gescheitert war. Harro und ich wollen es noch einmal miteinander versuchen. Obwohl jetzt …« sie blickte mit sorgenvoller Miene in die Ferne, »… alles verdorben ist. Nach Kirstens Tod werde ich Harro nicht einfach wieder heiraten können. Mir ist also gar nicht geholfen.«

»Und das Kind?«

Sie atmete tief ein und aus. »Ich werde es auf jeden Fall bekommen. Es ist Harros großer Wunschtraum! Und mittlerweile auch meiner.« Sie sah Pia in die Augen. »Aber ich weiß ehrlich gesagt nicht, was jetzt wird. Auf so schreckliche Art und Weise haben Harro und ich bestimmt nicht wieder zusammenkommen wollen!«

Pia nickte. Birte Wellings Argumentation leuchtete ihr ein. Die Reue über Kirstens Tod konnte aber auch erst nachträglich eingetreten sein – nach einem Totschlag im Affekt. Möglicherweise hatte Birte Welling ihre Rivalin allein an der Mühle überrascht, weil sie sie mit ihren Plänen zu Harro und ihrer Schwangerschaft konfrontieren wollte, ohne dass er ihr dazwischenfunkte. Kirsten hatte möglicherweise sehr wütend reagiert. Das wäre nachvollziehbar. Es war womöglich zu einem Streit und einem Handgemenge zwischen den Frauen gekommen, und Birte Welling hatte Kirsten in das Wehr hinuntergestoßen …

Pias Mobiltelefon zeigte lautlos einen Anruf aus dem K1 an. Sie entschuldigte sich bei Broders und der zu Vernehmenden und verließ den Raum.

»Ich weiß jetzt, wem dieser Ohrring gehört«, sagte ihre Kollegin Juliane, kaum dass Pia auf dem Flur stand.

»Wo bist du?«

»In meinem Büro. Wo bist *du*?«

»Ich war gerade mit Broders und Birte Welling im Vernehmungsraum. Moment, ich komme zu dir. Was hast du herausgefunden?«, fragte Pia, als sie in Julianes und Gerlachs Büro stand.

»Ich habe mir die Hochzeitsfotos von Kirsten und Harro Welling besorgt. Es sind an die achthundert Stück. Und auf einem ist eine Frau zu erkennen, die gerade ihr Haar zurückstreicht, sodass man ein Ohrläppchen sehen kann. Schau mal hier!«

Pia ging um den Schreibtisch herum, um auf den Bildschirm sehen zu können. Auf der Aufnahme waren drei Personen abgebildet. Die Frau in der Mitte zwischen dem Pastor und Kirsten Welling war Anja Behrens.

Pia schluckte beim Anblick des Fotos ihrer glücklich aussehenden Freundin mit den weißen Blüten im Haar. Genau so hatte sie sie von ihrer Hochzeit in Erinnerung. Juliane vergrößerte den Ausschnitt, der Anja Behrens' Kopf zeigte. Kirstens Gesicht verschwand.

»Guck mal hier«, sagte Pias Kollegin. »Da sieht man recht gut, dass die Frau diese Ohrstecker trägt. Oder auf jeden

Fall sehr ähnliche. Auf allen anderen Fotos sind nämlich ihre Haare darüber.«

»Das ist Anja Behrens«, bestätigte Pia. Also hatte Birte Welling recht mit ihrer Aussage, dass Harros Nachbarin solche Ohrstecker besaß. Oder zumindest noch einen. »Danke, Juliane. Das hilft uns weiter.«

»Ich schicke dir die entsprechende Datei zu, okay?«

»Sie wissen, warum Sie hier sind?«, fragte Pia, nachdem Anja Behrens im Vernehmungsraum Platz genommen hatte. Es ging heute Schlag auf Schlag. Birte Welling war erst vor einer halben Stunde gegangen.

Broders hatte sie bereits über ihre Rechte belehrt, was die Frau stoisch zur Kenntnis genommen hatte. Nun saß Anja Behrens auf demselben Stuhl, auf dem Birte Welling gesessen hatte. Umso verblüffender war der Unterschied zwischen den beiden Frauen aus Harro Wellings Umfeld. Birte Welling hatte zuversichtlich gewirkt, und das trotz der Tatsache, dass ihre Schwangerschaft, die sie gern verschwiegen hätte, von ihrer Chefin gegenüber der Polizei ausgeplaudert worden war. Sie war wütend gewesen, aber nicht ängstlich, und sie hatte genügend Raum für sich beansprucht und die Situation mit gesteuert. Anja Behrens hingegen saß mit stocksteifem Rücken da, die Arme an den Körper gepresst, das Gesicht reglos vor Anspannung.

Pia und Broders waren übereingekommen, dass ihm der verständnisvolle Part während der Vernehmung zukommen sollte, während Pia Frau Behrens mit den harten Fakten konfrontieren würde.

»Ich nehme an, dass es nochmals um den Tod meiner Nachbarin geht«, bemerkte Anja mit gepresst klingender

Stimme. »Allerdings weiß ich nicht, was ich Ihnen dazu noch sagen könnte.«

Pia legte einen großen Abzug des Fotos von dem am Bach gefundenen Ohrstecker auf den Tisch. »Kommt Ihnen dieses Schmuckstück bekannt vor?«

Anja Behrens reckte den Hals, um das Bild zu betrachten, ohne es dabei zu berühren. Pia studierte ihre Miene. Anjas Augen weiteten sich einen Moment, dann blickte sie langsam auf. »Ich weiß nicht … Wo haben Sie das her?«

»Wie? Sie wissen es nicht? Sie müssen doch sagen können, ob Sie den Ohrstecker schon einmal gesehen haben oder nicht?«

»Wir wissen, dass so eine Vernehmung stressig ist«, meldete Broders sich mit Samtstimme zu Wort. »Lassen Sie sich Zeit. Dann erinnern Sie sich bestimmt wieder.«

»Ich habe so einen ähnlichen …«, sagte Anja Behrens leise.

»Wie bitte?«, fragte Pia.

»Ich habe so einen ähnlichen Ohrring!«, wiederholte Anja mit flammend roten Wangen.

»Einen oder ein Paar?«

»Natürlich ein Paar. Ich habe sie von meiner Großmutter geerbt.«

»Sind Sie sich sicher, Frau Behrens, dass es sich bei dem Ohrstecker auf dem Bild um Ihren handelt?«, hakte Broders freundlich nach. »Oder nur um einen, der so ähnlich aussieht.«

»Wo haben Sie den Ohrring denn gefunden?«, wandte Anja Behrens sich an Pia.

»Sie vermissen also einen?«

»Kann schon sein.« Es klang trotzig. »Schon sehr lange.«

»Also schon, bevor Kirsten Welling ums Leben gekommen ist?«

Die Augen der Vernommenen begannen zu glänzen. »Viel länger! Ich vermisse den Ohrring bestimmt schon seit ein paar Monaten.«

»Also, wenn ich etwas verliere, aber es nicht sofort vermisse, dann weiß ich anschließend nicht genau, seit wann der Gegenstand verschwunden ist«, wandte Pia ein.

»Ich wollte die Ohrringe aber zum Maibaum-Aufstellen tragen, und da war nur noch einer da.«

»Wo bewahren Sie die Ohrstecker denn für gewöhnlich auf?«, fragte Broders. »Manchmal verlegt man ja auch nur etwas.«

»In einer alten Cremedose«, behauptete Anja Behrens.

»Wieso das?«

»Nun ja. In einem Schmuckkästchen suchen Diebe ja immer zuerst«, erklärte Anja schon wieder etwas selbstsicherer.

»Also gut. Sie wollten die Ohrstecker zum Maibaum-Fest tragen, öffneten die Dose, die wo steht …?«

»Auf der Ablage im Badezimmer. Es war alles noch darin, zwei Ketten und ein paar Ringe, nur die beiden Ohrstecker nicht. Ich dachte, ich hätte sie irgendwo verloren.«

»Hm.« Pia tat so, als betrachtete sie die Unterlagen vor sich auf dem Tisch.

»Und das war also schon Ende April?«

»Das sage ich Ihnen doch die ganze Zeit. Was soll das alles?«

»Der Ohrring, den ich Ihnen auf dem Foto gezeigt habe, ist in der Nähe von Kirsten Wellings Leiche gefunden worden«, erwiderte Pia.

»Nein«, wisperte Anja Behrens. Ihre Hände verkrampften sich. Ihre Überraschung und Sorge wirkten echt.

»Wie erklären Sie sich das?«

»Ich … muss ihn mal beim Spazierengehen oder so verloren haben. Das ist doch möglich?« Sie sah hilfesuchend zu Broders.

»Natürlich ist es das«, beruhigte er sie. »Der Ohrring allein sagt noch gar nichts.«

»Mal etwas ganz anderes: Wir haben uns mit Birte Welling unterhalten. Sie hat ausgesagt, dass Sie in Harro Welling verliebt sind. Stimmt das?«, fragte Pia. Sie kam sich gemein vor, Anja Behrens auf diese Art und Weise damit zu konfrontieren, aber es nützte ja nichts. Mord und Totschlag waren noch gemeiner.

»Ich … Also: Da soll sie sich mal an die eigene Nase fassen!«, rief Anja Behrens empört. »Was bildet sie sich ein?«

»Nun, ich nehme an, dass sie uns einfach ihre Beobachtungen mitgeteilt hat«, antwortete Pia. Sie musterte Anja Behrens intensiv.

»Es ist ja nichts Verwerfliches, wenn man jemanden besonders mag.« Broders spielte seine Rolle als verständnisvoller Polizist mit Bravour. »Im Gegenteil. Es ist menschlich.«

Anja Behrens starrte auf die Tischplatte. Ihr Haar fiel nach vorn und verdeckte ihr Gesicht. Dann schüttelte sie den Kopf und sah mit tränenfeuchten Wangen wieder auf. »Es stimmt. Ich liebe Harro schon, solange ich denken kann. Aber er nimmt mich gar nicht wahr. Nicht so. Und das würde sich auch nicht ändern, wenn er frei wäre, oder? Ich habe Kirsten nichts angetan. Ich war ja froh, als er sie geheiratet hat. Als er sich endlich aus den Fängen dieser Birte befreit hat. Also hatte ich gar kein Motiv, Kirsten etwas anzutun. Im Gegenteil, denn jetzt fängt wieder alles von vorne an.«

»Was fängt von vorne an?«

»Seine Ex-Frau wird ihn wieder umgarnen. Er kann sich nicht gegen sie wehren. Und sie wird ihn unglücklich machen. Aber Männer wissen ja nie, welche Frauen gut für sie sind.«

»Ich nehme an, Sie glauben, Sie wären gut für Harro?«, sagte Pia. »Den Altruismus nehme ich Ihnen nicht ab. Geben Sie es zu: Sie lieben Harro Welling, und Sie wollen ihn für sich haben. Dass Sie froh waren über seine Ehe mit Kirsten, glaube ich Ihnen ebenfalls nicht. So selbstlos ist kein Mensch. Sie haben sich mit Kirsten Welling eine Rivalin vom Hals geschafft. Der Ohrring, den wir gefunden haben, ist der Beweis dafür.«

»Nein! Ich habe ihr nichts angetan!«

»Wissen Sie, was ein DNA-Beweis ist?«, fragte Pia.

»Ja. Also, ich seh ja auch mal fern …«

»Gut. Dann ist Ihnen klar, dass wir nicht nur einen Ohrring haben. Überall, wo wir sind, hinterlassen wir Spuren, die genau einer Person zugeordnet werden können. Das erfordert zwar etwas Zeit, aber die haben wir ja.« Pia sah ihr mit kühlem Blick in die Augen.

»Ich habe ein Alibi«, stammelte Anja Behrens.

»Tut mir leid. Das haben Sie nicht«, entgegnete Pia. »Wir haben Aussagen, die belegen, dass Sie an dem betreffenden Morgen um zehn Minuten vor neun Uhr in Ihrer Bankfiliale in Kiel eingetroffen sind. Das stimmt. Das haben wir uns bestätigen lassen. Doch Kirsten Welling ist schon früher ums Leben gekommen. Sie können es auf dem Weg zur Arbeit getan haben.«

Anja Behrens sah Broders flehend an. »Darf Ihre Kollegin das einfach so behaupten? Das stimmt doch alles nicht! Ich bin keine Mörderin!«

»Vielleicht war es nur ein schrecklicher Unglücksfall? Wir erleben das hier öfter«, sagte Broders. »Solche Dinge geschehen meistens, ohne dass die Menschen etwas Böses beabsichtigt haben. Ich kann mir vorstellen, dass Sie besorgt waren wegen Birtes Benehmen ihrem Ex-Mann gegenüber. Vielleicht wollten Sie nicht, dass Harros zweite Ehe deswegen scheitert? Das wäre verständlich; Sie sind ja schließlich seine gute Freundin, die ihn sehr mag. Sie wussten, dass Kirsten morgens joggte. Sie wussten bestimmt auch, wo sie wann sein würde. Sie haben an der Mühle auf sie gewartet, um mit ihr zu reden, könnte ich mir vorstellen. Doch Kirsten Welling reagierte anders, als Sie es erwartet hatten. Sie war nicht dankbar für Ihre Warnung und Ihre Hilfe, sondern sie hat Sie womöglich sogar verspottet? Sie hat Sie wütend gemacht. Es kam zu einem Streit. Ein Wort ergab das andere, ein kleiner Stoß, ohne böse Absicht, und Kirsten fiel ins Wasser. Vielleicht hat sie sich dabei den Kopf angestoßen. War sie bewusstlos? Es wäre bei dem Sog beinahe unmöglich, sie allein aus dem Tosbecken herauszuholen. Außerdem waren Sie bestimmt in Panik, nachdem das passiert war. Das wäre keine ungewöhnliche Reaktion. Sie wussten nicht, was Sie taten, und liefen weg …«

Die meisten Mörder, mit denen sie als Polizisten zu tun bekamen, wussten morgens beim Aufwachen noch nicht, dass sie abends ein Mörder sein würden, kam Pia der Spruch ihres Ausbilders in den Sinn.

»Sie wissen gar nichts! Ich liebe Harro, das ist die Wahrheit. Aber wenn Sie so schlecht von mir denken, dann hat es keinen Sinn, weiter mit Ihnen zu reden. Dann will ich einen Anwalt haben.« Anja Behrens ließ den Kopf nach vorne fallen, sodass das Haar wieder ihr Gesicht bedeckte. Ihre Schultern zuckten.

Broders und Pia sahen sich an. Die Vernehmung war genau so verlaufen, wie sie es geplant hatten. Doch Pia fühlte keinen Triumph. Sie war nicht einmal mit sich zufrieden.

23. Kapitel

»Unter der Leiche hat sich eine Pistole befunden?«, fragte Pia verblüfft. Sie stand in der Warteschlange der Kantine im Polizeihochhaus, als der Anruf aus Kiel sie erreichte.

»Die Spurensicherungsleute sind gestern noch mal in den Stollen in Bodewind hineingegangen. Unterhalb des Fundorts des Toten befindet sich ein Spalt zwischen abgerutschten Betonstücken und Erdreich. Den Spalt hatten wir bei der Bergung des Toten schon bemerkt. Nicht aber, was tief unten darin lag. Bei genauerer Untersuchung fanden unsere Leute dort eine Pistole.« Alex' Stimme klang angespannt.

»Was ist das für eine Waffe? Stammt sie aus dem Zweiten Weltkrieg?«, fragte Pia, während sie ihr Baguette-Brötchen mit Käse entgegennahm.

»Die ist wohl eindeutig jüngeren Datums. Ebenso wie der Tote übrigens.«

»Oh.« Pia schüttelte irritiert den Kopf. »Gut zu wissen.« Bisher hatte es niemand für nötig befunden, sie darüber zu informieren, was die Obduktion des Toten aus Bodewind ergeben hatte. Deswegen, und da die Stollen dort nachweislich aus der Zeit des Zweiten Weltkriegs stammten, war Pia inzwischen davon ausgegangen, dass der Hohlraum unter dem Haus der Thomsens nichts mit dem Mord an Kirsten zu tun hatte. Auch Marten hatte sich nach seinem Ausbleiben am Samstag nicht wieder bei ihr gemeldet. Pia hatte keine Lust, hinter ihm herzutelefonieren, mal ganz abgesehen von der Tatsache, dass sie keine aktuelle Nummer von ihm besaß.

»Wäre gut, wenn du herkommst«, sagte Alex zu Pias Überraschung. »Auf der Waffe befindet sich nämlich eine Fingerspur. Nur ein leicht verwischter Teilabdruck, doch man kann etwas damit anfangen.«

»Habt ihr den Abdruck schon zuordnen können?«

»Das klären wir alles hier.«

»Warum wollt ihr mich dabeihaben?«

»Es geht um Jörg Thomsen. Er will ausdrücklich nur mit dir zusammenarbeiten.«

»Ich kenne ihn doch kaum«, sagte Pia, während sie den Kaffee und das Brötchen zu einem freien Platz balancierte. »Ich war lediglich vor x Jahren mal mit seiner Schwester befreundet.«

»Kannst du morgen früh um neun Uhr hier sein?«, fragte Alex, ohne auf ihren Einwand einzugehen.

Pia trank einen Schluck Kaffee. Wie immer hatte sie das Gefühl, dass das Koffein ihrer Gehirnleistung neuen Schwung verlieh. Wenn heute nicht noch etwas dazwischenkam, würde sie bis morgen den Bericht zur Vernehmung von Anja Behrens geschrieben haben. Und Broders war ja auch noch da. Zur Dienstbesprechung am Donnerstagmorgen musste sie allerdings unbedingt in Lübeck sein. »Halb zehn ist der frühestmögliche Termin.«

»Dann halb zehn«, sagte Alex. »Und danke.« Er beendete das Gespräch abrupt, anscheinend, bevor sie es sich anders überlegen konnte.

Verblüfft sah Pia auf ihr Telefon. Was hatte Jörg Thomsen mit der Leiche in den unterirdischen Gängen zu tun?

Marten kam Pia am nächsten Morgen im Treppenhaus der Kieler Kriminalpolizei entgegen. Die Überraschung, hochgezogene Augenbrauen und ein »Oh, da bist du ja schon!« nahm Pia ihm nicht ab. Sie stellte sich vor, wie er veranlasst hatte, dass man ihn informierte, sobald sie das Gelände der Polizei betrat.

»Ich bin um halb zehn mit Alex verabredet. Er hat mich gestern gebeten, bei einer Vernehmung dabei zu sein«, sagte sie, ohne weiter darauf einzugehen.

»Ja. Ich nehme auch dran teil.«

»In welcher Funktion?«, fragte Pia, während sie nebeneinander die Treppe hochliefen. Er war immer noch gut in Form, stellte sie fest. Und sie war froh, wenigstens eine erste Runde ihres Fitnesstrainings absolviert zu haben.

»Erklär ich dir noch. Versprochen.«

»Geschenkt«, sagte Pia und bereute im nächsten Moment, dass sie ihn ihre Verärgerung spüren ließ.

Bevor sie begannen, beorderte Alex Pia in einen Nebenraum, wo sie sich untereinander absprachen, wie sie bei der anstehenden Vernehmung vorgehen wollten. Jörg Thomsen war bereits eingetroffen, erfuhr Pia bei dieser Gelegenheit. Er wusste bisher jedoch nicht, dass die Polizei eine Waffe gefunden hatte und dass sich möglicherweise sein Fingerabdruck darauf befand.

Er saß in dem Vernehmungsraum, in dem Alex Pia auch das Video des Kanalroboters gezeigt hatte. Ein Kollege hatte ihn so platziert, dass er die Wand im Rücken hatte; Jörgs Gesicht war dem Fenster zugewandt, sodass es voll im Licht lag. Marten und Alex setzten sich ihm gegenüber, Pia über Eck, was gewöhnlich bei einem Gespräch als weniger offensiv und bedrohlich wahrgenommen wurde.

So sah Jörg nach der Belehrung über seine Rechte als Beschuldigter auch sie an, als er fragte: »Brauche ich einen Anwalt?«

»Das weiß ich nicht. Es kommt darauf an, was du mit dem Toten in den unterirdischen Gängen zu tun hast.«

»Gar nichts!«, fuhr er Pia ärgerlich an. »Ich habe keine Ahnung, was das alles soll.«

Hätte er anders reagiert, hätte sie ihm vielleicht zu einem Anwalt geraten. Doch wenn er weniger aufbrausend gewesen wäre, hätte er wahrscheinlich ohnehin ihr Zögern bemerkt und wäre selbst darauf gekommen, dass er einen Rechtsbeistand gebrauchen könnte. Mit seiner übertriebenen Empörung tat er sich selbst keinen Gefallen.

So nickte Pia nur. »Wie du willst, Jörg. Wir können die Vernehmung übrigens auch jederzeit abbrechen, wenn du deine Meinung ändern solltest.« Mehr konnte sie nicht tun.

Alex informierte Jörg Thomsen mit sachlicher Stimme über das, was die Bergung und die Obduktion des Leichnams ergeben hatten. Einiges davon wusste Pia bereits. Zum Beispiel, dass es sich dem Rechtsmediziner zufolge nicht um eine Leiche aus der Zeit des Zweiten Weltkriegs handeln konnte, wie es das Alter der angelegten Stollen anfangs nahegelegt hatte. Jörg Thomsen war ebenfalls überrascht, als er davon erfuhr, oder aber er spielte seine Überraschung sehr gut. Alex erläuterte ihm, dass der Leichnam in einem Bereich unter dem Haus der Thomsens aufgefunden worden war, der nahelegte, dass er nach seinem Tod dorthin verbracht worden war. So, wie es aussah, war der Körper von oben durch den Kellerboden hinabgelassen worden. Spuren im Betonboden des Kellers untermauerten diese Theorie, dass die provisorische Grabkammer in dem Stollen von oben nachträglich geöffnet worden war.

»Jemand hat im Keller Ihres Hauses durch die Grundplatte hindurch eine Art Schacht ausgehoben und die Leiche dort versenkt. Dadurch, dass sich unter dem Haus das im Zweiten Weltkrieg angelegte geheime Stollensystem befunden hat, ist der tote Körper mit Resten von losem Beton tiefer gefallen, als das normalerweise der Fall gewesen wäre. Der Leichnam lag wie auf einer Rutsche aus Geröll zwischen dem Fundament Ihres Hauses und Ihrer Terrasse, wo ihn der Kanalroboter in einer Tiefe von mehreren Metern gefilmt hat.«

Jörg Thomsen beteuerte, nichts von einer Leiche gewusst zu haben, bis er von der Polizei und der Presse davon erfahren hatte. Er stützte den Kopf in die Hände. »Besteht die Möglichkeit, dass es sich bei dem Toten um … meinen verschollenen Vater handelt?«, fragte er schließlich.

Marten sah ihn aufmerksam an. »Wie kommen Sie darauf?«

»Nun, das ist doch logisch. Wenn es kein Soldat oder eine Zivilperson aus dem Bunker ist, dann muss es jemand anders sein. Eine Leiche unter dem Haus, ein verschollener Bewohner. Da zählt man doch eins und eins zusammen.«

»Es handelt sich bei dem Toten nicht um Ihren Vater Richard Thomsen«, antwortete Alex.

Jörg Thomsen nickte langsam. Dann sah er Pia an. »Muss die Polizei eigentlich die Wahrheit sagen?«

»Die bewusste Täuschung oder Irreführung eines Zeugen ist nicht erlaubt. Ansonsten riskieren wir ein Beweisverwertungsverbot.«

»Okay.« Er schien darüber nachzudenken. »Also ist es nicht mein Dad.« Jörg Thomsen atmete ein paar Mal tief ein und aus. Falls es keine Neuigkeit für ihn war, spielte er seine Erleichterung sehr gut und auch die Enttäuschung darüber, immer noch keine Sicherheit zu erlangen, was das Schicksal seines Vaters betraf. »Das ist ja schon mal was«, sagte er schließlich. »Wissen Sie schon, um wen es sich bei dem Toten handelt?«

»Wissen Sie es? Haben Sie eine Vermutung?«, entgegnete Alex. »Immerhin lag er unter Ihrem Haus.«

»Nein. Wie oft soll ich denn noch sagen, dass ich nichts von dem Toten wusste?«

»Jemand hat die Grundplatte Ihres Kellers aufgestemmt. Wenn Sie es nicht selbst waren, müssten Sie doch etwas davon mitbekommen haben. Also, was soll diese angebliche Unwissenheit?«

»Ich habe aber nichts davon mitbekommen!«

»Doch jetzt, da Sie alles wissen, haben Sie vielleicht eine Idee, wer der Tote war?«

»Nein.«

»Also gut.« Alex seufzte und ordnete seine Unterlagen. »Zur Unterstützung Ihres Gedächtnisses: Ihr Vater hatte einen Arbeitskollegen bei KWG. Sie arbeiteten sogar in derselben Abteilung und an denselben Projekten zusammen. Erinnern Sie sich an Werner Kulisch?«

»Den Namen habe ich ab und zu mal von meinem Vater gehört.«

»Kannten Sie Werner Kulisch persönlich?«, fragte Marten.

»Kann schon sein, dass er mir mal über den Weg gelaufen ist. Aber ich erinnere mich nicht daran. Ist er der Tote in dem Stollen?«

»Sie sollten noch mal überlegen, ob Sie Werner Kulisch nicht doch persönlich kannten. Falsche Aussagen bringen uns nicht weiter. Und Sie auch nicht. Denken Sie noch mal darüber nach«, forderte Alex ihn auf.

Es folgte eine zermürbende Befragung, in der Jörg keinen Millimeter von seiner Position abwich und sich damit im Grunde immer mehr in eine unhaltbare Position brachte.

Als Marten ihn dort hatte, wo er ihn haben wollte, legte er ein Bild der gefundenen Waffe vor ihm auf den Tisch. »Das ist die Pistole, mit der der unter Ihrem Keller aufgefundene Mann aus nächster Nähe erschossen wurde. Sein Mörder hat ihm zweimal ins Herz geschossen und ihm dabei wahrscheinlich ins Gesicht gesehen.«

Jörg Thomsen starrte auf das Foto wie auf eine giftige Schlange, die ihn jeden Moment beißen könnte. »Ich war es nicht!«, sagte er heftig.

»Wir haben eine Fingerspur, also einen Fingerabdruck, auf der Waffe sichergestellt.«

»Das ist doch gut, oder? Dann wissen Sie jetzt, wer es war.«

»Es gibt Übereinstimmungen zu Ihrem Fingerabdruck, Herr Thomsen.«

»Das ist … unmöglich!«

»Wieso ist es unmöglich? Haben Sie Handschuhe getragen, als Sie abgedrückt haben? Oder die Waffe hinterher abgewischt?«

»Was reden Sie da? Ich habe niemanden erschossen. Ich habe diese Waffe noch nie gesehen. Sie lügen mich an.« Er sah Pia an. »Du glaubst mir doch, oder? Du kennst mich, Pia. Ich habe niemanden erschossen. Ich will jetzt einen Anwalt! Und ich muss meine Freundin anrufen.«

»Zur nächsten Befragung solltest du wirklich einen Rechtsbeistand haben. Und wir würden gern mit deiner Freundin sprechen. Dazu benötigen wir ihre Telefonnummer und Adresse.«

Thomsen kritzelte eine Telefonnummer und eine Adresse auf einen Block, den Alex ihm hingeschoben hatte.

Pia betrachtete Jörg Thomsen nachdenklich. Die Fingerspur auf der Tatwaffe war ein ziemlich erdrückendes Indiz.

Doch wie aussagekräftig war dieser verwischte Teilabdruck tatsächlich? War ein Irrtum ausgeschlossen, wenn es sich nur um ein kleines Fragment handelte? Aber das konnte sie erst in Jörgs Abwesenheit erfragen. Und wo lag überhaupt sein mutmaßliches Motiv? Was, wenn das alles ganz anders war? Wenn die beiden Fälle doch auf eine andere Art und Weise miteinander zu tun hatten, als sie ahnten?

»Eine letzte Frage noch«, sagte Pia. »Ich hatte dich schon einmal nach dem Mann gefragt, der auf dem Friedhof bei der Beerdigung deiner Schwester aufgetaucht ist und behauptet hat, dass Kirstens Tod kein Unfall war. Wir haben jetzt Phantombilder von ihm anfertigen lassen.« Pia zeigte sie ihm. »Hast du den Mann schon mal gesehen?«

Jörg betrachtete die Bilder sehr lange. So lange, dass Pia schon die Hoffnung hegte, er würde ihr einen Namen nennen. Doch dann sagte er: »Tut mir leid. Ich bin mir überhaupt nicht sicher. Wenn er es ist, dann hat er sich sehr verändert.«

»Von wem sprichst du?«

»Kirsten hatte mal einen Freund, mit dem sie einige Monate zusammen war. Es besteht eine gewisse Ähnlichkeit zwischen dem einen Bild hier und diesem Typen, aber ich bin mir echt nicht sicher.«

»Wie heißt dieser Freund?«

»Ich weiß es nicht mehr. Das war in meiner nicht so guten Zeit, Pia.«

Sie nickte. »Weißt du noch irgendwas über ihn?«

»Frag meine Mutter«, sagte er. »Frag sie einfach. Das ist die beste Chance.«

Und Pia wurde klar, dass sie diese naheliegende Möglichkeit noch nicht genutzt hatten.

24. Kapitel

Als Pia sich auf den Weg nach Klausdorf machte, um Susanne Thomsen das Phantombild zu zeigen, bot Marten an, sie zu begleiten. »Bist du wegen neulich Abend sauer auf mich?«, fragte er.

»Nein«, sagte Pia. »Du hattest sicher einen guten Grund dafür, nicht zu erscheinen.«

Er verzog das Gesicht. »Ich weiß, dass es blöd bei dir ankommen musste. Es ging nur nicht anders. Lass uns zusammen zu Jörg Thomsens Mutter fahren. Ich muss ihr sowieso noch etwas mitteilen. Dann kann ich dir auf dem Weg dorthin alles erklären.«

Pia schluckte die spröde Antwort herunter, die ihr auf der Zunge lag. »Meinetwegen. Aber ich fahre. Ich muss von dort aus direkt zurück nach Lübeck.«

»Dann müssen wir doch mit zwei Wagen fahren«, sagte er bedauernd. »Hast du nach dem Termin noch Zeit für einen Kaffee, Pia?«

»Leider nicht. Ich muss dann Felix abholen.« Sie zog ihr Telefon heraus. Marten beobachtete sie mit scheinbar gleichmütiger Miene, doch sie kannte ihn besser. Er war nicht so cool, wie er gerade tat.

Susanne Thomsen meldete sich nach dem dritten Klingelton. Sie klang gestresst und etwas atemlos. Pia teilte ihr mit, dass sie mit einem Kollegen vorbeikommen würde, um ihr ein Phantombild von dem Unbekannten auf dem Friedhof zu zeigen, das sie hatte anfertigen lassen.

»Ich bin noch etwa eine Stunde hier. Dann muss ich zur Arbeit. Schaffen Sie das denn?«

»Ja, kein Problem«, antwortete Pia. »Wir fahren jetzt los.« Und zu Marten gewandt: »Auf geht's. Weißt du, wo du hinmusst?«

Susanne Thomsen öffnete die Tür wenige Sekunden, nachdem sie geläutet hatten. Sie trug einen dunkelblauen Hosenanzug, dazu hohe Pumps. Ihr welliges, dunkelblondes Haar hatte sie hochgesteckt, und sie war sorgfältig geschminkt. Sie sah attraktiv und sehr professionell aus.

»Hallo, Pia. Kommen Sie bitte herein. Sie sind der Kollege?«, wandte sie sich an Marten.

Pia stellte Susanne Thomsen und Marten einander vor. »Sind Sie allein zu Hause?«, fragte sie. Sie wollte bei der anstehenden Unterredung nicht gestört werden.

»Ja, das bin ich. Stephan musste eben schon losfahren, obwohl er Sie gern noch gesehen hätte. Aber er hat gleich einen wichtigen Termin. In seiner Firma geht es gerade drunter und drüber.«

»Wo arbeitet er denn?«, erkundigte sich Marten.

»Die heißen Cinovera und haben mit IT zu tun. Kommen Sie doch bitte mit.« Dieses Mal führte Susanne Thomsen sie ins Wohnzimmer, wo sie in einer Sitzgruppe am Fenster Platz nahmen. Draußen verdunkelten rasch vorbeiziehende Regenwolken den Himmel.

»Ich bin mitgekommen, weil ich Neuigkeiten für Sie habe, die Sie wissen sollten«, sagte Marten. »Es geht um den Toten, der unter Ihrem Haus in Bodewind aufgefunden wurde.«

Susanne starrte ihn an. Ihre Gesichtszüge wirkten nun wie eingefroren, und der pinkfarbene Lippenstift stach grell von ihrer blassen Haut ab. Marten sah sie direkt an und ließ sie spüren, dass er sich voll auf sie konzentrierte. Er informierte sie darüber, dass der Tote unter dem Haus in Bodewind nicht ihr verschollener Ehemann gewesen war.

»Es war also nicht Richard«, sagte Susanne Thomsen, als er geendet hatte. Sie stand sehr langsam auf, als hätte sie Gliederschmerzen, und ging auf ihren hohen Pumps über den Teppich in Richtung Fenster. Ihre Fußgelenke zitterten bei jedem ihrer Schritte. Vor dem Fenster umfing sie mit beiden Armen ihren Oberkörper. Sie schien um Fassung zu ringen. Dann drehte sie sich wieder zu ihnen um. »Also gibt es immer noch keine Gewissheit. Das ist schlimm für mich, verstehen Sie? Ich hatte gehofft … Aber egal. Es ist mein Problem. Ich bin trotzdem froh, dass er … nicht die ganze Zeit dort unten lag. Das wäre eine schreckliche Vorstellung. So bleibt ein klein wenig Hoffnung, dass er doch noch am Leben ist, nicht wahr?«

»Nichtsdestotrotz lag dort ein Toter unter dem Haus«, sagte Pia vorsichtig. Susanne Thomsens Züge verhärteten sich wieder. Pia spielte die Rolle des Spielverderbers, da Marten offensichtlich gerade Susanne Thomsens Vertrauen gewonnen hatte, auf seine ganz spezielle Art.

»Und wer war es?«, fragte Susanne Thomsen Pia.

»Wir wissen es leider noch nicht«, antwortete Marten an ihrer Stelle sanft. »Setzen Sie sich doch bitte wieder, Frau Thomsen. Das war sicher ein Schock für Sie. Es tut mir auch leid, dass wir Sie so damit überfallen mussten.«

»Nein, das muss es nicht. Mit der Wahrheit muss man geradeheraus. Es nützt ja nichts.«

»Erinnern Sie sich an einen Arbeitskollegen Ihres Mannes: Werner Kulisch?«, wollte Pia wissen.

Susanne Thomsens Augenbrauen zogen sich zusammen.

»Ja, ich glaube schon. Er ist ebenfalls verschwunden. Jedenfalls erwähnte die Polizei mir gegenüber damals so etwas. Sie haben mir viele Fragen dazu gestellt. Die Polizei hat sogar eine Weile vermutet, dass Werner Kulisch und mein Mann vielleicht zu zweit mit der *Mirabella* losgesegelt sind.«

»Glauben Sie das?«, fragte Marten sie in dem unverändert vertraulichen Tonfall.

»Nein.« Sie schüttelte heftig den Kopf. »Sie konnten einander nicht besonders gut leiden. Außerdem hat mir Richard damals erzählt, er habe den Verdacht, sein Kollege sei vielleicht manisch-depressiv. Er litt wohl unter starken Stimmungsschwankungen. Die Polizei vermutete daher, dieser Kulisch habe Suizid begangen. Oder ...« Langsam schien der Groschen zu fallen.

»Es besteht die Möglichkeit, dass es sich bei dem Toten unter dem Haus um Werner Kulisch handelt«, sagte Marten.

»Was heißt ›es besteht die Möglichkeit‹?«, erwiderte Susanne Thomsen ungehalten. »War er es, oder war er es nicht?«

»Die Untersuchungen sind noch nicht abgeschlossen. Werner Kulisch war alleinstehend und hatte auch sonst niemanden, der ihm nahestand. Es existiert nicht mehr viel, an dem wir uns bei der Identifikation orientieren können.«

»Ich kann mir nicht vorstellen, dass der Tote Werner Kulisch war. Ich meine, wie soll er dorthin gekommen sein?«

»Das ist eine interessante Frage«, sagte Marten mit schräg geneigtem Kopf.

»Sie meinen ... Wollen Sie etwa andeuten, dass Richard diesen Mann getötet und unter unserem Haus versteckt hat?«, fragte Susanne Thomsen empört.

»Nun ja. Möglich wäre es, dass Ihr Mann seinen Kollegen – warum auch immer – umbrachte und die Leiche beseitigte. Und dann, als er befürchten musste, entdeckt zu werden, verschwand er mit seinem Boot. Sei es in der Absicht unterzutauchen, sei es in der Absicht, sich umzubringen.«

»Nein. Das passt so überhaupt nicht zu Richard!«, stieß Susanne Thomsen hervor. Sie bedachte Marten mit einem wütenden Blick, doch sie sah weniger überzeugt aus, als ihre Worte es vermuten ließen. Es war in der Tat eine naheliegende Theorie, musste auch Pia zugeben.

»Wir werden es herausfinden.« Marten klang nun weniger einfühlsam, eher bedrohlich.

»Wenn Sie es sagen.« Susanne Thomsen blickte von einem zum anderen. »War es das, was Sie von mir wollten?«

»Nein, wir sind ja wie schon am Telefon angekündigt noch aus einem anderen Grund hier.« Pia zog die Phantombilder und das Foto des Ohrrings hervor. »Wir hoffen, dass Sie uns hiermit helfen können.«

Sie startete mit dem Bild des Ohrrings. Zwar hatte Anja Behrens bereits zugegeben, dass er ihr gehörte, aber eine Reaktion auf ein Beweisstück war immer informativ. In diesem Fall wusste Susanne Thomsen jedoch nichts dazu zu sagen. Die Phantombilder hingegen, die sie danach betrachtete, entlockten ihr recht schnell eine Reaktion.

»Das Gesicht kommt mir bekannt vor. Nicht auf diesem Bild.« Sie schob das von sich, das nach Anja Behrens' Angaben angefertigt worden war. »Aber das auf dem hier schon.«

»Das war wie gesagt der Mann, der an Kirstens Grab war und behauptet hat, dass ihr Tod kein Unfall gewesen sein kann.«

»O Gott. Wie schrecklich. Also, wenn er es ist …«

»An wen denken Sie denn da?«

»Kirsten hatte mal einen Freund – von ihm habe ich Ihnen ja schon neulich erzählt.« Sie sah Pia an. »Es ist lange her, und er passte nicht so recht zu ihr, fanden wir. Also Richard und ich. Er heißt Oliver. Den Nachnamen weiß ich leider wirklich nicht mehr.«

»Oliver«, wiederholte Pia nachdenklich. Nein, der Name sagte ihr im Zusammenhang mit Kirsten nichts, konnte ihr nichts sagen. Zu dem Zeitpunkt hatten sie sich längst aus den Augen verloren …

»Weshalb passte er nicht zu Ihrer Tochter?«, wollte Marten wissen.

»Na ja. Er war ziemlich verwöhnt und unselbstständig, fanden wir. Hat mit dem Geld, das er nicht selbst verdient hatte, nur so um sich geschmissen. Seine Mutter, eine Ärztin, hatte ihn allein großgezogen.«

»Wissen Sie noch, was er damals gemacht hat?«

»Er hat studiert. BWL oder VWL …«

»Aber Sie glauben, dass der Mann, der auf dem Phantombild zu sehen ist, Oliver ist, der ehemalige Freund Ihrer Tochter?«

Sie zuckte mit den Schultern. »Je länger ich hinsehe, desto mehr Zweifel kommen mir. Damals hatte er ja noch Haare, auch wenn die schon am Ansatz etwas zurückgegangen waren. Der Mann auf dem Bild hat eine Glatze und trägt eine Sonnenbrille … Da kann man sich leicht täuschen.«

»Wann haben Sie diesen Oliver denn zuletzt gesehen?«, fragte Pia.

»Also, er war mit Kirsten zusammen, als Richard noch lebte. Das weiß ich genau, weil wir miteinander darüber geredet haben, dass wir ihn beide nicht sonderlich mochten. Richard meinte aber, Kirsten sei klug genug. Sie würde bald merken, dass das ›arrogante Muttersöhnchen‹ nichts für sie sei. Und danach?« Sie krauste die Stirn. »Also, wenn ich mich recht entsinne, hat Kirsten mit ihm Schluss gemacht, nachdem ihr Vater verschwunden war. Sie sagte so etwas wie: ›Oliver versteht einfach nicht, wie ich mich fühle. Das verstehen nur Leute, die selbst etwas Schlimmes durchgemacht haben. Was soll ich mit einem Freund, der mit mir auf Partys gehen will, während ich nicht mal weiß, wie ich den nächsten Tag überstehen soll?‹«

Pia nickte. Sie konnte das sehr gut nachvollziehen. Wenn man trauerte, konnte man mit Menschen, die niemals etwas Ähnliches erlebt hatten, nichts anfangen. Oder die konnten mit einem selbst nichts mehr anfangen ... »Also hat Kirsten mit ihrem Freund Oliver bald nach dem Verschwinden ihres Vaters Schluss gemacht?«

»Ehrlich gesagt habe ich damals nicht so darauf geachtet, wie ich es hätte tun sollen. Jörg ging es damals auch sehr schlecht. Er brauchte mich mehr. Da habe ich Kirsten vielleicht nicht genug Beachtung geschenkt ...« Sie seufzte tief. »Es war eine schlimme Zeit.«

»Wir müssen diesen Oliver unbedingt finden, Frau Thomsen«, sagte Marten. »Erinnern Sie sich an irgendein Detail, das uns weiterhelfen kann?«

Susanne Thomsen schüttelte den Kopf.

»Erinnern Sie sich wirklich nicht an Olivers Nachnamen?«

»Nein. Es ist zu lange her.«

»Oder vielleicht daran, wo er gewohnt hat?«

»Er hat in Kiel studiert, genau wie Kirsten, aber er kam, glaube ich, aus Hamburg. Oder doch von der Ostseeküste?«

»Was für eine Ärztin war seine Mutter? Eine Fachärztin?«

»Das weiß ich leider auch nicht mehr. Wie gesagt: Ich hätte mich damals mehr um Kirsten und ihre Belange kümmern sollen, doch es waren sehr schwierige Zeiten für uns alle.«

»Erinnern Sie sich an eine Freundin oder Kommilitonin Ihrer Tochter, die Oliver ebenfalls gekannt hat?«, fragte Pia.

»Tut mir leid. Das war ein einziger Albtraum damals. Alles verschwimmt wie in einem Nebel.«

Sie sahen einander an. »Eine Möglichkeit gäbe es vielleicht«, sagte Susanne Thomsen nach einem Moment des Nachdenkens. »Kirsten hat immer alles Mögliche aufgehoben. Erinnerungsstücke, altes Spielzeug, Bücher, Kassetten und so. Sie hat noch ein paar Kisten mit ihren Sachen hier im Keller stehen. Ich durfte nie etwas davon wegwerfen. Gestern habe ich diese Dinge durchgesehen, um zu entscheiden, was ich jetzt damit machen will.« Susanne Thomsen blinzelte entschlossen eine Träne weg. »Aber es ist noch zu früh. Ich kann ihre Sachen nicht einfach weggeben. Jedenfalls ist mir dabei auch Kirstens altes Handy in die Finger gefallen. Ein Nokia 6310. Ich hatte auch mal so eines. Es könnte aus der Zeit stammen, in der sie mit Oliver zusammen war. Wollen Sie es mitnehmen?«

»Ja, das wäre gut«, sagte Pia. »Und Sie bekommen es natürlich auch wieder zurück.« Kirstens aktuelles Smartphone und ihr Computer waren schon von der Polizei inspiziert worden. Broders und Juliane hatten sich darum gekümmert, die Ergebnisse auszuwerten.

Pia dankte Susanne Thomsen für das Mobiltelefon und das Gespräch, überreichte ihr noch eine Visitenkarte und verabschiedete sich von ihr. Als Marten und sie zu ihren Wagen gingen, sahen sie, wie auch Kirstens Mutter zu ihrem Auto in der Auffahrt lief und einstieg. Sie trug eine große Handtasche bei sich und hatte es offensichtlich eilig.

»Sie arbeitet als Übersetzerin, oder?«, fragte Marten.

»Sie ist Übersetzerin und Dolmetscherin«, sagte Pia. »Als ihre Kinder klein waren, konnte sie die Übersetzungen gut von zu Hause aus machen. Aber Kirsten hat mir erzählt, dass sie am liebsten bei Veranstaltungen dolmetscht. Sie war dadurch viel unterwegs. Ihr Vater hat sich wohl unentwegt in seinem Forschungslabor vergraben, und Kirsten und ihr Bruder waren, als sie älter waren, viel allein.«

»Welche Sprachen spricht sie?«

»Spanisch und Englisch.«

Susanne Thomsen winkte ihnen noch aus ihrem Auto zu und brauste davon.

Pia sah auf ihre Uhr. »Mit dem Kaffee wird es heute wirklich nichts mehr. Ich muss dringend zurück nach Lübeck.«

Marten nickte. Er starrte immer noch in die Richtung, in die Susanne Thomsen entschwunden war.

»Also gut. Tschüss dann, bis demnächst.«

»Ciao, Pia.«

In Lübeck angekommen, gab Pia Kirstens altes Handy sofort zur Analyse ab.

Der Kollege staunte nicht schlecht, als er das alte Nokia-Handy in der Hand hielt. »Das kommt ja quasi aus einer Höhle in der Steinzeit«, sagte er andächtig.

»Dann sieh zu, dass du ihm seine Wandmalereien entlockst«, gab Pia zurück. »Es ist wichtig und dringend.«

»Ist es das nicht immer?«

Sie lächelte und verabschiedete sich.

Bevor sie aufbrechen musste, um Felix abzuholen, hatte Pia doch noch ein paar Minuten Zeit. Sie traf Broders in ihrem gemeinsamen Büro an, wo er anscheinend einen Plausch mit Juliane hielt. Die beiden lachten, was Pia einen Stich versetzte. Wenn sie jetzt schon auf ihren Teamkollegen eifersüchtig war, weil er mit einer anderen Kollegin lachte, musste es schlimm um sie stehen. Hatte Martens Verhalten ihr mehr zugesetzt, als sie es sich eingestehen wollte?

»Hej, Pia«, sagte Broders.

»Hej, ihr beiden. Ich muss gleich wieder los. Aber vorher hab ich noch eine Frage, den Fall Kirsten Welling betreffend.« Sie hörte sich zum zweiten Mal an diesem Tag an wie ein Spielverderber und ärgerte sich über sich selbst. Aber es nützte ja nichts. Wenn die Zeit begrenzt war, musste sie sie nutzen, so gut es ging.

»Womit können wir dir helfen?« Juliane erhob sich von der Schreibtischkante, während Broders sich entspannt zurücklehnte.

»Wer von euch hat Kirstens Telefonate und Textnachrichten analysiert?«

»Das war ich«, sagte Broders. »Wir haben auch schon darüber gesprochen, Pia.«

»Ja, ich weiß. Ich habe heute ein altes Handy von Kirsten bekommen, wahrscheinlich aus der Zeit, als ihr Vater verschwunden ist.«

»Okay.« Broders sah skeptisch aus.

»Aber worauf ich hinauswill: Wir suchen ja immer noch den Unbekannten von den Phantombildern, Broders. Ich war heute mit den Bildern bei Susanne Thomsen. Wir hätten sie ihr schon längst zeigen sollen. Sie erinnern sie an einen früheren Freund von Kirsten. Einen gewissen Oliver, mit dem sie zu der Zeit zusammen war, als ihr Vater verschwunden ist.« Pia erläuterte ihnen, was Susanne Thomsen gesagt hatte.

»Ja, und?«

»Wenn der Unbekannte am Grab nur ihr früherer Freund war, wieso war er dann so viele Jahre später auf dem Friedhof?«

Juliane zuckte mit den Schultern. »Vielleicht hatte er vor ihrem Tod wieder Kontakt zu ihr aufgenommen?«

»Genau. Und wie?«

»Du meinst, mir ist bei ihren Nachrichten und den Anrufen etwas durchgegangen?«, fragte Broders. Er klang nicht im Geringsten beleidigt, sondern eher interessiert. »Kirsten Welling hat sehr viel telefoniert und auch viele Textnachrichten geschrieben. Ich habe versucht, die Anrufe und Texte der letzten Wochen nachzuverfolgen. Sie hat ja möglicherweise mit jemandem kommuniziert, der etwas über ihren Tod weiß oder sogar etwas damit zu tun hat. Es hat sich jedoch nichts ergeben.«

»Gab es Telefonate, die von Kirstens gewöhnlichem Kommunikationsverhalten abwichen?«

»Ich erinnere mich zumindest an eines. Sie war nur ein einziges Mal von einer bestimmten Nummer aus angerufen worden, und der Anrufer hatte sich nicht unter ihren gespeicherten Kontakten befunden.«

»War es eine Festnetz- oder eine Mobilnummer?«

»Eine Mobilnummer.«

»Hast du die Nummer angerufen?«

»Ich habe es versucht, zweimal niemanden erreicht und dann auf die Mobilbox gesprochen und um Rückruf gebeten. Aber es hat sich daraufhin nie jemand bei mir gemeldet, und dann … kamen mir andere Dinge dazwischen.«

»Wir hatten wirklich genug zu tun«, warf Juliane ein.

»Ich mache niemandem einen Vorwurf. Kannst du mir die Nummer geben, Broders?«

»Aber sicher.«

Pia hatte noch zehn Minuten. Für einen Anruf war das mehr als genug Zeit. Sie wählte die Nummer.

Nach dem dritten Läuten meldete sich eine Frau. »Lehmann.«

Pia erklärte ihr die Situation. Die Frau entschuldigte sich, dass sie nicht zurückgerufen hatte. Sie habe Broders' Anruf für einen Scherz gehalten, sagte sie. Sie behauptete, keine Kirsten Welling oder Kirsten Thomsen zu kennen und verstünde gar nicht, was los sei. Sie wolle keine Schwierigkeiten. Pia beruhigte sie. Sie nannte ihr den Zeitpunkt des Anrufs, der sie interessierte, und die gewählte Nummer.

»Ja, das ist meine Mobilnummer. Und das soll vor sieben Wochen an einem Freitag gewesen sein? Um fünfzehn Uhr sechsunddreißig? Freitags mache ich meistens früher Feierabend. Bei schönem Wetter gehe ich auf dem Weg nach Hause manchmal in den kleinen Park bei mir um die Ecke, um im *Pavillon* – das ist ein Café – noch einen Latte Macchiato in der Sonne zu trinken.«

»Wo genau ist das?«

»Auf dem Else-Rauch-Platz in Hamburg-Eimsbüttel. Einmal freitags hat mich da ein Mann angesprochen, den ich nicht kannte. Er hat mich gefragt, ob er sich kurz mein Handy für einen wichtigen Anruf ausleihen dürfe? Es ging irgendwie um seine kleine Tochter, sagte er, und angeblich war der Akku seines Handys leer.«

»Hat er Ihnen seinen Namen genannt?«

»Nein. Jedenfalls erinnere ich mich nicht daran. Als er telefonierte, ist er ein Stück auf den Platz hinausgegangen. Ich habe nichts von dem Gespräch mitbekommen. Es ging mich ja auch nichts an. Doch er sah irgendwie aufgeregt aus. Als er mir mein Handy zurückbrachte, stand ihm der Schweiß im Gesicht, obwohl es an dem Nachmittag zwar sonnig, aber nicht sonderlich warm war.«

»Können Sie mir den Mann beschreiben, Frau Lehmann?«

»Also, er war groß und gut in Form. So Ende dreißig, Anfang vierzig, würde ich schätzen. Attraktiv. Er trug Jeans, einen Kapuzenpulli und eine Schirmmütze. Sehr modebewusst. Und er hatte eine blaue Brille auf.«

»Eine Sonnenbrille?«

»Nein, eine normale Brille mit blauem Gestell.«

»Konnten Sie sehen, ob er eine Glatze hat?«

Die Frau lachte leicht glucksend. »Nein. Aber in Anbetracht seiner flotten Kopfbedeckung ist das gut möglich. Männer sind ja auch eitel.«

»Was geschah dann?«

»Nichts. Er bedankte sich bei mir und ging. Ich habe kontrolliert, was für eine Nummer er angerufen hatte. Es war eine ganz normale Mobilnummer mit 0160-Vorwahl. Also war alles in Ordnung, dachte ich.«

»Sie haben mir sehr weitergeholfen, Frau Lehmann. Ein Kollege von mir nimmt eventuell noch mal Kontakt zu Ihnen auf, um Ihre Aussage zu Protokoll zu nehmen.«

»Oh, dann ist es wohl was Ernstes.« Der amüsierte Unterton war aus ihrer Stimme verschwunden.

»Falls Sie den Mann noch mal sehen, sprechen Sie ihn bitte nicht auf einen Anruf der Polizei hin an. Informieren Sie umgehend mich. Sie müssten meine Nummer auf Ihrem Display sehen.«

»Hm, ja. Ich verstehe. Ist der Mann etwa … gefährlich?«

Pia zögerte. »Ich denke nicht, dass Sie in Gefahr sind, Frau Lehmann. Aber seien Sie bitte generell vorsichtig, falls er Ihnen noch mal über den Weg laufen sollte.« Sie beendete das Telefonat.

Broders sah sie mit schräg geneigtem Kopf an. »Und?

»Frau Lehmann, von deren Handy aus Kirsten angerufen wurde, sagt, dass sie es zu dem Zeitpunkt verliehen hatte. An einen ihr unbekannten Mann in einem Café in einem Park in Hamburg-Eimsbüttel.«

Juliane schnaubte ungläubig.

»Es könnte der Mann gewesen sein, den ich auf dem Friedhof gesehen habe. Die Beschreibung passt einigermaßen«, sagte Pia.

»Dann hatte ich das wohl nicht gründlich genug weiterverfolgt«, räumte Broders ein. »Und nun?«

»Wir können schlecht ganz Eimsbüttel nach diesem Typen absuchen.«

»Ich stelle mich zur Verfügung«, sagte Broders mit einem Grinsen. »Setze mich in dieses Café und schaue mal, wer so vorbeikommt.«

»Broders, so verzweifelt sind wir noch nicht. Was uns noch bleibt, ist die Analyse von Kirstens altem Handy. Da wird hoffentlich die Nummer ihres damaligen Freundes Oliver einprogrammiert gewesen sein. Und möglicherweise hat er die Nummer immer noch.«

Auf dem Weg zu Felix' Kindergarten kreisten die Gedanken in Pias Kopf. Sagte Frau Lehmann aus Hamburg die Wahrheit? Hatte Kirstens ehemaliger Freund Oliver sich vor ihrem Tod auf diese Weise bei Kirsten gemeldet? Mit einem fremden Handy? Und falls ja, weshalb diese Umstände? Was hatte er zu verbergen gehabt? Hatte er Kirsten möglicherweise bedroht oder erpresst? Hatte sie sich seinetwegen verfolgt gefühlt? Doch warum dieser spektakuläre Auftritt an ihrem Grab? Würde das alte Mobiltelefon, das Susanne Thomsen unter Kirstens Sachen gefunden hatte, ihnen helfen, endlich Klarheit zu erlangen?

25. Kapitel

Am nächsten Tag sollte die Dienstbesprechung im K1 erst um zehn Uhr stattfinden, weil Manfred Rist zuvor einen Gerichtstermin wahrnehmen musste. Pia wollte die Gelegenheit nutzen, um vorher noch einmal nach Düstersee zu fahren.

Bei den Alibis, die sie inzwischen erfragt hatten, kam es bei manchen der Tatverdächtigen auf geringe Zeitdifferenzen an. Um das besser bewerten zu können, mussten sie wissen, um wie viel Uhr Kirsten an dem Morgen höchstwahrscheinlich an der Mühle angekommen war. Der Täter war genau zu dem Zeitpunkt ebenfalls dort gewesen. Harros Aussage, wann er seine Frau morgens nach den ersten Arbeiten im Stall im Haus angetroffen hatte, als sie gerade hatte joggen gehen wollen, ergab einen Anhaltspunkt, um wie viel Uhr Kirsten losgelaufen war. Blieb nur die Frage, wie schnell sie wohl gejoggt war?

Pia parkte auf dem Hofplatz der Wellings und informierte Harro über ihr Vorhaben. Sein Vater stand neben ihm und starrte sie missmutig an, als sie sagte, sie wolle einmal selbst zur Mühle laufen, um die Zeit zu stoppen.

Sicher, sie konnte die Minuten mithilfe von Internet-Karten auch einigermaßen genau errechnen, aber Pia hoffte auf so etwas wie eine Eingebung, während sie selbst die Strecke ablief. Noch war der Tatablauf an der Mühle für sie graue Theorie.

Ihre Laufhose, ein Sportshirt und die Schuhe hatte sie bereits angezogen, bevor sie zu Hause losgefahren war. Pia stellte die Stoppuhr ihres Handys ein und lief los. Ihr war klar, dass sie schneller sein musste als beim letzten Mal in Lübeck, und das, ohne dass sie seit ihrem letzten miserablen Lauf noch einmal trainiert hatte. Kirsten war angeblich gut in Form gewesen. Pia beschloss, noch einen Zeitbonus für die bessere Kondition der Freundin abzuziehen. Aber Kirsten konnte nicht einfach so losgesprintet sein, denn sie hatte angeblich ja noch eine längere Strecke vor sich gehabt, während es Pia vollkommen ausreichte, nur bis zur Mühle zu gelangen.

Sie joggte den Feldweg entlang, den sie das letzte Mal mit Paul Schäfer gegangen war. Die Luft war warm und feucht, und das Atmen fühlte sich an, als trainierte sie in einer römischen Dampfsauna. Nebelschwaden stiegen vom Boden auf, und zwischen den Bäumen lag dichter Dunst. Das Thermometer hatte an diesem Morgen schon die Sechsundzwanzig-Grad-Markierung erreicht.

Pia umrundete die Pfützen auf dem Weg, die sich nach dem heftigen Regenguss am gestrigen Tag gebildet hatten. Als sie keuchend in die leichte Senke mit dem Bach und dem Wäldchen einlief, lag vor ihr eine dichte Nebelbank. Sie widerstand dem Impuls, keuchend stehen zu bleiben, denn mittlerweile sagte ihr ganzer Körper, dass sie aufhören sollte. Aber es war nicht mehr weit.

Also lief sie über die Brücke, die den Bach querte, und da lag die Mühle am See mit einem Mal vor ihr. Pia folgte dem Pfad zum Wehr hinauf, blieb abrupt davor stehen und stoppte die Zeit. Sie hatte genau einundzwanzig Minuten von Kirstens Haustür bis hierher benötigt.

Sie stellte sich vor, dass es so ähnlich ausgesehen haben konnte, als ihre Freundin an ihrem Todestag an dieser Stelle angekommen war. Bis auf die Tatsache, dass Kirsten hier von jemandem erwartet worden war oder … Dieser Gedanke kam ihr erst jetzt: dass Kirsten vielleicht verabredet gewesen war. Hatte sie an der Mühle auf jemanden gewartet? Einsam genug gelegen war die Stelle ja, bestens geeignet für ein Treffen, von dem niemand sonst wissen sollte. Hatte Kirsten womöglich einen Liebhaber gehabt? Pias Freundin war immer sehr direkt gewesen und hatte nicht zur Heimlichtuerei geneigt. Aber bitte: Seit sie beide sechzehn Jahre alt gewesen waren, hatte Pia kaum noch Kontakt zu ihr gehabt. Da war viel Wasser die Trave hinuntergeflossen … Sie starrte auf den Bach, der aus dem See das Wehr hinunter in das Tosbecken rauschte, in dem Kirsten ertrunken war.

Die Geräusche des Wassers übertönten mögliche Schrittgeräusche. Sogar ein Auto konnte hinter der Mühle vorfahren und anhalten, ohne dass man es hier mitbekam. In dem Haus mit den dunklen Fensterhöhlen könnte sich ohne Weiteres jemand verstecken …

Und angenommen, sie wurde genau jetzt von dort aus beobachtet? Möglich war es zumindest. Rede dir keinen Unsinn ein, sagte sie sich. Es war das Wissen um das, was hier passiert war, das sie nervös machte. Doch vernünftiges Zureden half Pia in diesem Moment nicht. Sie stand stocksteif da, atmete immer noch stoßweise und ließ den Blick über die Umgebung schweifen. Von links, vom See her, konnte sich niemand nähern, es sei denn in einem Boot. Wenn jemand aus dem Gebäude kam, musste er den Bach am Wehr überqueren oder sich ihr von rechts nähern. In beiden Fällen würde sie diese Person rechtzeitig sehen.

Pia drehte sich um. Hinter ihr lag das kleine Waldstück mit Gebüsch und niedrigen Bäumen, das nicht weit einsehbar war. Pia vernahm das laute Knacken eines Zweiges, gefolgt von dem Rascheln von Blättern, wie von jemandem, der sich im Unterholz bewegte. Würde sie gleich Schritte im Kies näher kommen hören? Nein, dafür war das Wasser im Tosbecken zu laut.

»Kommen Sie sofort da raus!«, rief Pia. Ihre Rechte umklammerte ihr Mobiltelefon. Mehr hatte sie nicht dabei. Sie hatte ja nur ein wenig laufen gehen wollen, um die Zeit zu stoppen. Wenn jemand sich aus Richtung des Wäldchens näherte, würde sie Zeit haben, zur Straße zu rennen. Sie würde dann etwas Vorsprung haben, wie sie hoffte. Dann musste sie erst mal jemand einholen. So schlecht es auch um ihre Kondition auf der Langstrecke stand, im Sprinten war sie immer gut gewesen. Wenn jedoch jemand aus der Mühle auf sie zukam, würde er ihr den Weg abschneiden …

Doch bis auf das Knacken eines Zweiges im Dickicht, das ein Vogel oder vielleicht ein Eichhörnchen verursacht hatte, rührte sich nichts mehr. Sie musste sich die Geräusche eingebildet haben.

Pia kam sich lächerlich vor. Die Fantasie spielte ihr einen Streich! Sie hatte gedacht, dass es ihr nicht viel ausmachen würde, an den Tatort zurückzukehren. Wie oft war sie schon an den unterschiedlichsten Tatorten gewesen? Doch es machte ihr sehr wohl etwas aus. Es beunruhigte sie zutiefst. Lag es an der emotionalen Nähe zu diesem Fall? Daran, dass sie früher mit Kirsten eng befreundet gewesen war und sich noch immer mit ihr verbunden fühlte? Über ihren Tod hinaus? Oder lag es daran, dass sie die Wahrheit nach wie vor nicht kannten? Wie würde sie sich fühlen, wenn sie es herausgefunden hatte? Wenn Kirstens Schicksal offen vor ihr lag? Wie würde es ihr dann gehen?

Pia lief nicht den Weg zurück, den sie gekommen war, sondern nahm die Route an der Mühle entlang und dann über die Landstraße zurück nach Düstersee. Als sie auf den Hofplatz der Wellings zurückkehrte, lief ihr der Schweiß zwischen den

Schulterblättern und Brüsten hinab. Ihr Gesicht glühte, sie musste hochrot sein, und sie atmete keuchend.

Nah am Wohnhaus der Wellings stand ein dunkelblauer Passat mit geöffneter Heckklappe. Paul Schäfer trat mit zwei Pappkartons aus dem Haus, die er hinter dem Auto absetzte. Er bewegte sich etwas zu schwungvoll, sodass ein zusammengerollter Schlafsack herunterfiel, der ganz oben in einem der Kartons gelegen hatte.

Als er sich bückte, um ihn aufzuheben, stand Pia neben ihm. »Guten Morgen, Paul«, sagte sie noch etwas außer Atem, was dem leicht ironischen Unterton ein wenig die Wirkung nahm. Doch in ihrem derangierten Zustand war es wichtig, die Oberhand zu behalten.

»Oh, hi, Frau Kommissarin.« Er musterte sie und grinste. »Sie laufen auch?«

»Wenn die Umstände es erfordern. Ich habe gehört, dass du bei den Wellings gekündigt hast.«

»Ja, das stimmt. Es tut mir auch irgendwie leid. Aber es ist doch nicht das, was ich wirklich machen will. Diese Erkenntnis ist ja auch schon etwas wert, oder?«

»Auf jeden Fall. Ich dachte nur, du weißt, worauf du dich einlässt. Deine Eltern haben ja auch einen Hof in der Nähe von Rendsburg.«

»In Büdelsdorf«, korrigierte er sie beinahe automatisch und hob dann eilig den obersten Karton an, um ihn ins Auto zu laden.

»In Büdelsdorf ist doch die große Druckerei«, sagte Pia.

»Ja, genau.« Er schob den Karton tiefer in den Kofferraum.

»Aber da gibt es noch mehr?«, fragte sie, während sie nach der Ursache für das Alarmglöckchen forschte, das gerade leise in ihrem Hinterkopf bimmelte.

»Nee, da is' ansonsten nicht viel. Jede Menge Landschaft und sonst nichts.«

»Ich dachte, du willst den Hof deiner Eltern vielleicht mal übernehmen und machst deshalb dieses Praktikum«, redete Pia weiter, in der Hoffnung, dass sie gleich einen Geistesblitz haben würde.

»Den Hof wird mein älterer Bruder Peter übernehmen.« Paul lud den zweiten Karton in den Kofferraum und richtete sich wieder auf. »Wir sind nämlich drei Geschwister«, erklärte er.

»Peter, Paul and ... Mary?«, fragte Pia lächelnd. Sie sprach es englisch aus, doch Paul kannte die US-amerikanische Folk-Gruppe aus den Sechzigern womöglich gar nicht. Es sei denn, sie hatte richtig geraten.

»Peter, Paul und Conny«, sagte er. Verlegen blickte er zur Seite in Richtung des Hauses, als erhoffte er sich von dort irgendwelche Hilfe.

Pia sah ihn aufmerksam an. »Conny wie Cornelia?«, hakte sie nach, obwohl sie die Antwort mit einem Mal zu kennen glaubte.

»Nein. Meine Schwester heißt Constanze.« Er lief rot an, sodass seine Gesichtsfarbe sich Pias wohl allmählich annäherte.

»Deine Schwester ist nicht zufällig dieselbe Constanze, die mit Jörg Thomsen befreundet ist?«, fragte sie.

»Doch, das ist sie.« Paul straffte sich. »Sie haben sich, glaube ich, auf dem Altstadtfest in Ahrensbök kennengelernt.«

»Glaubst du?«

Er seufzte. »Nein, ich weiß es.«

»Und weiß Jörg zufällig, dass du ihn quasi mit deiner Schwester verkuppelt hast?«

»Das hab ich nicht!«, protestierte Paul.

Pia zog eine Augenbraue hoch. »Ach nein? Ich denke, ihr wart zusammen auf dem Altstadtfest. Weißt du, im Rahmen einer Mordermittlung wären das jedenfalls alles hilfreiche Informationen gewesen.«

»Sie haben mich nicht danach gefragt«, entgegnete er und schluckte krampfhaft.

»Okay, dann frage ich dich heute danach. Ich muss allerdings um zehn Uhr zurück in Lübeck sein.« Pia sah auf die Uhr. »Wie wäre es, wenn du zu mir ins Polizeihochhaus in der Posseehlstraße vier kommst, Paul?«

»Ist das ein Vorschlag?«, wollte Paul wissen.

»Nein. Betrachte es als eine Notwendigkeit. Und deine Schwester sollte am besten auch dabei sein. Ich melde mich aber noch wegen eines genauen Termins bei dir.«

26. Kapitel

Die Dienstbesprechung startete pünktlich um zehn Uhr. Manfred Rist begrüßte auch Alex aus Kiel, der gekommen war, um den »Bodewind-Anteil« zu den Ermittlungen beizusteuern. Mittlerweile war in beiden Führungsebenen angekommen, dass es einen Zusammenhang zwischen den Fällen geben könnte, ohne dass man genau wusste, worin dieser bestand.

»Aber genau das werden wir heute klären«, sagte Rist und sah erwartungsvoll in die Gesichter seiner Leute.

Pia schickte ein Stoßgebet hinterher, dass es tatsächlich so weit kam, denn die Lage hatte sich ihres Erachtens in den vergangenen Tagen immer weiter verkompliziert, anstatt dass sie einer Lösung näher gekommen wären.

Zunächst ging es um die Neuigkeiten im Fall Kirsten Welling. Anja Behrens war an diesem Morgen wieder nach Düstersee entlassen worden, nachdem der Haftrichter nicht genügend Beweise für eine mögliche Schuld an Kirsten Wellings Tod hatte feststellen können. Anja Behrens hatte ein Motiv, wie sie selbst zugab: ihre schon sehr lange andauernde Liebe zu Harro Welling und ihre Eifersucht auf seine Frau und wohl auch auf seine Ex-Frau. Ihr Ohrring war an der Böschung des Gewässers gefunden worden, in dem das Opfer ertrunken war. Ein DNA-Beweis stand hingegen noch aus. Anja Behrens besaß auch kein Alibi, doch damit stand sie nicht schlechter da als der Großteil der anderen in den Fall verwickelten Personen. Trotz des angeblichen Beweisstückes, des Ohrrings, und Anja Behrens' Aussage hielt auch Pia ihre Täterschaft für nicht sehr wahrscheinlich.

Broders informierte die Kollegen, dass Harros Ex-Frau Birte Welling ihren eigenen Angaben zufolge ihre Beziehung zu Harro wieder aufgenommen hatte und nun ein Kind von ihm erwartete. Er erläuterte, dass auch Birte Welling über kein Alibi für den betreffenden Morgen verfügte. Ebenso wie Harro Welling, dessen mögliches Motiv, seine Frau loszuwerden, seit dem Bekanntwerden der Schwangerschaft weitaus nachvollziehbarer geworden war. Broders merkte an, dass sich Harros Eltern einen Erben und Nachfolger auf dem Hof wünschten und sich angeblich nicht allzu gut mit ihrer zweiten Schwiegertochter verstanden hatten. Hinzu kam, dass Kirsten Welling angeblich sogar gefordert hatte, dass Harros Eltern den Hof verließen und fortan woanders lebten.

Daraus jedoch ein zwingendes Mordmotiv abzuleiten war etwas weit hergeholt, befanden alle. Broders wies noch einmal auf die beiden mutmaßlichen Mordanschläge hin, von denen Birte Welling ihnen berichtet hatte. Waren sie ein Hinweis auf eine mögliche Täterschaft der Schwiegereltern?

Nach Broders' Ausführungen erläuterte Pia, was sie herausgefunden hatten. Sie berichtete von Susanne Thomsens Befragung und von Kirsten Wellings altem Mobiltelefon, das die Mutter ihren Angaben zufolge gerade gefunden und der Polizei zur Verfügung gestellt hatte. Ebenso, dass der Mann auf dem Phantombild, der am Grab aufgetaucht war, möglicherweise Kirstens früherer Freund Oliver gewesen sein könnte.

Weiterhin gab es da noch den Anruf auf Kirsten Wellings aktuellem Mobiltelefon, der sie vor ihrem Tod von dem Handy einer Frau aus Hamburg erreicht hatte. Pia berichtete den Kollegen, was Frau Lehmann, der das Telefon ja gehörte, über den Mann im Park ausgesagt hatte, der sich das Smartphone für den Anruf angeblich von ihr geliehen hatte. »Falls der Mann Kirsten Wellings früherer Freund Oliver gewesen ist«, sagte Pia, »dann hat Kirstens Ex-Freund, mit dem sie zusammen war, als ihr Vater verschwunden ist, vor ihrem Tod wieder Kontakt zu ihr aufgenommen. Allerdings tat er das auf eine Art und Weise, die es ihr – und auch uns – nicht möglich macht, den Anruf zurückzuverfolgen.«

»Er wollte unbedingt anonym bleiben«, bemerkte Rist. »Warum? Und wenn er aus Gründen, die wir noch nicht kennen, so vorsichtig war, weshalb hat er sich dann später groß und breit an das Grab gestellt und vor allen Leuten behauptet, Kirstens Tod sei kein Unfall gewesen?«

»Weil ihr Tod kein Unfall war«, sagte Pia. »Nur dass das zu dem Zeitpunkt noch keiner von uns bemerkt hatte.«

»Und was hat er damit bezweckt? Wenn er Ermittlungen provozieren wollte, hätte er sich doch einfach an die Polizei wenden können«, wandte Gerlach ein. »Meinethalben auch anonym.«

»Ein spontaner Gefühlsausbruch?«, vermutete Broders. »Reue oder etwas Ähnliches am offenen Grab? Soll vorkommen …«

»Ich hoffe, dass uns das dieser Oliver in Kürze selbst erklären kann«, sagte Pia. »Es wird doch wohl nicht so schwer sein, einem alten Nokia-Handy sein Telefonverzeichnis zu entlocken. Und wie viele Nummern von Männern namens Oliver mag Kirsten damals gespeichert haben?«

»Also gut. Darum kümmerst du dich, Pia«, ordnete Rist an.

»Da ist noch etwas.« Sie berichtete, was sie am Morgen von Paul Schäfer erfahren hatte. Sie beschlossen, dass er und seine Schwester Constanze dazu getrennt voneinander vernommen werden sollten. Falls Pia keine Zeit dazu hatte, sollten Broders und Juliane es übernehmen.

»Die Ermittlungen Constanze Schäfer betreffend, die ja mit Jörg Thomsen zusammen ist, führen uns direkt weiter zu den Ermittlungen in Bodewind.« Rist sah den Kieler Kollegen an. »Machst du mit Jörg Thomsen weiter?«

Alex stand auf und ging nach vorn. Er war gut vorbereitet und zeigte die Ergebnisse der daktyloskopischen Untersuchung, den leicht verwischten Teil-Fingerabdruck von Jörg Thomsen an der Waffe aus dem Stollen.

»Ihr habt eine Leiche unter seinem Haus in Bodewind und eine Waffe mit seinem Fingerabdruck darauf. Warum ist Jörg Thomsen dann noch auf freiem Fuß?«, wollte Gerlach wissen.

»Erstens ist der Fingerabdruck nicht hundertprozentig sicher zuzuordnen. Dazu ist die Qualität zu schlecht und der Teil des Abdrucks zu klein. Die Kollegen der Abteilung legen sich nur auf eine sechzigprozentige Wahrscheinlichkeit der Übereinstimmung fest.«

»Befinden sich noch weitere Fingerspuren auf der Waffe?«, fragte Broders.

»Nein, sie ist ansonsten sorgfältig abgewischt worden. Der Teilabdruck ist dabei entweder nicht richtig entfernt worden oder aber erst danach darauf gekommen. Letzteres halten die Kollegen für wahrscheinlicher.«

»Okay. Aber es bleibt bei einem Toten unter dem Haus, der frühestens seit 1999 dort liegen kann?«

»Nein. Seit frühestens 2004. Wir wissen mittlerweile, dass es sich bei dem Toten um Werner Kulisch handelt«, sagte Alex. Er erläuterte, weshalb sie sich da inzwischen sicher waren. Hauptsächlich bestätigt wurde das durch alte Unterlagen seines Zahnarztes, die nach Kulischs Verschwinden von der Polizei sichergestellt worden waren. Aber auch die übrigen

Parameter passten. Um das abzugleichen, waren außerdem die Vernehmungsprotokolle von Kollegen, Vorgesetzten, Nachbarn und vereinzelt Freunden gesichtet worden. Eine Familie hatte Werner Kulisch nicht besessen. Anscheinend hatte sein Verschwinden auch niemanden besonders gekümmert. Es war irgendwann als vermuteter Suizid ohne Leiche, wahrscheinlich in der Ostsee, zu den Akten gelegt worden.

»Gut, das grenzt es weiter ein«, sagte Manfred Rist. »Zu dem Zeitpunkt haben nur noch drei Mitglieder der Familie Thomsen in dem Haus gelebt.«

»Ganz genau.« Alex warf Rist einen scharfen Blick zu. Dies war seine Show. »Bis 2004, als Richard Thomsen verschwunden ist, haben seine Ehefrau Susanne, sein erwachsener Sohn Jörg und er selbst da gewohnt. Bis zum Jahr 2002 lebte auch noch die Tochter, Kirsten Welling, bei ihnen.«

Alex referierte weiter und kam auf Unruhs und sein Gespräch mit Peter Minsen zu sprechen. Er erklärte, dass Minsen Werner Kulischs und Richard Thomsens ehemaliger Vorgesetzter bei KWG gewesen war. Nach seinen ersten Worten wurde es sehr leise im Raum, und alle hörten aufmerksam zu. »Herr Minsen hat sich anfangs recht bedeckt gehalten, was die damaligen Ereignisse in seiner Abteilung angeht. Ganz besonders, als es um seine beiden verschwundenen Mitarbeiter ging. Marten Unruh vom LKA, der im Bereich ›Staatsschutz‹ arbeitet und mit dem ich bei ihm war, recherchiert da noch weiter. Es besteht der begründete Verdacht, dass es damals ein Leck bei KWG gab, was die Forschungsergebnisse in der Abteilung betraf.«

»Sprechen wir hier von Spionage?«, fragte Gerlach.

»Ganz genau. Werksspionage. Zwei Mitarbeiter einer Entwicklungsabteilung von KWG sollen Forschungsergebnisse illegal an die Konkurrenz weiterverkauft haben.«

»An wen genau wurden die Forschungsergebnisse denn verkauft?«, wollte Rist wissen.

»Nun, da gibt es verschiedene Möglichkeiten, aber hoch im Kurs stehen nach dem jetzigen Stand der Ermittlungen Chile und Südkorea.«

Gerlach stieß zischend die Luft aus. Auch die anderen zeigten sich beeindruckt, in welche Richtung sich der Fall auf einmal entwickelte.

»Gibt es denn irgendeinen Hinweis darauf, dass Werner Kulisch oder Richard Thomsen eine Verbindung zu diesen Staaten unterhalten haben?«, fragte Pia. »Sind sie jemals dorthin gereist, oder hatten sie Kontakte in dieser Richtung?« Sie hatte auf einmal das Gefühl, den Vater ihrer Freundin gegen diesen ungeheuerlichen Vorwurf verteidigen zu müssen. Werksspionage! Wenn es dabei um Waffentechnik ging oder etwas, das damit in Zusammenhang stand, wie es das Betätigungsfeld des Unternehmens nahelegte, war das auch Landesverrat gewesen.

Alex zögerte. »Dazu kann mein Kollege Unruh mehr sagen als ich. Aber wenn es so war, dann hatten die beiden höchstwahrscheinlich einen Kontaktmann, der sie für diesen Job rekrutiert hat.«

»Hat KWG den Fall denn nicht umfangreich untersuchen lassen? Spätestens nachdem zwei ihrer Mitarbeiter aus einer Entwicklungsabteilung spurlos verschwunden sind, hätten bei denen doch die Alarmglocken schrillen müssen«, sagte Pia.

»Wenn man direkt bei KWG anfragt, wird der Zusammenhang zwischen den verschollenen Mitarbeitern und einer eventuellen Werksspionage vehement bestritten. Die polizeilichen Ermittlungen zu den beiden Vermisstenfällen wurden damals gestoppt, vermutlich von oberster Stelle, aus dem Ministerium. Es sind keinerlei aussagekräftige Akten zu diesen Vorgängen in Zusammenhang mit einer möglichen Spionage bei KWG mehr auffindbar, und der Staatsanwalt, der damals zuständig war, ist vor drei Jahren gestorben. Ebenso übrigens der dritte Kollege aus der Entwicklungsabteilung, der mit Kulisch und Thomsen zusammengearbeitet hatte, ein Andreas Brinkmann. Das macht es uns heute so schwer, den Fall aufzuklären. Wären die Häuser in Bodewind nicht auf alten Stollen aus Kriegszeiten errichtet worden und hätten die starken Regenfälle vor ein paar Wochen nicht zufällig einen der Zugänge zu der Bunkeranlage freigelegt, würde die Leiche noch immer dort unten verborgen liegen. So, wie es offensichtlich ja auch geplant war.«

»Wussten der oder die Täter von damals demnach von den unterirdischen Stollen?«, meldete Gerlach sich wieder zu Wort.

»Auch das ist bisher unklar. Möglicherweise sollte die Leiche einfach unter dem Kellerboden versteckt werden, indem die Betondecke ein Stückchen aufgestemmt wurde. Der tote Körper ist danach aufgrund der Hohlräume darunter immer weiter abgerutscht. Das würde den Auffindeort der Leiche unterhalb der Hausmauer, teils unter einem Kellerraum und teils unter der Terrasse, erklären.«

Die Erkenntnisse im Mordfall von Bodewind wurden noch weiter diskutiert. Pias Gedanken wanderten zu Marten Unruh, der diesen Fall von einer ganz anderen Warte aus ins Visier genommen hatte. Sie würde doch gern wissen, was genau seine Aufgabe beim Kieler LKA war. Staatsschutz. Dann fielen Fälle von Spionage und möglicherweise auch Landesverrat in seinen Aufgabenbereich.

Eine Wortmeldung von Broders riss sie aus ihren Gedanken: »Leute, ich finde es ja auch unheimlich nett, so kuschelig eng beieinanderzusitzen, bei dreißig Grad im Schatten und lauwarmem Wasser in den Gläsern. Wir wollten ja schon immer die Freundschaft der Lübecker und Kieler BKIs pflegen. Aber entscheidend ist doch jetzt, wie wir herausfinden, ob ein Zusammenhang zwischen unseren beiden Mordfällen besteht.«

Das Gemurmel verstummte. Rist räusperte sich und trat wieder vor. »Genau so ist es. Wir müssen herausfinden, wie die Leiche von Werner Kulisch unter das Haus der Thomsens gekommen ist. Was in der Zeit dort passiert ist, in der Richard Thomsen spurlos verschwand. Dazu benötigen wir die alten Ermittlungsakten zu Kulischs und Thomsens Verschwinden aus Kiel. Oder existieren die auch nicht mehr?«, wandte Rist sich an den Kieler Kollegen.

»Da ist noch einiges vorhanden«, sagte Alex mit starrem Gesicht. »Es gibt sogar Hinweise darauf, dass an dem Abend außer Jörg und Susanne Thomsen noch mehr Personen in dem Haus aufgetaucht sind. Die Tochter und zwei oder sogar drei unbekannte Männer, und zwar unabhängig voneinander, wenn man dem Gerede der Nachbarn damals Glauben schenken will. Aus den alten Ermittlungsakten ist auch zu ersehen, dass Werner Kulisch an dem Abend im Haus der Thomsens gewesen sein könnte. Diese Annahme wurde seinerzeit aber nicht weiterverfolgt.«

»Das sind ja ganz neue Möglichkeiten, die sich da eröffnen. Warum erfahren wir das erst jetzt?«, fragte Rist.

»Ich weiß es selbst erst seit Kurzem. Lediglich die Ermittlungen in Richtung KWG wurden damals plötzlich eingestellt.«

Pia spürte, dass die Stimmung im Raum angespannter wurde. Es ließ niemanden kalt, wenn eine Ermittlung aus politischen Gründen gestoppt worden war.

»Dann wissen wir ja, wo wir weitermachen müssen. Die Frage ist jetzt: Handelt es sich bei den Fällen Kirsten Welling und Werner Kulisch um zwei Morde mit unterschiedlichen Tätern und Motiven? Da es unwahrscheinlich ist, dass in unserem schönen Bundesland eine bislang unbescholtene Familie in zwei unterschiedliche Morde verwickelt ist, wenn auch zu verschiedenen Zeiten, suchen wir einen Zusammenhang«, sagte Rist.

»Wer von damals hatte möglicherweise ein Interesse daran, Kirsten Welling zum Schweigen zu bringen? Und warum erst nach so langer Zeit?«, stellte Broders die Frage, die allen durch den Kopf ging.

»Dazu müssen wir wissen, was in der Nacht von Richard Thomsens Verschwinden wirklich in dem Haus passiert ist«, sagte Pia.

Einen Moment herrschte Schweigen.

»Wir können versuchen, die Vorgänge zum Zeitpunkt von Richard Thomsens Verschwinden in dem Haus zu rekonstruieren«, schlug Pia nach kurzem Nachdenken vor.

»So, wie sie es damals in dem Dorf bei Stade gemacht haben?«, fragte Broders. Der Fall aus Niedersachsen hatte in Polizeikreisen allgemein für Aufmerksamkeit gesorgt. Ein zweifacher Mord in einem Einfamilienhaus auf dem Land war durch eine genaue Rekonstruktion der Ereignisse am Tatort aufgeklärt worden. Ein entscheidendes Indiz waren Blutspritzer auf einem Papier gewesen, das zur Tatzeit gerade aus dem Faxgerät gekommen war. Erst hieß es, der mutmaßliche Täter hätte gar nicht die Zeit gehabt, die zwei Morde zu begehen. Doch die Polizei hatte zwei Jahre später die Bedingungen zur Tatzeit so ähnlich wie möglich wiederhergestellt und die zeitlichen Abläufe mit einer Stoppuhr in der Hand nachgespielt. Nach etlichen Durchläufen war herausgekommen, dass der

Schwiegersohn durchaus die Zeit gehabt hatte, die Taten zu begehen. Mit diesen Fakten konfrontiert, hatte er später sogar ein umfassendes Geständnis abgelegt.

»Ja, ja, ich kenne den Fall«, sagte Rist. »Jeder kennt ihn. Die Kollegen sind einhundertfünfzig Mal mit einem Messer in der Hand durch das Haus gerannt, bis sie den genauen Tatverlauf nachgespielt hatten …«

»Eine Tat- und Tatortrekonstruktion könnte uns endlich die Erkenntnis darüber liefern, was wirklich passiert ist.« Pia sah von einem zum anderen. »Alles basiert doch auf den Ereignissen in jener Nacht, in der Richard Thomsen verschwunden ist und Werner Kulisch ermordet wurde. Solange wir das nicht verstehen, können wir den gesamten Fall nicht verstehen.«

»Doch es ist verdammt aufwendig«, wandte Rist ein. »Und es ist auch nicht gesagt, dass es irgendwas bringt. Es ist zu lange her. Wer soll sich denn da noch an irgendetwas erinnern?«

»Aber das Gedächtnis funktioniert so«, argumentierte Pia. »In eine ähnliche Situation zurückversetzt, werden manchmal längst vergessene Erinnerungen wieder wach. Wenn man zum Beispiel in seine alte Schule geht, erinnert man sich plötzlich an Ereignisse aus seiner Schulzeit, an die man ewig nicht mehr gedacht hat.«

»Ich verstehe ja, was du meinst«, sagte Rist.

»Es könnte der Durchbruch sein. Es ist ja nicht so, dass wir gerade viele Alternativen haben«, gab Broders zu bedenken.

Alex nickte. »Ja, das könnte funktionieren. Ich kenne den Fall aus Stade natürlich auch, und ich fand ihn immer sehr beeindruckend und lehrreich. Am besten wäre es, wenn wir es wirklich direkt vor Ort durchspielen, mit möglichst vielen der damals involvierten Personen. Sie werden sich möglicherweise dabei an Einzelheiten erinnern, über die sie bei einer normalen Vernehmung kein Wort sagen, an die sie nicht einmal denken würden.«

»Und es wäre gut, wenn dieser Oliver dabei wäre«, sagte Pia. »Wenn Kirsten Welling wirklich an dem Abend im Haus gewesen ist, dann war der Mann in ihrer Begleitung vielleicht ihr Freund.«

»Wir haben ihn aber noch nicht gefunden«, entgegnete Juliane.

»Also gut, eine Tatrekonstruktion ist eine Möglichkeit weiterzukommen«, sagte Rist. »Aber direkt vor Ort? In Bodewind? Das Haus ist immer noch abgesperrt.«

Pia und Alex sahen einander an. Dann nickte er und erhob sich. »Also gut. Das mit dem Haus kriege ich hin. Ich leite das heute noch in die Wege. Es sind schon unmöglichere Dinge möglich gemacht worden.«

27. Kapitel

Die Dienstbesprechung endete mit der Einteilung der Mitarbeiter auf die verschiedenen Aufgabenbereiche. Geschafft von der Wärme, dem Sauerstoffmangel und den vielen offenen Fragen, wankten danach alle auf den Gang hinaus.

Pia suchte sogleich ihren Kollegen Oswald Heidmöller auf, der Kirsten Wellings Handy für sie untersuchte. Er grinste, als er sie zur Tür hereinkommen sah, und winkte sie an seinen Schreibtisch.

»Willste 'ne Cola?«, fragte er.

»Danke. Ich hatte gerade eine stundenlange Dienstbesprechung und habe dabei gefühlt drei Liter Wasser getrunken.«

»Wasser trinkt man ja auch nicht«, sagte er. »Dann komme ich eben gleich zur Sache. Gib das Handy einem Fachmann, und du bekommst, was du willst.« Er schmunzelte zufrieden.

»Hast du etwa Kirsten Wellings privates Telefonverzeichnis für mich?«

»Aber klar. Und es gibt darin auch einen Oliver. Und zwar nur einen!«

»Hat er einen Nachnamen?«

»Leider nein. Doch eine Rufnummer hilft ja auch schon weiter, vorausgesetzt, dieser Oliver hat seine Nummer seitdem nicht gewechselt.«

»Also, ich habe meine Handynummer seit Ewigkeiten«, murmelte Pia und hoffte, dass es andere Leute auch so hielten.

»Probiere es aus, und du weißt mehr.« Er legte ihr einen Stoß Papiere mit ausgedruckten Dateien sowie das Handy in einem Asservatenbeutel auf den Tisch. »Hier sind alle Kontakte drauf, die Kirsten Welling damals gespeichert hatte. Außerdem alles, was mir sonst noch nützlich für euch erschien.«

»Du bist mein Held, Ossie!«

»He, lass mal gut sein«, wiegelte er ab. »Ist ja mein Job. Viel Erfolg damit.«

Zurück in ihrem Büro, rief Pia die angegebene Nummer an. Es läutete ein paar Mal, und sie dachte schon, es würde sich niemand melden. Doch dann knackte es leise in der Leitung.

»Hallo?«, erklang eine sonore Männerstimme.

»Hallo, Korittki hier. Spreche ich mit … Oliver?«

»Wer will das wissen?«, kam es zurück.

Pia unterdrückte einen Seufzer. »Pia Korittki ist mein Name. Ich bin von der Kriminalpolizei Lübeck.«

»Das verstehe ich nicht. Worum geht's?« Seine Stimme klang besorgt und auch misstrauisch.

»Sagt Ihnen der Name Kirsten Welling geborene Kirsten Thomsen etwas?«

Eine kleine Pause entstand. Dann antwortete er: »Ja, schon. Aber sie ist tot.«

»Ja, das wissen wir. Es gibt ein paar Ermittlungen, die Todesursache betreffend. Ich muss Sie dazu persönlich sprechen, Herr …?«

»Das passt gerade gar nicht«, entgegnete er schroff. »Ich hab viel zu tun.«

»Ich kann kurzfristig zu Ihnen kommen. Dann müssen Sie nicht extra nach Lübeck fahren. Es dauert auch sicher nicht lange.«

»Woher soll ich wissen, dass Sie tatsächlich von der Polizei sind?«

»Sind Sie aus einem bestimmten Grund so misstrauisch?«

»Nein. Das bin ich grundsätzlich.«

»Also gut. Falls Sie bezweifeln, dass ich die bin, für die ich mich ausgebe, rufen Sie am besten im Polizeihochhaus in Lübeck an und fragen nach mir.«

»Gute Idee. Ich werd's überprüfen«, sagte er barsch.

»Trotzdem müssen wir sehr bald miteinander reden. Wann und wo können wir uns treffen? Passt es Ihnen heute noch?«

»Nein, nein. Das geht gar nicht! Und morgen bin ich erst ab dem Nachmittag wieder in Pelzerhaken. Also vielleicht so gegen achtzehn Uhr?«

Pelzerhaken. Immerhin hatte sie schon mal einen Ort. Und der war gar nicht so weit entfernt. »Ja, das passt«, antwortete Pia. »Verraten Sie mir noch Ihren Nachnamen und Ihre Adresse?«

Er zögerte. »Oliver Schröder«, antwortete er dann. »Wir treffen uns an einem neutralen Ort. Sagen wir, in Pelzerhaken an der Seebrücke?«

»Leben Sie in Pelzerhaken, oder machen Sie da zurzeit Urlaub?«, hakte Pia nach.

»Sie stellen zu viele Fragen«, gab er zurück. Also lebte er wahrscheinlich dort, und neulich der Anruf war aus Hamburg erfolgt, weil er sich gerade da aufgehalten hatte. Oder war es umgekehrt? Der Nachname Schröder machte es nicht eben einfach, den Wohnort des Mannes zu ermitteln. »Ich gebe Ihnen noch meine Mobilnummer, falls einer von uns sich verspäten sollte«, sagte Pia.

»Meinetwegen.« Er notierte sich ihre Nummer oder war wenigstens so höflich, so zu tun als ob.

»Dann morgen um achtzehn Uhr an der Seebrücke in Pelzerhaken. Wie erkenne ich Sie? Bei schönem Wetter werden ja bestimmt viele Leute dort sein.«

»Wie erkenne ich Sie?«, entgegnete er.

»Ich bin recht groß, schlank und habe blondes, schulterlanges Haar«, sagte Pia.

»Wie wäre es mit der berühmten roten Nelke im Knopfloch?«, spottete er.

»Ich nehme eine graue Umhängetasche mit.«

»Na gut. Ich komme auf *Sie* zu. Verstanden?«

»Wie Sie wollen. Bis morgen dann.«

Er beendete das Telefonat grußlos.

»Charmebolzen«, murmelte Pia. Doch immerhin hatte sie nun einen Vor- und Nachnamen, eine gültige Handynummer sowie eine feste Verabredung. »Das ist mehr als die gesamten letzten anderthalb Jahre«, murmelte sie.

Der Rest des Freitags verging mit den Vorbereitungen für die Rekonstruktion der Nacht, in der Richard Thomsen verschwunden war. Alex Rauch und Marten Unruh hatten die Aufgabe übernommen, eine Freigabe des Hauses für diese Maßnahme zu erwirken. Da die Stollen unter dem Haus der Thomsens für die Bergung der Leiche und die Arbeit der Spurensicherung ohnehin abgesichert worden waren, sollte eigentlich keine Gefahr mehr bestehen, wenn sie sich mit ein paar Leuten im Inneren des Hauses aufhalten wollten. Doch man wusste ja nie, wie eine Behörde eine andere bei ihrer Arbeit unterstützte oder auch nicht. Aber Pia hatte keine Zeit, sich darüber allzu viele Gedanken zu machen. Sie bereitete sich auf das Treffen mit Oliver Schröder vor. Einerseits wollte sie natürlich von ihm wissen, was sein Auftritt an Kirstens Grab zu bedeuten hatte. Falls Kirstens Tod etwas mit den Ereignissen in Bodewind und dem Verschwinden ihres Vaters zu tun hatte, wollte Pia aber ebenfalls vorbereitet sein.

So las sie sich auch nochmals sämtliche Gesprächsprotokolle und die Spurensicherungsberichte über den Fall Thomsen mit dem Leichenfund unter dem Haus durch.

Eigentlich waren Fälle, die ihre Wurzeln in der Vergangenheit hatten, Pias Spezialität. Sie liebte es, wenn sich die alten Fakten, die sie in mühsamer Kleinarbeit aufdeckte und in Beziehung zueinander stellte, langsam zu einem stimmigen Gesamtbild fügten. Sie hatte schon in Fällen ermittelt, die sie weiter zurückgeführt hatten als in das Jahr 2004, das für Leute ihres Alters ja beinahe immer noch nach Science-Fiction klang. Einer ihrer Fälle, in dem sie vor ein paar Jahren in dem kleinen Ort Düsterbruch ermittelt hatte, hatte im Schneekatastrophenwinter 1978/79 seinen Anfang genommen …

Doch in diesem Fall lagen die Ereignisse des Jahres 2004 in Bodewind wie hinter einem dichten Nebelschleier verborgen. Kunstnebel, der absichtlich verbreitet worden war, um etwas zu verbergen, das ansonsten einen handfesten Skandal verursacht hätte. Spionage bei KWG durch zwei Mitarbeiter der Forschungsabteilung, die danach beide spurlos verschwunden waren. Wäre da ausgiebig und umfassend ermittelt worden, dann hätte es Führungskräfte bei KWG und auch in der Politik wohl den Kopf gekostet. So war mindestens eine traumatisierte Familie zurückgeblieben, zwei Menschen waren verschollen, und das alles hatte möglicherweise im Hier und Jetzt in einen Mord gemündet. In den gewaltsamen Tod ihrer Freundin Kirsten Thomsen. Und auch dieser Werner Kulisch hatte sicherlich irgendwen zurückgelassen und war vermisst worden, auch wenn er keine nahen Angehörigen gehabt hatte. Anstatt weiterzuleben, hatte er fünfzehn Jahre lang in seiner provisorischen Gruft in einem unterirdischen Stollen gelegen.

»Du fährst morgen nicht allein nach Pelzerhaken und triffst dich mit einem Tatverdächtigen!«, sagte Manfred Rist, als Pia ihn über ihre Pläne in Kenntnis setzte. »Das ist zu gefährlich, und es kommt nicht in Frage.«

»He, ich treffe mich mit diesem Oliver Schröder mitten auf der Seebrücke von Pelzerhaken. Noch dazu um achtzehn Uhr, wenn es noch taghell ist und dort mindestens tausend Leute herumspazieren«, erwiderte Pia. »Da bin ich keinen Moment in Gefahr.«

»Ist mir egal. Du nimmst einen Kollegen mit. Das wird im Team erledigt, verstanden?«

»Wir haben alle – jeder Einzelne von uns – mit den Vorbereitungen alle Hände voll zu tun. Und der eine oder andere möchte am Samstagabend vielleicht auch noch mal seine Familie sehen.«

»Du fährst nicht allein.«

Pia zuckte mit den Schultern. »Wie weit sind die Planungen für den Termin in Bodewind? Bekommen wir eine Genehmigung?«, fragte sie dann.

»Die Rekonstruktion machen wir auf jeden Fall. Das ist abgesegnet. Aber noch ist nicht raus, ob wir dafür in das Haus reinkönnen. Unruh versucht gerade sein Glück im Innenministerium.«

»Na dann«, sagte Pia lapidar. Sie musste etwas dagegen tun, dass sie sich immer ärgerte, wenn Marten erwähnt wurde oder zugegen war. Sie überlegte, wie sie Rist wegen des Termins in Pelzerhaken vielleicht doch noch umstimmen konnte. »Noch mal zu morgen: Ich habe Schröder zugesagt, dass ich allein dort hinkomme. Sonst verschrecken wir den Zeugen womöglich, und er verschwindet. Und ich denke nicht, dass Oliver Schröder als Tatverdächtiger zu betrachten ist. Er war doch freiwillig an Kirstens Grab und hat uns mit seinen Sprüchen überhaupt erst darauf aufmerksam gemacht, dass sie ermordet worden sein könnte.«

»Späte Reue. Kommt immer wieder vor«, versetzte Rist.

Sein Argument war nicht ganz von der Hand zu weisen. »Also gut. Ich frag Broders, ob er mich begleitet«, sagte Pia. »Aber ich ziehe ihn damit von den Recherchen ab, die er bis Montag noch erledigen sollte.«

»Er schafft das schon.« Manfred Rists Telefon läutete.

Pia nickte ihrem Vorgesetzten zu und verließ den Raum.

Sie war schon auf dem Weg zum Fahrstuhl, als sie auf ihrem Smartphone angerufen wurde. Die Nummer des Anrufers sagte ihr auf Anhieb nichts. »Korittki.«

»Hallo, Susanne Thomsen hier. Entschuldigen Sie bitte, dass ich Sie jetzt noch störe. Sie arbeiten bestimmt nicht mehr. Tut mir leid. Ich hab nicht daran gedacht ...«

»Nein, Sie stören nicht, Frau Thomsen. Ich bin noch b... im Büro«, sagte Pia und verschluckte das »beinahe«.

»Also gut. Es dauert auch nicht lange. Mir ist nur noch etwas eingefallen.«

»Ja?«

»Kirstens Freund damals, Oliver ... Sie suchen den doch? Ich erinnere mich, dass er Schröter oder Schröder mit Nachnamen heißt. Es ist mir auf einmal wieder eingefallen. Kirsten und ich, wir hatten damals mehr so im Scherz darüber gesprochen, ob man als Frau bei einer Heirat den Nachnamen des Mannes übernehmen sollte oder nicht. Kirsten meinte, prinzipiell fände sie einen gemeinsamen Namen schön, doch wenn sie Oliver heiraten würde, würde sie auf Thomsen plädieren, weil der Name seltener sei als Schröder. Ja, ich bin mir ziemlich sicher, dass es ›Schröder‹ war ... Und ich weiß noch, dass ich antwortete, dass das schwierig werden könnte. Nicht jeder Mann ist so selbstbewusst, dass er sich darauf einlässt, den Nachnamen seiner Frau anzunehmen.«

»Schröder«, wiederholte Pia. »Danke, Frau Thomsen, dass Sie mich deswegen anrufen. Ist Ihnen in Zusammenhang mit Oliver Schröder noch mehr eingefallen?« Frau Thomsen musste nicht wissen, dass sie den Namen bereits kannte und auch schon eine Verabredung mit Oliver Schröder hatte.

»Ja! Ich glaube, seine Mutter oder Großeltern hatten ein Haus an der Ostsee in der Lübecker Bucht. Er war dort wohl aufgewachsen und mochte es sehr. Das war noch so ein Punkt zwischen Kirsten und ihm. Sie wollte damals auf jeden Fall in der Stadt leben. Sie war ja auch sofort nach der Schule ausgezogen und hatte sich ein Zimmer in Kiel genommen. Oliver wollte wohl gern irgendwann das alte Haus übernehmen und an der Ostsee wohnen.«

»Erinnern Sie sich zufällig, wo genau sich das Haus seiner Großeltern befand?«, fragte Pia.

»In Pelzerhaken«, sagte Kirstens Mutter. »Ich weiß es, weil ich Kirsten ein- oder zweimal dorthin gefahren habe. Es war ein schönes altes Haus auf einem parkähnlichen Grundstück. Ich war beeindruckt. Seltsam, dass mir das entfallen war. Doch mit dem Nachnamen Schröder oder Schröter fiel mir auch dieses Anwesen plötzlich wieder ein.«

»Würden Sie es wiederfinden?«

»Vielleicht. Wenn es nicht längst verkauft und das Grundstück mit einem hässlichen Kasten mit lauter teuren Eigentumswohnungen bebaut worden ist. Aber die Straße würde ich wohl noch finden.«

Pia war inzwischen mit dem Telefon am Ohr wieder in ihr Büro zurückgegangen und fuhr gerade ihren Computer hoch. »Beschreiben Sie sie mir bitte.«

»Ich habe ein ganz gutes Ortsgedächtnis«, sagte Susanne Thomsen. »Es lag an einem Verbindungsweg zwischen Pelzerhaken und Rettin. Eine große Kastanie stand davor. Das Haus war in der Art der alten Bäderarchitektur erbaut: mit Erkern und Türmchen und einer verglasten Veranda mit farbigem Glas. Ich dachte noch: Wenn der Knabe das mal erbt, braucht er entweder handwerkliches Geschick oder viel Geld für die Renovierung, aber er hat auch großes Glück.«

Pia hatte das von Susanne Thomsen beschriebene Haus recht schnell auf der Karte im Internet gefunden. Es war nicht einem anonymen »Kasten« mit Eigentumswohnungen gewichen, wie Kirstens Mutter befürchtet hatte. Jedenfalls nicht bis zu dem Zeitpunkt, als die Satellitenaufnahme entstanden war, die Pia nun betrachtete. Sogar die Kastanie stand noch dort. Wenn Oliver Schröder sich am nächsten Tag in Pelzerhaken aufhielt, war zu vermuten, dass er zumindest zeitweise in diesem Haus wohnte. Vielleicht arbeitete er in Hamburg und pendelte wie viele andere jeden Tag oder nur am Wochenende. Das würde zumindest seinen Anruf aus Hamburg erklären …

Pia klärte noch mit Broders ab, ob er sie nach Pelzerhaken zu dem Treffen begleiten konnte, was er grummelnd bestätigte. Dann beeilte sie sich, zum Kindergarten und danach nach Hause zu kommen. Dieser Abend gehörte noch Felix und ihr. Hinnerk würde seinen Sohn erst am Samstagmorgen früh bei ihr abholen. Er und Mascha waren am Abend auf einer Feier eingeladen. Pia war es nur recht, dass sie ihren Sohn heute noch bei sich hatte. In den letzten Tagen hatte sie zu wenig Zeit mit ihm verbracht, fand sie. Da sie ihn unter der Woche bei sich hatte, war sie oft die »Alltags-Mutter«, mit der er einkaufen gehen musste und mit der Arzttermine, Schwimmunterricht und andere Dinge, die einfach erledigt werden mussten, auf dem Programm standen. Hinnerk hingegen konnte an den »Papa-Wochenenden« alles mögliche Spannende mit ihm unternehmen. Noch war es Felix beinahe egal, ob er zusammen mit ihr Lebensmittel einkaufte oder das Auto zum TÜV fuhr oder ob er mit Hinnerk und seiner Familie in den Freizeitpark ging. Aber er wurde älter, und bald würde er den Unterschied stärker wahrnehmen …

Der Samstag verlief vollkommen anders, als Pia es geplant hatte. Hinnerk hatte Felix zwar wie besprochen um neun Uhr bei ihr abgeholt, und Pia war danach umgehend ins Polizeihochhaus gefahren, um weiter an dem Fall Welling/Kulisch zu arbeiten. Danach aber waren die Dinge aus dem Ruder gelaufen. Sie saß gerade an ihrem Schreibtisch und überlegte, wie und wann sie die Befragung von Paul Schäfer und seiner Schwester Constanze noch bewerkstelligen konnte, als Broders hereinkam und sich vor ihr aufbaute.

»Tut mir leid, Pia. Das wird heute nichts mit unserem gemeinsamen Ausflug an die Ostsee. Ich werde woanders gebraucht, und heute Abend muss ich auch ausnahmsweise mal pünktlich zu Hause sein, sonst killt Ralph mich.«

Pia sah von ihrem Bildschirm zu ihm auf. »Dieses Risiko sollten wir nicht eingehen. Nicht, dass ich dich vermissen würde, Broders. Aber ich kann deinen Freund Ralph wirklich gut leiden, und ich möchte ihn doch nicht den Widrigkeiten einer langen Haftstrafe aussetzen.«

»Ich wusste, du bist da ganz bei mir«, sagte Broders. Er wirkte trotz seines spöttischen Tonfalls erleichtert. »Doch du musst trotzdem nicht allein zu dem Treffen fahren, Engelchen. Ich habe das schon mit Rist abgeklärt, bevor er mir deswegen aufs Dach steigt.«

»Na wunderbar«, murmelte Pia. »Wem will er denn nun noch den Samstagabend verderben? Juliane?«

»Nein, es ist Marten. Aber der hat bestimmt sowieso nichts Wichtiges vor.« Broders grinste.

»Ich dachte, er macht gerade im Ministerium und so auf dicke Hose, um unsere Rekonstruktion der Tatnacht vorzubereiten?«

»Ach, das«, Broders winkte ab. »Das Thema ist schon durch. Wir können am Montag mit alle Mann in das Haus hinein und dort alles tun und lassen, was uns gefällt.«

»Oho. Das ist also schon geklärt. Fein.« Pia wollte sich nicht anmerken lassen, wir sehr es ihr gegen den Strich ging, dass ausgerechnet Marten Unruh sie nach Pelzerhaken begleiten sollte. Aber das war nicht Broders' Thema. Sie musste das direkt mit ihrem Vorgesetzten besprechen. Der war wahrscheinlich froh, dass er seiner Vorgabe, seine Mitarbeiterin nicht allein loszuschicken, gerecht wurde, ohne weitere Leute aus seiner Abteilung von der Arbeit abziehen zu müssen, und würde für jegliche Einwände taub sein. Und was für Argumente sollte Pia auch vorbringen? Sie konnte ihrem Chef schlecht erklären, dass sie sich in Martens Gesellschaft unwohl fühlte, weil so viel Unausgesprochenes zwischen ihnen stand. Und da war der Umstand, dass er sie neulich Abend versetzt hatte, noch das Geringste, was ihr Kopfschmerzen bereitete.

28. Kapitel

Murphys Gesetz zufolge blieb diese Planänderung zu Pias Ungunsten nicht die einzige. Sie hatte sich dagegen entschieden, mit Rist über Martens Begleitung zu dem Treffen mit Oliver Schröder zu sprechen. Ihr fielen einfach keine Argumente ein, die sie ihm gegenüber vorbringen konnte.

Pia beschloss, stattdessen auf Zeit zu spielen und rechtzeitig nach Pelzerhaken aufzubrechen. Sie musste dabei den Wochenendverkehr in Richtung der Ostseebäder auf der A1 gebührend berücksichtigen und spekulierte darauf, dass Marten wahrscheinlich gar nicht rechtzeitig vor Ort sein würde.

Um kurz vor halb fünf, als sie gerade ihren Computer runterfuhr, stand er jedoch in ihrem Büro. »Hi, Pia. Ich dachte, ich komme ausnahmsweise mal pünktlich.«

»Das ist auch deine einzige Chance, mit mir mitzufahren«, sagte sie.

Sein Grinsen verschwand. Er sah ihr in die Augen. »Ich dachte, die Fahrt wäre vielleicht eine gute Gelegenheit, um miteinander zu reden.«

»In erster Linie werden wir heute endlich Oliver Schröder ausfindig machen, um mit *ihm* zu reden.«

»Aber klar. Die Arbeit geht immer vor«, erwiderte er. Schwang da Ironie mit oder nicht? Das war einer der Punkte, die sie an ihm störten. Pia wusste oft nicht, woran sie bei ihm war. Sie konnte ihn nicht so lesen wie die meisten anderen Menschen in ihrer Umgebung.

»Und deswegen wirst du dich bitte auch im Hintergrund

halten und nicht mit auf die Seebrücke kommen. Ich will nicht, dass Schröder uns beide zusammen sieht, in Panik gerät und das Treffen zu Ende ist, bevor es überhaupt begonnen hat.«

»Ich verstehe. Dann schlage ich vor, dass wir getrennt voneinander dorthin gehen und ich mich irgendwo unauffällig vor der Seebrücke postiere, um dir zu Hilfe zu eilen, falls es brenzlig werden sollte.«

»Das wird nicht nötig sein«, versetzte Pia trocken.

»Es ist auch nicht meine Idee, sondern die deines Chefs.«

»Ja, das habe ich befürchtet.« Ihr Diensttelefon läutete.

»Hier steht gerade ein Hinnerk Joost vor mir, der dich unbedingt sprechen möchte, Pia«, sagte der Kollege unten am Empfang. »Und er hat ein Kind dabei. Einen kleinen Jungen.«

Pia durchfuhr es eiskalt. »Geht's dem Jungen auch gut?!«, hätte sie am liebsten ins Telefon gerufen. Wenn Hinnerk hier erschien, dann doch sicherlich nicht für einen Klönschnack. Doch wenn Felix bei ihm war, konnte es ihrem Sohn ja nicht ganz so schlecht gehen. Immerhin schien Felix auf zwei Beinen zu stehen und auch sonst keinen alarmierenden Anblick zu bieten, sonst hätte der Kollege es sicher erwähnt. »Alles klar. Ich hole ihn ab.«

»In Ordnung. Er wartet.«

Sie legte auf und machte sich auf den Weg nach unten. Als Pia mit Hinnerk und Felix im Schlepptau ihr Büro betrat, war Marten immer noch da. Er saß auf der Fensterbank und tippte auf seinem Smartphone herum. Er sah erstaunt auf.

»Kennt ihr euch eigentlich?« Sie stellte die Anwesenden sicherheitshalber einander vor. Felix kletterte auf Pias Bürostuhl, drehte sich damit ein paar Mal um die eigene Achse und inspizierte dann die Schreibtischplatte. Zum Glück lagen keine Ermittlungsakten darauf herum. Pia hatte ihren Sohn bisher erst einmal mit hierher genommen, um ihm zu zeigen, wo sie sich den ganzen Tag aufhielt. Sie war der Meinung, dass Kinder einfach nicht aufs Polizeipräsidium gehörten. Doch dies hier würde wohl ein paar Minuten in Anspruch nehmen.

»Möchtest du was malen, Felix?«, fragte sie. »Du kannst einen echten Polizeistift und einen Polizeiblock dazu benutzen.«

Felix ließ sich gern ablenken. Er fing sofort an zu zeichnen und war so konzentriert bei der Sache, dass seine Zungenspitze aus dem Mundwinkel schaute.

»Pia, du weißt, dass ich dich normalerweise nicht hier stören würde«, begann Hinnerk und musterte die Umgebung. »Aber kannst du Felix ab jetzt doch übernehmen? Mascha und mir ist etwas dazwischengekommen.«

»Und da kommst du her und rufst mich nicht vorher an?«, fragte Pia erstaunt.

»Felix wusste, dass du heute hier bist. Er hat mich dazu überredet, direkt herzufahren. Also: Kannst du?«

Pia hob erstaunt die Augenbrauen. »So kurzfristig ist das schwierig. Ich hab jetzt gleich noch einen beruflichen Termin«, sagte sie perplex.

»Am Samstagabend? Ich dachte, du machst bald Feierabend. Mensch, wirst du hier wirklich so gut bezahlt?« Er warf Marten, der die Szene interessiert verfolgte, einen raschen Blick zu.

»Wir sind gerade mitten in einer Ermittlung.«

»Ja, ich erinnere mich, wie das war«, erwiderte Hinnerk mit vorwurfsvollem Unterton. »Normalerweise halte ich mich ja immer an unsere Verabredungen. Das weißt du. Doch heute geht es wirklich nicht.«

»Und ich halte mich ebenso daran. Was macht ihr denn dann mit Rieke?«

»Die nehmen wir mit«, gab Hinnerk widerstrebend zu.

Es hatte keinen Sinn, ihn zu fragen, was das für ein Termin war, zu dem man ein Kleinkind wie Rieke, aber kein Kindergartenkind mitnehmen konnte. Es war Pia letztlich auch gleichgültig. Ihr Sohn sollte sich nicht überflüssig oder gar lästig fühlen. »Übernimmst du meinen Termin?«, fragte sie Marten.

Der schüttelte den Kopf. »Nein. Du wirst dort erwartet, Pia. Wenn jetzt plötzlich jemand anders kommt, verderben wir womöglich alles. Das ist zu wichtig.«

»Pia, du regelst das schon. Ich muss jetzt los«, erklärte Hinnerk. Er verabschiedete sich kurz von Felix, der ganz in sein Bild vertieft war, und ging zur Tür hinaus.

Pia sah ihm verblüfft nach. »Also, da hat wohl gerade jemand Tatsachen geschaffen.« Sie fuhr sich nervös durchs Haar. »Ich würde ja meine Eltern anrufen, doch die sind übers Wochenende gar nicht hier.« Sie ging im Geiste die Liste möglicher Betreuer durch ... Spontan für Samstagnachmittag und -abend jemanden zu finden war verdammt schwierig.

Marten trat zu ihrem Schreibtisch, beugte sich ein wenig zu Felix hinunter und betrachtete das Bild, das er gerade zeichnete. »Das ist bestimmt ein Polizeiauto«, sagte er.

»Ja. Mit Martinshorn«, erklärte Felix.

»Das hast du sehr gut getroffen. Woher weißt du so genau, wie die Streifenwagen bei uns aussehen? Bist du schon mal mit einem gefahren?«

»Nee.« Felix malte eifrig weiter. »Hab nur mal kurz in einem dringesessen.«

Pia rollte mit den Augen. Ja, das war eine Enttäuschung für Felix gewesen, im Streifenwagen zu sitzen, ohne Blaulicht und Sirene! Was war sie nur für eine Mutter? Nicht einmal eine rasante Verfolgungsjagd hatte sie ihm geboten.

»Wollen wir gleich etwas zusammen machen, solange deine Mama unterwegs ist? Ich kann versuchen zu arrangieren, dass wir eine kleine Rundtour in einem Polizeiauto unternehmen«, schlug Marten vor.

Felix sah ihn überrascht an. Als er begriff, dass Marten nicht scherzte, grinste er. »Ja, das will ich!« Dann zögerte er. »Mama, bitte, bitte, darf ich?«

Marten richtete sich auf und blickte ebenfalls zu Pia hinüber. »Was sagst du?«

»Habe ich eine Wahl?« Sie musste über Felix' flehenden Blick lächeln.

»Nein, hast du nicht. Du bist überstimmt. Dann ist das also geregelt. Du fährst zu unserem Termin nach Pelzerhaken. Wir können uns danach hier wieder treffen oder aber in deiner Wohnung. Das ist vielleicht noch besser, weil du dann zeitlich flexibler bist. Und ich schicke dir jemanden nach Pelzerhaken, der im Hintergrund bleibt und alles im Blick behält«, sagte Marten.

»Den letzten Teil kannst du getrost streichen«, sagte Pia.

Felix zupfte ihn am Ärmel. »Marten, wann fahren wir denn nun endlich mit dem Polizeiauto?«

Gewitterstimmung lag in der Luft, als Pia mit einem schönen neuen Poolfahrzeug der Lübecker Polizei das Parkdeck des Polizeihochhauses verließ. Sie fuhr die Moislinger Allee hinunter in Richtung Autobahn, während sich der Himmel immer weiter verdunkelte und der Wind auffrischte. Das Navi des Audi zeigte an, dass sie sechsundvierzig Minuten bis nach Pelzerhaken zum verabredeten Treffpunkt benötigen würde. Dass eine Seebrücke bei einem Gewitterschauer der geeignete Treffpunkt war, bezweifelte Pia allerdings.

Sie umrundete den Kreisel am Holstentor und bog in die Fackenburger Allee ein, die sie direkt an der Adlerstraße vorbeiführte, in der sie wohnte. Sie hatte Marten ihren Haus- und Wohnungsschlüssel gegeben, damit er Felix zu Bett bringen konnte, falls es später bei ihr werden sollte. Außerdem hatte sie nun auch seine neue Mobilnummer und konnte ihn erreichen. Pia hatte keinerlei Bedenken, Marten Unruh ihren Sohn für einen Nachmittag und Abend anzuvertrauen. Doch sie hatte große Bedenken, ihm als Frau wieder zu vertrauen.

Als sie die Autobahn in Richtung Norden entlangfuhr, setzte ein prasselnder Regen ein. In der Ferne zuckten Blitze am dunkelgrauen Himmel, und innerhalb von Minuten war die Fahrbahn klatschnass. Die Scheibenwischer des neuen Audi arbeiteten hektisch, um die Wassermassen zu bewältigen.

Es war gar keine Rede davon, dass Marten und sie sich wieder näherkamen. Es hatte nur irgendwie ihr Herz berührt, wie er sich spontan um Felix gekümmert hatte. Das war nichts als Sentimentalität und Mutterinstinkt … Sei nicht blöd, ermahnte sie sich. Er hat sich nicht geändert, wie du neulich Abend im *Dompfaff* ja wieder mal gesehen hast. Hat dir diese kleine Kostprobe der Prioritäten, die er in seinem Leben setzt, nicht genügt?

Der Regenguss hörte so spontan auf, wie er begonnen hatte, doch der Himmel blieb wolkenverhangen, auch als sie in Pelzerhaken einfuhr. Die Straßen des Badeortes waren von dem heftigen Schauer noch wie leer gefegt. Als sie allein die gewundene Straße entlangfuhr, warf Pia noch einen prüfenden Blick in den Rückspiegel. Hatte Marten seine Drohung wahr gemacht und ihr einen Kollegen zur Verstärkung hinterhergeschickt, der die Lage auf der Seebrücke beobachtete und notfalls eingreifen konnte?

Sie hatte das ihm gegenüber zwar rigoros abgelehnt, aber da hatte Pia auch noch damit gerechnet, Schröder in einem sonnigen, gut besuchten Badeort zu treffen, an einer stark frequentierten Stelle. Am Horizont schob sich schon die nächste Gewitterzelle heran, die alle Leute, die nicht unbedingt hinaus ins Freie mussten, dazu veranlassen würde, in ihren Häusern zu bleiben.

Als hätte Oliver Schröder ihre Gedanken erraten, bekam sie in diesem Moment eine SMS, wie der kurze Signalton ihr ankündigte. Sie hielt am Straßenrand in einer Haltebucht an.

Planänderung: Um 18 Uhr am Leuchtturm von Pelzerhaken, schrieb er ihr. Pia rollte mit den Augen. Als wäre das so viel besser!

Lieber in einem Café oder Restaurant, schrieb sie zurück. Sie kannte sich nicht so gut in Pelzerhaken aus, als dass sie diesbezüglich spontan einen Vorschlag machen könnte. Doch wenn Oliver Schröder hier wohnte oder seinen Urlaub verbrachte, sollte er sich wohl ein wenig auskennen.

Die Antwort kam innerhalb von Sekunden: *Am Leuchtturm oder nirgendwo.*

Pia versuchte noch einmal, Schröder umzustimmen, jedoch ohne Erfolg. Da sie nicht wusste, wen Marten auf die Schnelle dazu verdonnert hatte, für sie den Aufpasser zu spielen, und sie auch niemanden sehen konnte, unterrichtete sie Marten per Textnachricht über die Planänderung.

Sie fuhr eine Straße an einer neu gebauten Siedlung entlang, die passenderweise »Zum Leuchtturm« hieß. Rechts wies ein Hinweisschild den Weg zum Hundestrand. Vor sich sah Pia den oberen Teil des Leuchtturms von Pelzerhaken auftauchen. Sie fand eine Parklücke und hielt an. Marten hatte noch nicht auf ihre Nachricht reagiert. Wahrscheinlich zeigte er Felix gerade in einem Streifenwagen bei Blaulicht und Martinshorn, was er in seinem letzten Fahrsicherheitstraining gelernt hatte …

Die Straße lag verlassen da. Der Wind zerrte an den Ästen der Bäume und ließ Blätter und kleine Zweige auf den nassen Asphalt regnen, als wäre es schon Herbst.

Die Baustelle auf der A1 hatte Pia länger als erwartet aufgehalten. Es war bereits fünf Minuten vor sechs. Zeit, zum Leuchtturm hinüberzugehen. Sie überprüfte ihre Dienstpistole, ebenso den Sitz der Handschließen und dass sie ihr Pfefferspray griffbereit hatte. Das alles war unter ihrer Outdoorjacke verborgen, die bei diesem Wetter keine Aufmerksamkeit erregen würde. Im Hochsommer, bei Sonnenschein, war das weitaus schwieriger. Pia trug Sportschuhe, falls Oliver Schröder kalte Füße bekommen und sich das mit der Unterredung im letzten Moment noch anders überlegen sollte. Dann konnte sie zur Not einen kleinen Sprint einlegen und ihm hinterherlaufen.

Von dem Kollegen, der ein Auge auf sie haben sollte, war immer noch nichts zu sehen. Wahrscheinlich waren Marten aus seiner Zeit als verdeckter Ermittler die Geheimniskrämerei und das Unsichtbarsein so in Fleisch und Blut übergegangen, dass es auf alle abfärbte, mit denen er sich umgab.

Pia stieg aus dem Auto und verriegelte die Tür. Am besten wäre es, wenn sie Schröder dazu überreden könnte, sie sogleich nach Lübeck zu begleiten, um dort direkt eine Aussage zu Protokoll zu geben. Na ja. Man durfte ja wohl noch träumen …

Hinter ihr lagen die neu erbauten Häuser, vor ihr der Leuchtturm, umgeben von Wiese und Bäumen und einem Zaun, dahinter eine flache Dünenlandschaft und der Strand. Die Ostsee hatte weiße Schaumkronen. Der Wind zerrte an ihrer Kleidung und ihren Haaren. Pia schätzte die Windstärke auf mindestens fünf Beaufort.

Sie umrundete den Leuchtturm weitläufig, doch es war niemand zu sehen. Allem Anschein nach war sie ganz allein auf dem Gelände. Pia drückte die Klinke der Pforte hinunter, wunderte sich ein wenig, dass sie unverschlossen war, und betrat das Grundstück. Sie rüttelte an der Eingangstür des Leuchtturms, nur um sicherzugehen, doch die war erwartungsgemäß verschlossen. Ein Schild neben der Tür informierte über Besuchszeiten des Leuchtturms. Sie drehte sich noch einmal im Kreis, musterte ihre Umgebung. Schröder konnte durchaus irgendwo in dem kleinen Waldgebiet nebenan stehen und sie beobachten. Doch warum sollte er das tun? Der Wind frischte weiter auf. Nicht lange, dann würde der nächste Gewitterschauer herniedergehen. Wo blieb Oliver Schröder denn nur? Er hatte es sich doch nicht etwa anders überlegt?

29. Kapitel

Pia kontrollierte ihr Mobiltelefon. Es war jetzt zwei Minuten vor sechs Uhr. Sie hatte keine neuen Nachrichten erhalten. Was, wenn Oliver Schröder gar nicht auftauchte? Dann hatte sie den Weg umsonst hier rausgemacht. Dann hatte sie Marten auch umsonst erlaubt, Kontakt zu Felix aufzunehmen und damit zu ihr und ihrem Leben …

Plötzlich, wie aus dem Nichts, pfiff etwas an ihr vorbei und schlug in die Backsteinmauer des Leuchtturms ein. Putz und feine Steinsplitter regneten zu Boden. Pia warf sich bäuchlings zu Boden, bevor sie noch richtig registrierte, was geschehen war. Sie drückte sich flach auf den sandigen Untergrund. Keinen Moment zu früh, denn sie spürte ein Pfeifen am Ohr, und etwa zwei Meter von ihr entfernt spritzte Sand auf.

Das waren Schüsse gewesen! Jemand schoss auf sie! Sie hatte im ersten Moment ein Problem damit, es zu realisieren. Sie hatte bei Oliver Schröder mit vielem gerechnet, aber nicht damit, dass er ihr nach dem Leben trachtete … Wenn es denn so war. Doch es wusste ja sonst niemand von ihrem Treffen. Schröder befand sich irgendwo dahinten zwischen den Bäumen, wo sie ihn nicht sehen konnte. Er war offensichtlich nicht besonders gut im Schießen, sonst wäre sie bereits getroffen und vielleicht sogar tot.

Sie musste aus der Schusslinie, bevor er es wieder versuchte und diesmal vielleicht traf. Einen Moment lang blieb alles ruhig. Das konnte bedeuten, dass Schröder nun darauf wartete, dass sie wieder auf die Beine kam oder dass er sich gerade in eine bessere Schussposition brachte. Das wäre schlecht.

Pia rollte sich seitwärts, in Richtung der massiven Wand des Leuchtturms. Von dort robbte sie rückwärts und richtete sich in der Deckung des Gebäudes auf. Sie atmete zu schnell, spürte das rasende Pochen ihres Herzens. Sie griff zu ihrer eigenen Waffe, die ihr vertraut schwer in der Hand lag, und presste sich an die raue Wand. Angespannt blickte sie nach rechts und links. Der Schütze konnte sich ihr inzwischen auf der Rückseite des Leuchtturms genähert haben. Es war nicht vorauszusehen, von welcher Seite er kommen würde. Sie stünde dann in jedem Fall ohne Deckung da. Er allerdings auch. Pia ging ein paar Schritte und drückte sich in die Türlaibung des Leuchtturms, die ihr ein wenig Deckung gab. Von hier aus hatte sie eine gute Sicht auf die Umgebung des Turms.

Pia versuchte, ihren Atem zu beruhigen und sich auf das Wesentliche zu konzentrieren. Es war eine Pattsituation, und wer die Nerven behielt, war klar im Vorteil. Wie weit Schröder sich zu ihr vorwagte, ob er eine Konfrontation mit ihr riskierte, hing im Wesentlichen davon ab, wie dringlich er sie tot sehen wollte.

Da hörte sie ein Geräusch, das lauter wurde. Ein Auto, oder nein, mindestens zwei, fuhren mit hoher Geschwindigkeit in Richtung Leuchtturm. Martens Kavallerie? Die Wagen kamen auf dem sandigen Untergrund hinter dem Zaun des Leuchtturms abrupt zum Stehen. Türen schlugen, mehrere Schüsse fielen. Aus weiterer Entfernung, offenbar aus dem angrenzenden Wald, wurde zwei-, dreimal zurückgeschossen. Wohl von ihrem Angreifer. Zwei weitere Gewehrsalven folgten, dann noch ein einzelner Schuss aus dem Wald. Danach war es wieder ruhig.

Pia stand an die Tür gepresst da und lauschte. Sie hörte

nun wieder das Meer rauschen und den Wind in den Baumkronen. Dünengras raschelte. Möwen schrien.

»Korittki? Pia?«, rief jemand schräg hinter ihr. »Bist du okay?« Ein Kollege vom MEK in voller Schutzkleidung näherte sich ihr von links. Ein zweiter folgte ihm. Beide hielten Maschinenpistolen in den Händen.

»Alles in Ordnung«, antwortete Pia. »Aber wo ist der Schütze hin?«

»Der ist in Richtung Feriendorf geflohen.«

Pia senkte die Pistole und trat vor. »Und ihr seid …?«

»Ich bin Pepper«, sagte der Kollege vom MEK. Er nannte ihr seinen Nickname. »Und das ist Ole.«

Der andere sprach in ein Mikrofon. »Lage gesichert, Kollegin unverletzt. Wir gehen jetzt mit ihr zurück zu den Fahrzeugen.«

Dort angekommen, sagte Pepper zu ihr: »Wir waren gerade in der Nähe der Seebrücke postiert, als die Nachricht kam, dass das Treffen nicht dort, sondern am Leuchtturm stattfindet.«

»Ich habe von der Planänderung selbst erst kurzfristig durch eine SMS erfahren.« Pia betrachtete ihre aufgeschürften Handflächen. Sie hatte es in dem Moment, als es passiert war, gar nicht bemerkt. Es brannte, und vereinzelt sickerte Blut hervor, das sie an der schwarzen Jeans abwischte. »Glaubst du, ihr kriegt ihn?«

Peppers rotblonde Augenbrauen zogen sich zusammen. »Sieht nicht gut aus. Er war zu weit weg. Und es gibt hier zu viele Möglichkeiten, unentdeckt zu fliehen. Wenn er irgendwo einen Wagen stehen hat oder wenn er hier wohnt …«

»Wenn es derselbe Mann war, den ich treffen wollte, weiß ich mit hoher Wahrscheinlichkeit, wo er wohnt«, sagte Pia.

Die schnurgerade, mit Bäumen gesäumte Straße des Ostseebades wirkte düster. Es nieselte noch. Der Asphalt sah dunkel aus vor Nässe, Wasser gurgelte in den Rinnsteinen, und der Himmel war immer noch grau verhangen. Eine Frau in einer silbrig glänzenden Regenjacke und mit pinkfarbenen Gummistiefeln, die zwei Border Terrier Gassi führte, beäugte sie neugierig. Pia war in Zivil, sah jedoch nach dem Robben und Rollen über den Erdboden ziemlich derangiert aus. Ihre Begleiter steckten in der schwarzen Montur des MEK. Die Frau blickte sich suchend um, als erwartete sie das Kamerateam zu sehen, dass die Szene filmte.

Pia hatte auf einen raschen Aufbruch gedrängt, doch es machte trotzdem den Anschein, als wäre das »Vöglein ausgeflogen«. Die Gartenpforte zum Haus stand weit offen. Die Fensterläden waren geschlossen, aber die Haustür schien nur angelehnt zu sein. Soweit man es von hier aus erkennen konnte, war es im Inneren des Wohnhauses dunkel.

»Wir gehen rein und sichern. Du bleibst so lange hier.«

»Dafür braucht ihr mehr Leute, und auf Verstärkung zu warten dauert zu lange. Ich komme mit«, sagte sie.

Pepper taxierte sie mit misstrauischen Blicken, nickte dann aber.

Sie näherten sich dem Haus vorschriftsmäßig, indem sie einander Deckung gaben. Pia war froh über jede der Einsatzübungen, die sie in den letzten Jahren absolviert hatte. Hätte die Hundebesitzerin an der Gartenpforte stehen bleiben dürfen, hätte sich ihr ein interessantes Schauspiel geboten.

Sie kamen durch einen Windfang, in dem Joggingschuhe standen, die mindestens die Größe 45 hatten. Das passte schon mal zu Oliver Schröder. Der Flur hinter dem Windfang lag im Dunkeln. Ole rief: »Machen Sie auf!«, und kündigte an, dass die Polizei jetzt ins Haus kommen würde. Wie Pia wusste, konnte das Eindringen der Einsatzkräfte eines MEK in ein Privathaus auch bei unschuldigen Menschen eine heftige Reaktion hervorrufen, die es zu vermeiden galt. Doch es erfolgte überhaupt keine Reaktion.

Der Lichtstrahl eines Handscheinwerfers erhellte den Flur; auf den hellen Fliesen waren lehmige Fußspuren und Grashalme zu sehen. Alles andere in dem Haus sah sauber und sehr gepflegt aus.

Die Polizisten sicherten einen vom Hausflur abgehenden Raum nach dem anderen. Im vierten, bei dem es sich um ein Arbeitszimmer handelte, stoppte einer von Pias Begleitern jäh.

»Hier liegt jemand!«, rief er. »Leblose Person, männlich.« Er kniete sich neben den Mann und fühlte den Puls. »Er lebt noch«, sagte er dann. »Schneller, kaum spürbarer Herzschlag. Wir brauchen sofort einen Rettungswagen! Schussverletzung im Schulterbereich, die mit hohem Blutverlust einhergeht.«

Nachdem das gesamte Haus gesichert war, wurde auch Pia ins Arbeitszimmer vorgelassen. Sie erblickte den Mann, der an Kirstens Grab gestanden hatte und sie auf den Mord aufmerksam gemacht hatte. Pia erkannte Oliver Schröder an seiner Glatze wieder, an der Statur und schließlich auch an seinem Gesicht, das jetzt erschreckend blass, beinahe grau aussah. Er trug im Haus eine normale Brille mit dickem, blauem Rand, die ihm von der Nase gerutscht war. Oliver Schröder lag mit ausgestreckten Beinen und zur Seite gedrehtem Kopf vor ihr. Blutiger Speichel war ihm aus dem Mund gelaufen.

Bekleidet war er mit einer hellen Jeans und einem schwarzen Polohemd, das im Schulterbereich feucht aussah. Unter seinem Oberkörper hatte sich eine Blutlache gebildet, die sich an der Kante eines echten Orientteppichs entlang ausbreitete. Es roch nach Blut und Urin. Schröder musste schon eine Weile hier liegen. Die dunkelrote Flüssigkeit trocknete bereits und war in die Ritzen des Parketts eingedrungen. Pia nahm die Einzelheiten in aller Klarheit wahr, während sie noch versuchte, das alles zu einem sinnvollen Ganzen zusammenzufügen. Oliver Schröder hatte nicht auf sie geschossen?!

Schröder befand sich auf dem Weg in die Klinik. In der endlos scheinenden Zeit, in der sie Erste Hilfe geleistet und auf den Rettungswagen gewartet hatten und während Oliver Schröder anschließend professionell erstversorgt und verladen worden war, hatte er nicht wieder das Bewusstsein erlangt. Er hatte wohl durch eine Schussverletzung viel Blut verloren, doch lebenswichtige Organe waren anscheinend nicht getroffen worden. Das hatte Pia jedenfalls den Kommentaren der Rettungskräfte und des Notarztes entnommen. Sie hoffte für Schröder das Beste, doch letztlich hatte sie ja mit eigenen Augen gesehen, wie schwer er verletzt worden war.

Sie rief Manfred Rist an, um ihn über die neue Lage ins Bild zu setzen. Dann verabschiedete sie sich von den Kollegen vom MEK, dankte ihnen für ihren Einsatz und fuhr zurück nach Lübeck.

30. Kapitel

Es war Viertel nach neun, als Pia mit ihrem eigenen Wagen in die Adlerstraße einbog. Sie hielt sofort nach freien Parkplätzen Ausschau, die an einem Samstagabend um diese Uhrzeit rar waren. Als sie an ihrem Haus vorbeifuhr, setzte auf der gegenüberliegenden Seite ein am Straßenrand stehender Toyota den Blinker und fuhr in Richtung Fackenburger Allee davon. Pia wendete in einer Seitenstraße zügig, um nicht zu spät zu kommen, und parkte danach beinahe direkt vor ihrer Haustür ein.

»Glück muss man haben«, murmelte sie. Doch was heute passiert war, war nur teilweise Glück. Sie hätte am Leuchtturm angeschossen werden können oder Schlimmeres. Andererseits war jemand anders schwer verletzt worden und kämpfte im Krankenhaus ums Überleben. Zudem war Oliver Schröder ein wichtiger Zeuge, der in besserer Verfassung vielleicht ein wenig Klarheit in die verworrenen Ermittlungen hätte bringen können.

Pia fühlte sich, als hätte sie heute auf ganzer Linie versagt, obwohl sie nicht sagen konnte, worin ihr Versagen genau bestand. Am liebsten hätte sie sich nur noch mit einem Bier oder Glas Wein auf die Couch verkrochen und von irgendeiner Serie berieseln lassen. Doch oben in ihrer Wohnung war Marten, der sich um Felix gekümmert hatte. Seine spontane Bereitschaft, ihr zu helfen, war großartig gewesen. Es war ihm natürlich leichtgefallen, Felix' Begeisterung zu wecken, wenn er ihm eine Fahrt in einem Streifenwagen in Aussicht stellen konnte. Aber gut. Jeder musste das in die Waagschale werfen, was er zu bieten hatte.

Doch nun musste sie sich einer Konfrontation stellen, die sie in ihrem deprimierten und gestressten Zustand lieber vermieden hätte.

Entschlossen, sich mit Marten auf keinerlei Diskussionen über was auch immer einzulassen, stapfte sie die Treppen hinauf und schloss ihre Wohnungstür auf. »Hallo, ich bin zurück!«, rief sie schon im Flur. Sie streifte die Schuhe ab und hängte die Outdoorjacke an die Garderobe. Dabei sah sie, dass die Jacke Blutflecken abbekommen hatte, ebenso die Schuhe. Sie nahm eine große Tüte aus der Kommodenschublade und stopfte beides hinein, um alles außer Sichtweite zu bringen, bis sie sich darum kümmern konnte. Felix sollte die blutigen Kleidungsstücke nicht zu Gesicht bekommen.

Sie steckte den Kopf ins Wohnzimmer, hielt sich ansonsten jedoch hinter der Tür verborgen. »Na, wie sieht es bei euch aus?«

Marten und Felix saßen auf dem Fußboden, die Playmobil-Polizeistation stand in voller Pracht aufgebaut zwischen ihnen. Ebenso eine Schale mit Chips … Auf Pias Couch lag eine aufgeschlagene Zeitung mit einer Lesebrille darauf. Pia unterdrückte ein Lächeln. Auch an Marten ging die Zeit also nicht spurlos vorbei.

»Hi, Mama, ich bin richtig Polizeiauto gefahren!«, rief Felix. »Ganz in echt!«

»Das ist ja toll, Schatz. Du musst mir gleich unbedingt alles genau erzählen. Ich mach mich eben noch ein bisschen frisch. Danach bin ich sofort bei dir.«

Marten sah sie prüfend an, nickte ihr dann unmerklich zu und hielt Felix eines der Fahrzeuge, in das er gerade einen kleinen Polizisten gesetzt hatte, zur Begutachtung hin. Der

Art nach zu urteilen, wie er sie anschaute, war er bereits bestens darüber informiert, was sich in Pelzerhaken zugetragen hatte.

Pia ging ins Badezimmer und hielt die lädierten Hände unter laufendes Wasser. Sie wusch den Schmutz ab, betrachtete die oberflächlichen Verletzungen, vor allem die an den Knien, und gab etwas Desinfektionsspray darauf. Das würde schnell heilen. Dann zog sie sich aus. Ihre Jeans hatte einen Riss und war insgesamt schmutzig geworden. Das Oberteil war am unteren rechten Ärmel mit Blut befleckt, ansonsten hatten die Jacke und die schusssichere Weste es vor weiterem Schaden bewahrt. Sie bürstete ihr Haar und duschte sich. Dann ging sie im Bademantel ins Schlafzimmer hinüber. Nebenan hörte sie im Vorbeigehen Felix lachen. Sie zog sich wahllos ein paar frische Sachen an. Danach fühlte sie sich in der Lage, sich den weiteren Herausforderungen des Abends zu stellen: Felix' Erlebnissen zu lauschen, ihn anschließend ins Bett zu bringen und Marten freundlich, aber bestimmt nach Hause zu schicken.

Felix hatte seinen Schilderungen nach eine tolle Zeit mit Marten verbracht. Pia wollte lieber gar nicht so genau wissen, wie der es arrangiert hatte, dass ihr Sohn so kurzfristig in einem Streifenwagen hatte fahren dürfen – mit Blaulicht und Martinshorn. Danach war Felix mit Marten Pizza essen gewesen, und sie hatten die Playmobil-Polizeistation wieder aufgebaut. Nachdem ihr Sohn alles aufgeregt erzählt hatte, fielen ihm, noch während er auf Pias Schoß saß, die Augen zu.

»Ich will später auch zur Polizei«, murmelte er an ihrer Schulter, bevor er endgültig einschlief. Pia konnte ihn in sein Zimmer tragen, wo er sich ohne Protest bettfertig machen ließ und einfach weiterschlief, als sie ihn hinlegte.

»Es war großartig von dir, wie du dich um Felix gekümmert hast. Vielen Dank!«, sagte Pia, als sie wieder ins Wohnzimmer kam.

Marten saß auf der Couch, las die Zeitung und hatte die Füße auf den Hocker gelegt. Bei ihrem Eintreten nahm er die Lesebrille ab.

»Das hat mir Spaß gemacht«, sagte er. »Felix ist ja richtig begeisterungsfähig.«

»Du hast ihm heute aber auch ein außergewöhnliches Unterhaltungsprogramm geboten.« Pia setzte sich ihm schräg gegenüber in den Sessel. Sie grinste. »Mit der Brille siehst du übrigens richtig seriös aus.«

»Ja, meine Lesebrille. Ich arbeite daran.« Er verzog das Gesicht. »An der Seriosität, meine ich. Und du siehst ein bisschen geschafft aus.«

»Du hast sicher schon gehört, was passiert ist.«

»In groben Zügen.« Er musterte sie nochmals. »Ich bin froh, dass es so glimpflich ausgegangen ist.«

»Zumindest für mich und unsere Leute«, sagte Pia.

Er nickte. »Du hast bestimmt Durst und auch Hunger. Darf ich dir in deiner eigenen Wohnung etwas aus deinen Vorräten zu trinken anbieten? Wir haben auch extra eine Pizza für dich mitgebracht. Felix meinte, du magst *Parma e Rucola* sehr gern.«

Pias Plan, Marten so schnell wie möglich loszuwerden, bekam ein paar Risse. »Ein Bier und ein Stück Pizza wären großartig«, antwortete sie. »Moment. Ich komme mit in die Küche …«

»Nein, ich mach das schon. Felix hat mir ja gezeigt, wo alles ist.« Er grinste und war verschwunden.

»Verräter«, murmelte Pia und schloss kurz die Augen.

Als sie die Augen wieder öffnete, standen ein Bier und eine Pizza auf einem Holzbrett auf dem Couchtisch neben ihrem Sessel. »Oje, ich muss wohl kurz eingenickt sein.«

»Du hast tief und fest geschlafen, Pia. Aber nur kurz. Die Pizza ist noch heiß.«

Sie merkte erst beim Essen, wie hungrig sie war. Als sie das meiste förmlich verschlungen hatte und das Brett beinahe leer war, berichtete sie detailliert, was sich in Pelzerhaken zugetragen hatte. »Ich weiß zwar nicht, wer mir das MEK hinterhergeschickt hat. Und eigentlich finde ich es auch ziemlich übertrieben für ein einfaches Treffen auf einer Seebrücke. Aber falls du das warst: danke schön, auch dafür.«

Marten ließ sie im Unklaren darüber, wer dafür verantwortlich war. Stattdessen stellte er ihr Fragen zu allen Einzelheiten, die sich zugetragen hatten. »Ist es möglich, dass Oliver Schröder derjenige war, der auf dich geschossen hat?«

»Theoretisch kann er es gewesen sein. Er müsste danach sofort nach Hause gelaufen oder gefahren sein. Doch was soll dann mit ihm passiert sein?«

»Vielleicht hat er auf sich selbst geschossen. Habt ihr eine Waffe gefunden? Habt ihr überhaupt danach gesucht? Sie könnte weggerutscht und unter einem Möbelstück oder so verborgen gewesen sein.«

Pia winkte ab. »Denkst du, wir sind blöd? Da war keine Waffe in der Nähe.«

»Es war demnach kein Suizidversuch?«

»Nein. Und außerdem: ein Schuss in die Schulter, noch dazu von schräg hinten? Das ist keine sehr übliche Vorgehensweise, wenn man sich erschießen will.«

»Also gut. Dann gehen wir erst mal davon aus, dass Oliver Schröder von einer anderen Person angeschossen worden ist.

Er könnte jedoch trotzdem der Schütze gewesen sein, der es auf dich abgesehen hatte …«

»Das halte ich für unwahrscheinlich«, sagte Pia. »Die Zeit, um vom Leuchtturm zu seinem Haus in Pelzerhaken zu kommen, wäre sehr knapp gewesen. Es kam mir auch so vor, als läge er schon etwas länger dort.«

»Vom Leuchtturm«, wiederholte Marten nachdenklich.

»Ist die SMS mit der Planänderung eigentlich von Oliver Schröders Telefon aus gesendet worden?«

»Ja. Jedenfalls von der Nummer, die Kirsten in ihrem alten Handy unter dem Kontakt ›Oliver‹ gespeichert hatte und unter der ich ihn angerufen hatte, um mich mit ihm zu verabreden.«

»Habt ihr sein Handy bei ihm oder in dem Haus irgendwo gefunden?«

Pia erstarrte. »Nein«, sagte sie. »Er hatte es nicht am Körper, und es lag auch nicht offen in seinem Arbeitszimmer herum. Ich habe mich noch im Flur und in der Küche umgesehen. Auch wenn ich nicht bewusst danach gesucht habe. Ich hätte ein Mobiltelefon bemerkt, wenn es dort irgendwo gelegen hätte.«

Wenn sie daran gedacht hätte, es zu suchen, hätte sie die Nummer wählen können, als sie im Haus gewesen war. Das hatte sie jedoch nicht getan. Sie war mit den Gedanken bei Oliver Schröders Verletzung und seinem Überleben gewesen. »Es muss noch mal jemand hinfahren und gezielt danach suchen«, erklärte Pia. »Wir haben das Haus versiegelt, doch spätestens morgen …«

»Was bedeutet es deiner Meinung nach, Pia, wenn wir sein Mobiltelefon nicht finden?«

»Er kann es am Leuchtturm verloren haben, als das MEK auf ihn geschossen hat und er weggelaufen ist. Oder er hat es als Beweis beiseitegeschafft … Alternativ hat der Täter es ihm abgenommen, derjenige, der ihm die Schussverletzung beigebracht hat. Das halte ich für am wahrscheinlichsten«, sagte sie nach kurzer Überlegung.

»Genau das vermute ich auch«, stimmte Marten zu. »Könnte es nicht folgendermaßen abgelaufen sein? Unser Täter wollte Oliver Schröder zum Schweigen bringen. Er war ja überhaupt erst derjenige, der uns darauf gebracht hat, dass Kirsten ermordet worden ist. Diese Information ist zwar nicht mehr zurückzunehmen, aber höchstwahrscheinlich weiß Oliver Schröder noch mehr. Und zwar etwas, das den Täter überführen kann …

Entweder ist die zeitliche Koinzidenz ein Zufall, oder aber der Täter wusste von deiner Verabredung mit Schröder. Er wusste oder befürchtete, dass Oliver Schröder sein Wissen der Polizei mitteilen wollte. Um das zu verhindern, sucht er ihn in seinem Haus auf und schießt auf Schröder, bevor der mit dir sprechen kann. Dann nimmt er Oliver Schröders Handy an sich und schreibt dir, dass der neue Treffpunkt der Leuchtturm ist, weil er dich dort leichter aus dem Verkehr ziehen kann als auf der Seebrücke. Er fährt dorthin, um den zweiten Teil seines Plans in die Tat umzusetzen, und schießt auch auf dich. Doch er hat nicht mit dem MEK gerechnet.«

»Aber warum auf mich schießen, wenn er Oliver Schröder schon vor unserem Treffen ausgeschaltet hat?«

»Es war wohl einfach eine gute Gelegenheit, dich loszuwerden. Immerhin hast du die Ermittlungen überhaupt erst ins Rollen gebracht …«

»Aber ich hätte wichtige Hinweise doch schriftlich festgehalten oder zumindest mit den Kollegen geteilt.«

Marten hob die Schultern. »Eine Panikreaktion. Alles schon vorgekommen. Das hieße, dem Täter steht das Wasser bis zum Hals.«

Pia rieb sich die Stirn. »Also gut. So könnte es gewesen

sein. Ich glaube allerdings nicht an einen Zufall, was den Zeitpunkt des ersten Mordversuchs angeht. Oliver Schröder wurde ja sehr kurz vor unserer Verabredung ausgeschaltet. Es bleibt die Frage, woher der Täter, er oder sie, so genau über meine Verabredung mit Schröder Bescheid wusste. Susanne Thomsen war zumindest darüber informiert, dass ich ihn dringend suche … Von ihr habe ich auch den Tipp mit dem Haus in Pelzerhaken.«

»Sie kann diese Information bewusst oder unbewusst an jemanden weitergegeben haben. Nur …« Marten trank sein Bier aus. »Wie hat der Täter dir eine Nachricht von Schröders Handy aus schicken können? Diese Dinger sind doch normalerweise für fremde Nutzer gesperrt.«

Pia blickte auf ihre lädierten Hände. »Ganz einfach«, sagte sie. »Der Täter hat Schröder in seinem Haus angeschossen. Ich gehe davon aus, dass er zu diesem Zeitpunkt dachte, er habe ihn getötet. Als Oliver Schröder leblos vor ihm lag, hat er dessen Mobiltelefon genommen, mit Schröders Daumenabdruck auf der Home-Taste das Handy entsperrt und mir die SMS geschickt. Anschließend hat er das Teil einfach mitgenommen. Ansonsten hätten wir es ja wohl bei ihm gefunden.«

»Der Täter könnte es immer noch bei sich haben«, bemerkte Marten. »Das muss ich nachprüfen lassen.«

»Es ist viel wahrscheinlicher, dass er das Telefon längst beseitigt hat«, vermutete Pia. »Es kann sonst wo sein.«

Marten nickte. Trotzdem zog er sein Smartphone hervor und rief jemanden an, dem er entsprechende Instruktionen gab. Es war inzwischen so dunkel in ihrem Wohnzimmer, dass Pia nur noch seine Umrisse erkennen konnte.

»Sag mal, Marten. Du wolltest mir doch noch etwas erzählen«, bemerkte sie, als sein Gespräch beendet war. »Was hat dich überhaupt wieder hierhergeführt?«

31. Kapitel

»Ich habe befürchtet, dass du das jetzt fragst«, sagte er.

»Aber trotzdem bist du noch hier.«

»Ich fühle mich gerade sehr wohl bei dir. Es ist schön, hier mit dir zusammen zu sitzen und zu reden.«

»Möchtest du noch etwas trinken? Ich bin eine schlechte Gastgeberin.«

»Du sollst überhaupt nicht die Gastgeberin spielen, Pia. Ich weiß inzwischen, wo der Kühlschrank ist. Felix hat mir ja alles gezeigt.«

»Ach ja. Mit Kindern bleibt aber auch gar nichts geheim«, sagte sie scherzhaft. Sie dachte an das, was ihr eine von Felix' Kindergärtnerinnen erzählt hatte: Wenn man sein Kind dort zur Betreuung hingab, konnten einen die »Datenkrake«, Spionagesoftware, ja, eigentlich nichts dergleichen mehr erschüttern, weil es eh keine Geheimnisse mehr gab.

»Ja, er hat mir viel von euch erzählt«, gab Marten auch zu. »Es war übrigens ein sehr schöner Nachmittag und Abend mit Felix, Pia. Ehrlich gesagt beneide ich dich ein wenig darum.«

»Darum, dass ich ein Kind habe? Nun, ich liebe Felix über alles und möchte ihn um nichts auf der Welt missen, doch ich zahle auch einen Preis. Es ist nicht immer ganz einfach, das alles zu schaffen.«

»Das glaube ich dir.« Er zögerte, schüttelte den Kopf. »Ich kann es mir wahrscheinlich wirklich nicht vorstellen.«

»Zurück zu meiner Frage«, sagte Pia. »Warum bist du wieder hier?«

Er schwieg.

Pia seufzte leise. »Alles klar. Du musst mir nicht antworten, wenn du es nicht willst ... oder nicht darfst«, fügte sie hinzu.

Marten lachte leise auf. »Also gut. Damit hast du mich. Ich darf alles. In erster Linie bin ich ein Mitarbeiter des LKA Kiel. Das hat mich zurück nach Schleswig-Holstein geführt.«

Pia lehnte sich zur Seite und schaltete die kleine Lampe auf dem Beistelltisch ein, um Marten besser ansehen zu können. »Aber die Ermittlungen wegen des Toten in Bodewind führt die BKI Kiel«, stellte sie fest.

»Ich bin sozusagen als Beobachter dabei, und gegebenenfalls auch als Berater.«

»Das wissen die sicher sehr zu schätzen«, spottete sie.

»Natürlich.« Seine Mundwinkel hoben sich ein wenig. »Um es dir richtig zu erklären, muss ich aber ein bisschen ausholen.«

»Ich habe Zeit. Nach allem, was ich heute Abend erlebt habe, werde ich sowieso nicht so bald schlafen können.«

»Also gut, du hast es nicht anders gewollt. Doch beschwer dich hinterher nicht, wenn ich dich ins Koma geredet habe. Wie du ja schon weißt, kann ich nicht mehr in meinem alten Job als verdeckter Ermittler arbeiten, weil meine Tarnung aufgeflogen ist. Ich bin in dem Bereich, in dem ich jahrelang eingesetzt worden bin, wertlos fürs BKA geworden. Und ehrlich gesagt kann man dieses Leben auch nur eine gewisse Zeit lang führen. Außerdem bekam ich Heimweh nach dem Norden. Als ich hörte, dass in Kiel ein interessanter Posten ausgeschrieben ist, habe ich mich darauf beworben. Ich bin jetzt beim LKA, Abteilung drei, Staatsschutz.«

»Das erklärt so einiges«, sagte Pia.

»Ich bin spezialisiert auf Wirtschaftsspionage im Zusammenhang mit der Rüstungsindustrie. KWG baut ja seit Langem U-Boote für Deutschland und auch für die ganze Welt. Wenn es nicht um Atom-U-Boote geht, sondern um konventionelle Antriebe, sind sie technisch ganz weit vorn. Sie stecken viel Geld und Know-how in die Entwicklung. Das ist hinlänglich bekannt. Und so kommt es immer wieder zu Spionageversuchen und auch erfolgreicher Spionage, gerade wenn es um Waffentechnik geht. Vor fünfzehn Jahren hat es zum Beispiel ein enormes Wissensleck im Bereich einer neu entwickelten Antriebstechnik für U-Boote gegeben. Die Ergebnisse der Entwicklungsabteilung tauchten beinahe eins zu eins in Südamerika und auch in einem asiatischen Staat auf. Erschwert wurde die Aufdeckung dieser Spionage durch die Tatsache, dass sie von ganz oben gedeckt wurde. Du hast es ja auch schon gehört: Staatsanwälte bekamen Anrufe aus dem Innen- oder Verteidigungsministerium, dass bestimmte Ermittlungen sofort einzustellen seien. Nichts Schriftliches natürlich … nur Telefonanrufe. Einer war aber nach Jahren bereit, darüber mit uns zu reden. Wir arbeiten das gerade auf. Der Fall Kulisch/Thomsen bei KWG steht exemplarisch dafür, wie mit gezielten Desinformationen und Druck von oben eine missliebige und politisch brisante Ermittlung zum Stoppen gebracht wurde. Sehr zum Leidwesen von Richard Thomsens Familie übrigens, zum Leidwesen von KWG, und es ist auch ein gesamtwirtschaftlicher Schaden entstanden, ganz zu schweigen von dem möglichen Sicherheitsrisiko, wenn die Entwicklungsergebnisse in Sachen U-Boot-Technik in falsche Hände fallen.«

»Um es mal auf unseren Fall herunterzubrechen: Werner Kulisch und Richard Thomsen haben im Jahr 2004 beide in der Entwicklungsabteilung für Antriebstechnologie bei KWG gearbeitet. Sie waren fähige Ingenieure und hatten Zugang zu wichtigen Ergebnissen ihrer Forschungsarbeit.«

»Ja, genau. Ihr Abteilungsleiter war ein Mann namens Peter Minsen. Wir haben uns mit ihm über die damaligen Ereignisse unterhalten. Davon hat Alex euch doch sicher berichtet?«

»Ja. Das hat er.«

»Minsen ist inzwischen im Ruhestand, kann jedoch anscheinend trotzdem immer noch nicht freiheraus reden. Der Druck, der damals auf ihn ausgeübt wurde, um die Sache unter den Teppich zu kehren, war anscheinend enorm. Wer weiß, womit sie ihn in der Hand haben?«

»Und was war Thomsens Motivation, überhaupt bei einer Werkspionage mitzumachen?« Pia erinnerte sich an ihn als freundlichen und überaus soliden Angestellten und Familienvater.

»Minsen sagte, dass Richard Thomsen zu der Zeit, als das Leck entstanden sein muss, sehr unzufrieden mit seiner Arbeit bei KWG war. Er fühlte sich bei einer fälligen Beförderung übergangen, und auch sein Gehalt erschien ihm wohl zu gering.«

»Segeln ist ein teures Hobby«, sagte Pia lapidar.

»Werner Kulisch hat übrigens in einem schönen, neu erbauten Haus in Lutterbek gewohnt und spielte Tennis. Nebenbei ging er gern in der Karibik tauchen.«

»Ich verstehe.«

»Spannend ist, was dann passierte. Normalerweise geht ein Angestellter, auch ein unzufriedener mit gewissen Luxusbedürfnissen, nicht einfach hin und verkauft geheimes Firmenwissen ins Ausland. Wie auch?«

»Es muss mindestens eine Verbindungsperson – Mann oder Frau – gegeben haben, die die beiden angeworben, die Kontakte hergestellt und das Ganze organisiert hat«, sagte Pia. »Wer war das?«

»Das genau ist die Frage, an der wir arbeiten.«

»Ihr wisst es nicht?«

»Nein. Und wir vermuten außerdem, dass zwar Kulisch und Thomsen außer Gefecht gesetzt worden sind, von der einen oder der anderen Seite, weil sie zu viel wussten und vielleicht etwas verraten hätten. Sie waren ja ganz normale Ingenieure. Thomsen dazu mit einer Familie, die ihn erpressbar machte. Aber die Verbindungsperson ist mit einiger Wahrscheinlichkeit noch aktiv.«

»Aktiv«, wiederholte Pia perplex. »Das heißt, die Verbindungsperson von damals ist ein Tatverdächtiger, sowohl im Fall Werner Kulisch als auch …«, sie zögerte einen Moment, weil es so weit hergeholt erschien, »Kirsten Welling?«

»Das ist zumindest nicht ganz unwahrscheinlich. Doch soweit ich eure Ermittlungen verfolgt habe, gibt es noch alternative Szenarien, was Motiv und Durchführung dieser Tat angeht.«

»Wir stehen immer noch am Anfang«, bestätigte Pia. »Trotzdem neige ich dazu, dir recht zu geben. Wenn diese Verbindungsperson noch aktiv ist – und wenn sie schon damals über Leichen gegangen ist –, dann kann Kirsten als Tochter von Richard Thomsen auch ebenso gut deswegen ermordet worden sein.«

Marten nickte. »Wenn man nicht allzu sehr an Zufälle glaubt.«

Einen Moment lang saßen sie schweigend da. Pia unterdrückte ein Gähnen. Sie streckte Arme und Beine. Von dem Stress des Abends taten ihr nun die Muskeln und Knochen weh. »Ich bin hundemüde«, sagte sie. »Du solltest jetzt besser gehen.«

Marten erhob sich vom Sofa. Er sah auf sie herunter. »Es ist wirklich spät geworden. Doch du wolltest es ja wissen.«

Sie stand ebenfalls auf. »Danke, dass du es mir erzählt hast. Nur eines noch: Warum warst du am vergangenen Samstagabend nicht mehr im *Dompfaff*?«

»Das tut mir echt leid. Es ist etwas dazwischengekommen. Ich bin spontan zu einem Einsatz gerufen worden. Mehr kann ich dazu leider nicht sagen.« Er sah sie prüfend an. Dann ergänzte er: »Die Frau, die dir Bescheid gegeben hat, dass ich nicht komme, ist eine Kollegin von uns.«

»Ach so.« Pia spürte einen Stich der Eifersucht, der sie überraschte. Das war grotesk, denn sie wollte ja gar nichts von Marten.

»Also ... Dann geh ich jetzt. Grüß Felix bitte von mir.«

»Vielen Dank fürs Aufpassen.«

Pia atmete tief durch, als sie die Wohnungstür hinter ihm schloss. »Grüß Felix bitte von mir«? Was sollte das denn? Was bildete Marten sich ein? Er war ein Arbeitskollege, noch dazu aus einem vollkommen anderen Dezernat. Ihre Ermittlungen hatten sich nur zufällig gekreuzt. Wenn das hier abgeschlossen war, musste sie ihn wahrscheinlich nicht mehr wiedersehen.

Nachdem sie sich im Bad rasch die Zähne geputzt hatte, wankte sie ins Schlafzimmer und zog sich aus. Es war schon halb zwei. Wie schnell die Zeit vergangen war! In wenigen Stunden, spätestens um halb sieben, würde Felix wieder aufwachen und ein neuer Tag beginnen.

Pia fiel beinahe in dem Moment, als ihr Körper die Matratze berührte, in den Schlaf. Sie träumte, dass sie wieder an dem Leuchtturm war. Er grenzte direkt ans Meer. Bedrohlich hohe Wellen schlugen gegen seinen Sockel. Und sie träumte von Oliver Schröder, der sie mit blutigem Hemd und rosa Schaum vor dem Mund um den Leuchtturm herum verfolgte. Sie war im Traum wieder an der Tür und presste sich dagegen. Doch dieses Mal gab die Eingangstür nach innen nach. Pia stolperte hinein und verriegelte die Tür hinter sich. Es war dunkel im Inneren des Leuchtturms, nur durch seltsam bunt verglaste Fenster fiel etwas Licht herein.

Pia blickte eine gewendelte Eisentreppe hinauf. Jemand schlug gegen die Tür. Das Holz krachte und splitterte schon. Pia tastete im Halbdunkel nach den Stufen, zog sich an dem kühlen Eisengeländer hoch. Über ihr schraubte sich die Spindeltreppe in schwindelerregende Höhen. Doch die Stufen unter ihren Füßen waren nicht fest, sondern weich und uneben. Sie rutschte seitlich weg, so als kippte der Leuchtturm zur Seite. Als durch eines der Fenster genügend Licht fiel, sah Pia, dass sie über leblose Körper stieg. Wie dem von Oliver Schröder, der in seinem Haus gelegen hatte. Im Traum tastete sie sich nun auf einmal treppab. Die Wendeltreppe führte sie in einen Bunker, über dem Bomben niedergingen. Sie hörte Schreie, sah Putz und Erde rieseln. Am Ende eines Ganges stand Marten, und er hielt Felix an der Hand. Doch über ihnen bekamen Wände und Decke Risse … Sie würden unter Beton und Geröll begraben werden! Du musst aufwachen, das ist nur ein Traum, sagte eine Stimme in Pias Unterbewusstsein. Es wird schlimm werden. Du MUSST aufwachen! Sie versuchte, die Augen zu öffnen. Es gab einen Ruck, ein Gefühl, als stürzte sie ins Leere, und dann lag sie mit offenen Augen in ihrem Bett.

Konzentriert atmete sie gegen die Angst und die Beklemmung an, die sie im Traum verspürt hatte. Die noch nicht ganz von ihr weichen wollten … Die Fähigkeit, aus einem Albtraum aufzuwachen, hatte sie sich schon als Kind antrainiert. Sie wusste nicht, ob andere Menschen es auch konnten. Damals hatte es ihr die Sicherheit beim Einschlafen gegeben: Wenn du einen bösen Traum hast, kannst du jederzeit daraus erwachen …

Der böse Traum, den sie gerade durchlebt hatte, war natürlich den Erlebnissen in Pelzerhaken geschuldet. Sie musste das alles erst noch verarbeiten. Das dauerte erfahrungsgemäß seine Zeit. Heute Nacht würde es ihr sicherlich nicht gelingen.

Pia wusste aus Erfahrung, dass sie nun erst mal nicht wieder würde einschlafen können. Da waren zu viele Gedanken in ihrem Kopf, zu viele Erinnerungen an Dinge, die sie gesehen und erlebt hatte.

Sie stand auf und trat wankend und mit leicht schmerzenden Gliedern ans Fenster. Es war in der Wohnung kühl geworden. Als sie zu Bett gegangen war, war es noch zu warm zum Schlafen gewesen. Da hatte sie das Fenster weit offen stehen gelassen. Nun drang die frische Nachtluft herein. Pia rieb sich die Arme, um sich zu wärmen, und sah hinaus. Der Hinterhof war um diese späte Stunde wie erwartet menschenleer. Der Mond sah beinahe voll aus und war nur von einem dünnen Wolkenschleier verhangen. Er stand hoch am Himmel und leuchtete einen Teil des Areals mit seinem kalten Licht aus. Die Schaukel und der neu angepflanzte Ahorn warfen lange, verzerrt aussehende Schatten auf das Pflaster und die Rasenfläche. Es war einer der seltenen Momente, in denen in keinem der umgebenden Häuser hinter den Fenstern ein Licht brannte. Es könnte genauso gut sein, dass die anderen Anwohner alle fort waren. Als hätten die Nachbarn, die Stadt, einfach alle, sich verabredet zu gehen, als wäre sie plötzlich allein auf der Welt. Mit Felix. Der Rest ihrer Familie, ihre Freunde, Nachbarn und Kollegen befanden sich auf einem anderen Stern …

Solche Gedanken kamen ihr natürlich nur nachts. Der Stress war schuld. Und die schlimmen und bedrückenden Dinge, die sie erlebte: zu viel Tod, zu wenig Leben.

32. Kapitel

Den Sonntag verbrachte Pia mit Felix am Strand von Travemünde, wo es einen schönen Spielplatz am Wasser gab und hervorragendes Eis an der Promenade. Als sie am Abend wieder zu Hause waren, kochte Pia ihnen beiden eine große Portion Spaghetti mit Felix' Lieblings-Zitronen-Sahne-Soße. Während des Essens berichtete er ihr noch einmal vollkommen begeistert von seiner Fahrt mit dem Streifenwagen. Er erzählte ihr, wie er das Blaulicht ein- und ausgeschaltet und was Marten ihm alles gezeigt und erklärt hatte.

Marten hatte wahrlich alle Register gezogen. Was auch relativ einfach war, wenn man beste Verbindungen zur Polizei besaß … Pia war ihm dennoch dankbar, dass er spontan für sie eingesprungen war. Und Oliver Schröder, das wurde ihr jetzt erst klar, verdankte ihm indirekt sogar sein Leben. Es war zweifelhaft, ob er noch länger ohne Hilfe allein in seinem Haus überlebt hätte … Was wäre passiert, wenn sie nicht zu dem Treffen gekommen wäre? Wäre er in seinem Haus an seiner Schusswunde verblutet? Oder wäre überhaupt nicht auf ihn geschossen worden? Wenn sie ihm kurzfristig abgesagt hätte, hätte sich am weiteren Verlauf der Ereignisse wohl nichts geändert. Der Täter hatte Oliver Schröder ja vermutlich schon vor ihrem Eintreffen in Pelzerhaken aufgesucht und angeschossen. Erst danach hatte er Zugriff auf Schröders Handy gehabt, womit er ihr dann die SMS mit dem geänderten Treffpunkt geschickt hatte.

Ein Teil ihrer Kollegen im K1 hatte heute die weiteren

Maßnahmen der nächsten Woche vorbereitet. Nachdem sie Felix zu Bett gebracht hatte, telefonierte Pia kurz mit Broders, um auf dem aktuellen Stand zu bleiben. Die Rekonstruktion der Tatnacht in Richard Thomsens Haus stand nun tatsächlich irgendwann an. Die Vorbereitungen würden jedoch noch einige Zeit in Anspruch nehmen. Dafür wurden die alten Polizeiberichte, Thomsens und Kulischs Verschwinden betreffend, minutiös durchgearbeitet. Die alten Fakten mussten vorab mit den neuen Erkenntnissen, die Kulischs Leiche unter dem Haus betrafen, in Beziehung gesetzt werden. Erst dann war die aufwendige Rekonstruktion am Tatort mit möglichst vielen der Beteiligten sinnvoll.

Als Pia am Montagmorgen im Kommissariat eintraf, spürte sie sogleich die gespannte Erwartung, die in den Räumen des K1 hing. Rekonstruktionen dieser Art wurden nicht häufig veranlasst, und es war für die, die daran beteiligt waren, schon etwas Besonderes. Es konnte alles Mögliche passieren. Broders erwartete Pia in ihrem Büro, und sie sah auf den ersten Blick, dass er darauf brannte, ihr etwas Wichtiges mitzuteilen.

»Hast du schon etwas darüber gehört, wie es Oliver Schröder geht?«, war jedoch das Erste, was Pia wissen wollte.

»Er ist inzwischen außer Lebensgefahr. Sein Zustand ist angeblich stabil.«

»Ist er schon wieder bei Bewusstsein?«

»Ja, das ist er, Pia. Vernehmungsfähig ist er jedoch allerfrühestens morgen, sagt der Oberarzt. Vielleicht erst Ende der Woche. Er hat viel Blut verloren.«

»Wird er im Krankenhaus auch bewacht?«

»Rund um die Uhr. Auf ihn ist ja geschossen worden, und der Täter befindet sich noch auf freiem Fuß.«

»Immerhin etwas.«

»Wie geht es dir heute?«, fragte Broders. Ihm schien gerade wieder einzufallen, dass auf sie ja auch geschossen worden war. »Äußerlich siehst du, bis auf wenige Ausreißer, einigermaßen anständig aus«, setzte er mit prüfendem Blick von oben bis unten hinzu. Pia wusste, dass er besorgt war, das aber keineswegs offen zugeben wollte. Was ihr sehr recht war.

»Mir geht es gut. Ich hab nur ein paar Schrammen an Händen und Knien, sonst ist mir nichts passiert. Übrigens dank sehr fähiger Kollegen vom MEK, die wie von Zauberhand am Leuchtturm aufgetaucht sind.«

»Dann ist es ja gut.« Broders nickte zufrieden. »Und willst du nun wissen, was ich herausgefunden habe?«

»Bitte, Broders. Ich brenne darauf.«

»So soll es sein. Ich habe, ganz entgegen meiner sonstigen Art, wirklich alle Register gezogen«, witzelte er. »Ich war sogar extra in Kiel und habe die Bewohner des Mehrfamilienhauses befragt, in dem Kirsten zu der Zeit gewohnt hat, als ihr Vater verschwunden ist. Ich habe alle Hausbewohner belästigt … und voilà! Einer ihrer ehemaligen Mitbewohner in der WG hat sich eine Eigentumswohnung in dem Haus gekauft. Er wohnt noch immer dort, nun allerdings mit seiner Familie. Er erinnerte sich an Kirsten Thomsen. Aber er sagte auch gleich, dass er über die Jahre jeden Kontakt zu ihr verloren hat. Auch an ihren »komischen Freund damals« – seine Worte – erinnerte er sich. Doch seitdem die beiden ihr Studium beendet haben und aus der WG ausgezogen sind, hat er von ihnen nichts mehr gehört.«

»Wie ging es weiter?«

»Tja, wir haben Glück mit dem Datum. Unsere Tatnacht in Bodewind.«

»Kommst du nun langsam zum Kern der Geschichte?«

»Pia, eines muss ich vorausschicken: Für diese bahnbrechende Information habe ich quasi meine Gesundheit, ja mein Leben riskiert.«

Er würde es auf seine Weise erzählen, daher spielte sie sein Spiel mit, in der Hoffnung, dass er bald zum Punkt kommen würde. »Wie das, Broders?«

»Sie hatten einen Hund. Einen großen Hund mit einem riesigen Kopf. Und Mundgeruch. Oder heißt es Maulgeruch? Der Hund hat mich beschnuppert, so wie Hunde das manchmal machen, zwischen meinen Beinen, und dann hat er auch noch meine Hand geleckt.«

»Ich verstehe.«

»Nein, das tust du nicht. Nicht, wie ich mich gefühlt habe … Ich bin aber trotzdem mit rein, in die Wohnung. Es gab Tee, den ich auch getrunken habe. Währenddessen lag der Kopf des Hundes auf meinem Schoß.«

Pia musste grinsen. »Und weiter?«

»Als ich das Datum nannte, um das es uns geht, da wurde die Frau richtig lebendig. Das sei ja ihr Geburtstag! Es stellte sich heraus, dass sie 2004 ihren Geburtstag in der WG ihres jetzigen Mannes hatten feiern wollen. Es war ihr einundzwanzigster gewesen, deshalb erinnerte sie sich angeblich genau daran. Sie hatte alles für Raclette eingekauft, stellte dann jedoch fest, dass ihr Raclette-Grill verschwunden war. Kirsten sagte daraufhin, in ihrem Elternhaus stehe einer, den sie holen könnte. Ihr Freund Oliver hatte ein Auto und wollte sie fahren. Die Frau erinnerte sich, wie besorgt sie gewesen war, ob die beiden rechtzeitig wieder zurück sein würden, bevor die anderen Gäste kamen.«

»Es wundert mich, dass sie nach so langer Zeit noch so viele Einzelheiten weiß«, gab Pia skeptisch zurück.

»Das Paar machte aber durchaus einen zuverlässigen Eindruck. Kirsten und Oliver sind angeblich um kurz nach sechs Uhr in der Nähe vom Blücherplatz losgefahren. Die Frau rechnete daher in ungefähr einer Dreiviertelstunde mit ihrer Rückkehr. Kurz bevor ihre anderen Gäste kommen sollten. Doch es dauerte viel länger als erwartet. Die Frau, die Geburtstag hatte, sagte, dass sie sehr nervös geworden sei und schon nicht mehr mit dem Raclette gerechnet habe, als Oliver und Kirsten endlich zurückkamen. Und die beiden machten bei ihrer Rückkehr einen gestressten Eindruck und waren angeblich gar nicht mehr in Feierlaune. Kirsten und Oliver haben dann wohl an dem Abend auch recht früh die Geburtstagsrunde verlassen und sind wieder gegangen.«

»Haben die beiden der Frau gesagt, warum es so lange gedauert hat, das Raclette aus Bodewind zu holen?«

»Nein, das haben sie angeblich nicht.«

»Schon seltsam, was Menschen sich merken können und was nicht.«

Broders hob die Schultern. »In diesem Fall ist es unser Glück. Jetzt haben wir die Bestätigung für unsere Vermutung: Kirsten Welling und Oliver Schröder waren an besagtem Oktoberabend ebenfalls in Thomsens Haus.«

Ein Anruf unterbrach ihr Gespräch. Paul Schäfer stand unten im Polizeihochhaus und wollte unbedingt mit Kommissarin Pia Korittki sprechen, wie er sagte.

Pia und Broders sahen einander an.

»Mein schlechtes Gewissen in dieser Ermittlung«, bemerkte sie. »Ich wollte längst noch einmal mit Paul Schäfer und auch mit seiner Schwester Constanze gesprochen haben.«

»Was ist denn mit ihnen?«

»Schäfer wird gerade heraufbegleitet«, sagte Pia. »Willst du bei der Befragung auch dabei sein?«

»Ja klar. Das ist doch bestimmt ein sehr ansehnlicher junger Mann«, antwortete Broders.

»Bist du ihm denn schon begegnet?«

»Ach, der Schmelz der Jugend«, erwiderte Broders nur. Da klopfte es auch schon an ihre Bürotür.

»Also gut, Herr Schäfer. Diese Unterredung ist schon lange überfällig«, erklärte Pia, nachdem sie einander begrüßt und Pia Broders vorgestellt hatte. »Es ist gut, dass Sie hergekommen sind. Es ist Ihnen doch recht, wenn mein Kollege mit dabei ist?«

»Ist okay. Aber sagen Sie bitte wieder Paul zu mir. Sonst denke ich immer, Sie reden mit meinem Vater.«

»Paul, na schön. Was möchtest du uns mitteilen?«

Er sah von Broders zu Pia, musterte die ihm fremde Umgebung, nickte dann. »Also, es tut uns alles furchtbar leid, mir und Conny. Wir hatten nicht gedacht, dass irgendwas passieren würde. Es war mehr als ein spannendes Abenteuer gedacht.«

»Könntest du bitte ganz von vorne anfangen? Fürs Protokoll und auch für meinen Kollegen: In welchem Verhältnis stehst du zu Constanze? Wie heißt sie mit vollem Namen?«

»Constanze Schäfer. Constanze ist meine Schwester. Wir wohnen beide noch in der Nähe von Rendsburg, in Büdelsdorf. Und wenn man dort in seiner Jugend nicht nur saufen und kiffen will, dann sucht man sich halt ein Hobby, mit dem man sich die Zeit vertreibt.«

»So weit kann ich gut folgen«, sagte Pia.

»Wir sind beide Schatzsucher«, erklärte er mit ernstem Gesicht.

»Wie bitte?«, fragte Broders.

»Es gibt eine kleine Gruppe von Interessierten in Rendsburg, mit denen wir uns regelmäßig getroffen haben. Man unterhält sich dort über alles, was mit verborgenen Schätzen zu tun hat, und vor allem darüber, wie man sie finden kann. Nicht, dass von denen schon einmal jemand fündig geworden ist … Bis auf ein paar alte Münzen auf einem Acker. Aber vor einem Jahr, da hat einer mal eine antike Gürtelschnalle entdeckt, die wahrscheinlich einem Wikinger gehört hat. Leider war der nicht aus unserer Gruppe.«

»Du und Constanze, ihr gehört oder gehörtet zu der Gruppe und interessiert euch dafür, nach alten Schätzen zu suchen?«, fasste Pia das Gehörte zusammen.

»Ja, so in etwa. Doch dann stieß Conny auf einen Hinweis, den wir nicht mit den anderen teilen wollten. Sie sagte, dass es etwas ›Richtiges‹ sei und wir das Wissen darüber unbedingt geheim halten müssen.«

»Und was war das?«

»Wir hatten bis vor Kurzem noch einen Großvater, der siebenundneunzig Jahre alt geworden ist. Vor seinem Tod hat Conny ihn des Öfteren im Pflegeheim besucht, und er hat ihr mit einem Mal von seinen Erlebnissen im Zweiten Weltkrieg erzählt. Constanze fand das alles faszinierend. Sie ist sehr an Geschichte und so interessiert. Unser Großvater hat ihr von einem geheimen Bunker in Bodewind berichtet, den angeblich keiner mehr kennt. Er hat es ihr ganz genau geschildert. Wir konnten es erst nicht fassen, dass es den Bunker wirklich noch gibt, aber keiner mehr davon weiß. Wir dachten, er sei vielleicht eingestürzt oder nach dem Krieg zugeschüttet worden. Doch egal … Das wirklich Aufregende war, dass Großvater sagte, ein paar Leute hätten vor Kriegsende ihre Wertsachen dort unten versteckt, mit der Absicht, sie später irgendwann wiederzuholen. Diese Leute seien alle längst tot, und Erben gebe es nicht, und die Sachen seien immer noch dort unten ... Er hat es ihr genau beschrieben. Wir haben die Pläne angeschaut, die Großvater dazu besaß, und festgestellt, dass sich der Zugang wohl auf dem Grundstück der Thomsens befinden muss. Wenn es stimmt, liegen dort unten Goldmünzen und Schmuck im Wert von bestimmt einer Viertelmillion Euro. Verstehen Sie: Das mit den anderen zu teilen wäre doch blödsinnig gewesen. Wir wollten den Schatz allein finden.«

»So weit ist das alles klar. Wie hieß euer Großvater?«

Paul nannte den Namen, fügte sogar Geburts- und Sterbedatum hinzu. Broders notierte es. Das würden sie nachprüfen können.

»Was habt ihr dann getan?«, fragte Pia.

»Conny meinte, wir müssten uns irgendwie Zugang zu dem Grundstück verschaffen. Also, mit Jörg Thomsen in Kontakt zu kommen war zunächst ziemlich schwierig. Der verlässt nämlich kaum sein Haus. Constanze fand aber heraus, dass seine Schwester Kirsten ...« Paul sah kurz zu Boden, »dass Kirsten mit Harro Welling verheiratet war und die Wellings auf ihrem Hof einen Praktikanten suchten. In der Landwirtschaft kennt jeder jeden um drei Ecken herum. Ich bewarb mich für ein Praktikum und wurde auch genommen.«

»Was genau wolltest du bei den Wellings?«

»Ich sollte schauen, wie wir vielleicht über Kirsten einen Zugang zu dem Haus und dem Grundstück in Bodewind bekommen. Wir hatten aber noch keine konkrete Idee, wie das laufen könnte. Ich habe mich des Öfteren mit ihr unterhalten, und sie hat mir ziemlich viel von sich anvertraut. Ich glaube, sie war etwas einsam dort, in der ihr fremden Umgebung. Harro war immer sehr beschäftigt. Er hat es gar nicht bemerkt.

Jedenfalls hat sie mir erzählt, dass sie das Haus in Bodewind gern verkaufen würde, doch ihre Mutter und ihr Bruder seien dagegen. Wenn sie ihren Vater für tot erklärt hätten, müssten sie eine Entscheidung treffen. Sie fand, dass es ihrem Bruder Jörg nicht guttut, immer noch dort zu wohnen, nach allem, was sie mit dem Verschwinden des Vaters durchgemacht hatten. Ja, und dann kam das Stadtfest in Ahrensbök, wo Jörg Thomsen Musik machen und ausnahmsweise mal unter Leute gehen wollte. Kirsten fragte mich, ob ich auch mitwolle ... Ich sagte Conny Bescheid. Sie hatte so endlich eine gute Gelegenheit, sich Jörg Thomsen unauffällig zu nähern.«

»Moment. Sie hat sich mit ihm nur aufgrund eurer ›Schatzsuche‹ angefreundet?«, fragte Pia.

Paul errötete und sah auf die Tischplatte. »Es war doch nichts Schlimmes dabei. Okay, es war ein bisschen unehrlich ... Aber für uns war es ja mehr ein Spiel. Wir haben gar nicht ernsthaft geglaubt, dass es klappt.«

»Ihr habt unter Vorgabe falscher Motive einen Praktikantenjob angenommen, Leuten, die euch vertraut haben, Informationen aus den Rippen geleiert und mit den Gefühlen eurer Mitmenschen gespielt, um euch Wertsachen unter den Nagel zu reißen, die euch nicht gehören«, erwiderte Pia.

»Wenn Sie es so formulieren, klingt es gemein«, sagte Paul mit rotem Gesicht.

»Nein«, erklärte Broders. »Kriminell.«

»Ich bin aber freiwillig hier, um eine Aussage zu machen«, begehrte er mit einem Anflug von Trotz in der Stimme auf.

»Das ist auch gut so, Paul. Bevor alles noch schlimmer wird.« Pia warf Broders einen mahnenden Blick zu. »Erzähl uns bitte, was dann weiter geschah.«

»Na gut. Constanze hat sich mit Jörg angefreundet. Sie waren dann richtig zusammen. Conny hat schnell herausgefunden, dass Jörg keine Ahnung hatte, was sich unter seinem Haus befindet. Wie auch? Niemand wusste davon, mit Ausnahme unseres Großvaters, der wohl einer der wenigen war, die den Bunker kannten und überlebt hatten. Doch wir sahen immer noch keine Möglichkeit, in das alte Ding hineinzukommen. Dann kamen uns die starken Regenfälle vor ein paar Wochen zu Hilfe. Jörg entdeckte ein Loch im Garten, das er zuzuschütten versuchte, das aber trotzdem immer größer wurde. Er hat Constanze allerdings kein Wort darüber gesagt. Es war, als hätte das Schicksal ein Einsehen mit uns gehabt. Verstehen Sie? Wir sollten den Schatz finden! Jörg wollte anscheinend weder das Loch untersuchen noch jemanden darüber informieren. Das war unser Glück.« Paul lächelte, ein wenig naiv, wie Pia fand.

Sie sagte erst mal nichts. Sie wollte ihn seine Geschichte auf seine Weise erzählen lassen, obwohl sie ahnte, worauf es hinauslief.

»Jetzt wissen wir ja auch, weshalb Jörg so versessen darauf war, dass niemand von dem Hohlraum unter seinem Grundstück erfährt. Da lag eine Leiche unter seinem Haus. Vielleicht hat er sie dort vergraben? Vielleicht ist es sogar der Vater, der verschwunden ist«, fuhr Paul fort.

Pia und Broders reagierten nicht darauf.

»Jedenfalls hat die Polizei so für uns einen Zugang zu dem Bunker geschaffen. Wir mussten nur noch da unten rein und den Schatz finden. Doch als wir neulich Nacht dort waren, sind wir von jemandem gestört worden. Wir konnten zwar fliehen … aber seitdem wird der Garten rund um die Uhr von der Polizei bewacht.«

Pia lächelte grimmig. »Das hat euch vielleicht das Leben gerettet. Ihr hättet verschüttet werden können, und keiner hätte es rechtzeitig bemerkt.«

»Wir hätten schon aufgepasst. Die Gänge sind jetzt so lange erhalten geblieben, ein paar weitere Tage halten die auch noch durch.«

Broders schüttelte den Kopf über so viel Unvernunft.

Pia dachte daran, wie sie die beiden am Samstagabend vor einer Woche überrascht hatte. Doch sie hatte nicht vor, Paul zu erzählen, dass sie es gewesen war, die »gestört« hatte. »Weiß Jörg Thomsen inzwischen, dass Constanze ihn nur für ihre Schatzsuche benutzt hat?«, fragte sie stattdessen.

»Nein. Sie kann ihn mittlerweile wirklich gut leiden. Vielleicht bleiben die beiden ja sogar zusammen.« Es klang mehr nach dem Versuch einer Rechtfertigung für ihr rücksichtsloses Vorgehen, weniger, als glaubte er wirklich daran. Blieb die Frage, ob die Polizei Jörg darüber informieren musste, weshalb er Constanze auf dem Stadtfest kennengelernt hatte und mit ihr zusammengekommen war.

Nachdem sie die Details von Pauls Aussage festgehalten und er das Protokoll unterschrieben hatte, durfte er gehen.

33. Kapitel

Nach einer Woche wurde Oliver Schröder aus dem Krankenhaus entlassen. Sein Haus in Pelzerhaken war nach Abschluss der Spurensicherung wieder freigegeben worden, sodass er dorthin zurückkehren konnte. Er zog es jedoch vor, ein paar Tage bei einem Freund in Lübeck zu wohnen, bis die Polizei hoffentlich eine Festnahme vornehmen konnte. Der momentane Aufenthaltsort machte es für Pia und Broders einfacher, Schröder kurzfristig aufzusuchen und zu befragen. Sie konzentrierten sich dabei auf die Ereignisse in Pelzerhaken, weil es zur Strategie der Rekonstruktion gehörte, nicht zu viel von den damaligen Ereignissen in Bodewind vorwegzunehmen. Zu ihrer Enttäuschung hatte Oliver Schröder denjenigen, der in seinem Haus auf ihn geschossen hatte, nicht gesehen, oder er erinnerte sich nicht mehr daran. Der Täter hatte sich ohne sein Wissen Zutritt verschafft und ihn aus dem Hinterhalt angeschossen.

Endlich, am Donnerstag der folgenden Woche, war alles für die Rekonstruktion der Ereignisse im Haus der Thomsens vor fünfzehn Jahren vorbereitet. Unter den Kollegen vom K1, die dabei sein durften, herrschte eine erwartungsvolle und angespannte Stimmung. Die meisten von ihnen hatten schon von Fällen gehört, für die auf diese Art wichtige Erkenntnisse gewonnen worden waren oder in denen es vielleicht sogar zu einem Durchbruch gekommen war, doch ein solches Vorgehen war aufwendig und barg auch gewisse Risiken. Intensive Planungen und einige Sondergenehmigungen waren nötig gewesen, damit sie das Unterfangen am Originalschauplatz in Bodewind realisieren konnten. Die Erwartung, der Lösung des Falles ein entscheidendes Stück näher zu kommen, war hoch.

Als Pia in Bodewind eintraf, war der Bereich um die betroffenen Häuser herum weiterhin abgesperrt. Etliche Polizeifahrzeuge standen nun jedoch innerhalb des Sicherheitsbereichs, ebenso zwei Kleinbusse der Polizei, die mit einer Sitzbank und einem Tisch ausgestattet waren und für spontane Vernehmungen vor Ort genutzt werden konnten. Darin würden die Hauptakteure, Susanne und Jörg Thomsen sowie Oliver Schröder, auf ihren Auftritt warten.

Schröders Nachuntersuchung vor ein paar Tagen hatte ergeben, dass er für das anstehende Ereignis fit genug war, und zur Sicherheit stand noch ein Arzt zur Verfügung.

Als Pia in das Haus kam, umfing sie sofort eine düstere, gedrückte Stimmung. Die heruntergelassenen Rollläden simulierten einen dunklen Oktoberabend. In den ersten Runden war Pia nur als stille Beobachterin eingeteilt, doch später sollte sie die Rolle ihrer Freundin Kirsten übernehmen. Ihr war alles andere als wohl bei dem Gedanken, eine Tote zu spielen. Gleichzeitig brannte in ihr der Wunsch, endlich Klarheit zu erlangen.

Susanne Thomsen stand vor dem Haus mit der Instruktion, sich an den dreiundzwanzigsten Oktober 2004 zu erinnern und möglichst genau wie damals um kurz vor halb acht am Abend nach Hause zurückzukehren. Für die Zeitangaben standen ihnen ja die alten Vernehmungsprotokolle der Polizei zur Verfügung. Was Susanne Thomsen nicht wusste, war, dass in Jörgs damaligem Zimmer Pias Kollege Michael Gerlach auf dem Bett lag und damit die Rolle ihres Sohnes Jörg übernahm, der seinen Rausch ausschlief.

Susanne Thomsen schloss um neunzehn Uhr fünfundzwanzig gespielter Zeit die Haustür auf und trat ins Haus. Ihre Bewegungen waren kontrolliert und wirkten gleichzeitig seltsam fahrig. Sie rief: »Hallo, ich bin zurück. Ist jemand zu Hause?«, und hängte ihre Jacke an die Garderobe. Sie ignorierte die Polizeibeamten, die jede ihrer Bewegungen beobachteten und festhielten.

Frau Thomsen ging durch die Diele und blieb vor Jörgs Zimmertür stehen. Sie warf Pia einen unsicheren Blick zu. Jedes Zögern, jede Abweichung vom bisherigen Protokoll konnte bedeutsam sein. Sie fasste sich jedoch schnell wieder, ging entschlossen zur Tür und drückte die Klinke herunter. »Jörg, bist du da?« Sie sah ins Zimmer und zuckte zurück. »Verdammt!«, flüsterte sie. Sie griff sich an den Hals und schüttelte dann den Kopf. Als Gerlach, der Jörg Thomsens Rolle übernommen hatte, nicht reagierte, schloss sie die Zimmertür wieder. Susanne überlegte kurz und ging dann in die Küche. Aus dem Kühlschrank holte sie sich etwas zu trinken, dazu ein Glas aus dem Hängeschrank. Sie musste mehrere Türen öffnen. Offensichtlich war das Geschirr darin seit ihrem Auszug umgeräumt worden. Sie tat so, als schenkte sie sich etwas ein und leerte das Glas. Susanne Thomsen atmete tief ein und aus und sah sich um. Anschließend stellte sie das Wasserglas in den Geschirrspüler. »Ich glaube, ich bin dann sofort rauf in mein Arbeitszimmer gegangen«, sagte sie.

Als sie darauf keine Antwort bekam, zuckte sie mit den Schultern und kehrte wie eine Schlafwandlerin zurück in die Diele und stieg dann die Treppe hinauf. Pia konnte nicht sagen, woran es lag, aber es wirkte ... vollkommen unecht auf sie.

Im Arbeitszimmer angekommen, setzte Susanne Thomsen sich an den Schreibtisch, der mittlerweile nur noch als Lagerort für Wäsche und Ähnliches genutzt wurde und für die Rekonstruktion freigeräumt worden war. »Ich habe hier noch eine ganze Weile gearbeitet«, erklärte sie mit fester Stimme. »Ich habe auch versucht, Richard zu erreichen, aber ohne Erfolg.« Zu Protokoll gegeben hatte sie damals zwei Stunden Arbeitszeit am Schreibtisch.

»Ankunft im Arbeitszimmer um neunzehn Uhr zweiunddreißig«, bemerkte Juliane, die die Zeiten stoppte. »Angenommene Zeit des Verbleibs: bis einundzwanzig Uhr zweiunddreißig.«

»Danach bin ich ins Bett gegangen und hab dort, glaube ich, noch eine Weile ferngesehen«, sagte Susanne Thomsen.

»Sie sind nicht noch einmal hinuntergegangen?«, fragte Rist, der die Rolle des »Spielleiters« übernommen hatte.

Frau Thomsen schüttelte den Kopf. »Warum sollte ich?«

Zum Beispiel, um nach Ihrem Sohn zu sehen, der ja wohl ziemlich betrunken war, dachte Pia. Doch die Auswertung des Ganzen war erst der nächste Schritt.

»Vielen Dank, Frau Thomsen. Das hat uns schon mal weitergeholfen.« Juliane Timmermann begleitete sie zurück zum Polizeibus.«

»Bin ich jetzt nicht fertig hier?«, wollte Susanne Thomsen wissen. »Das ist alles, woran ich mich erinnere.«

»Sie sind vielleicht noch einmal dran«, antwortete Rist.

Susanne strich sich das Haar zurück. Unter ihren Armen hatten sich Schweißflecken gebildet.

Die Uhr wurde wieder zurückgedreht. Jörg Thomsen war um ungefähr achtzehn Uhr dreißig, wie er es bei der Polizei ausgesagt hatte, von einer Veranstaltung in seinem Verbindungshaus in Kiel nach Hause gekommen. Er war mit dem Bus gefahren. Mithilfe alter Fahrpläne ließ sich relativ sicher nachvollziehen, wann genau er eingetroffen war. Auch Jörg Thomsen schloss mit seinem Schlüssel die Haustür auf und trat ein. Er hängte die Jacke mit einer leicht genervten Attitude auf, als wäre das alles heute nur Kinderkram, bei dem er aus purer Menschenfreundlichkeit mitspielte. Er suggerierte ihnen damit auch, dass seine Geduld nicht unendlich sein würde.

»Ich erinnere mich nicht mehr genau. Es war ein heftiger Tag. Wir haben um zwölf Uhr mittags mit dem Trinken angefangen … Und gekifft haben wir damals auch«, sagte er.

»Spielen Sie uns nur vor, woran Sie sich erinnern«, forderte Rist ihn auf.

»Wenn Sie meinen!« Jörg Thomsen wankte übertrieben unsicher, wie ein Seemann auf Landgang in der Vorführung eines Laientheaters, in sein Zimmer, warf sich mit seinen geschätzten neunzig Kilo Lebendgewicht bäuchlings aufs Bett, dass die Federn krachten, und schloss demonstrativ die Augen. »Ich war fertig mit der Schicht und bin sofort weggetreten.«

»Okay. Das war demnach um achtzehn Uhr vierunddreißig«, stellt Juliane mit Blick auf die Stoppuhr fest.

»Wann sind Sie wieder aufgewacht?«, fragte Rist.

»Das weiß ich nicht mehr. Zwischendurch war ich im Bad und hab gereihert. Keine Ahnung, um wie viel Uhr das war. Soll ich das etwa auch noch für Sie spielen? Meine nächste halbwegs klare Erinnerung ist, dass ich am anderen Morgen mit einem furchtbaren Kater aufgewacht bin.«

»Nein, vielen Dank! Wenn Sie Ihr Zimmer und das angrenzende Bad nicht verlassen haben, belassen wir es vorerst dabei. Haben Sie damals bemerkt, dass Ihre Mutter in der Zwischenzeit nach Hause gekommen war und bei Ihnen reingesehen hat?«

»Nein. Hat sie das?«

Sie holten Susanne Thomsen für einen zweiten Durchgang der Szene zum Eingang. Dabei achteten sie darauf, dass sich Sohn und Mutter nicht begegneten oder gar Informationen miteinander austauschen konnten.

Jetzt wurde es noch verzwickter: Werner Kulisch war alten Ermittlungsakten zufolge am dreiundzwanzigsten Oktober 2004 gegen achtzehn Uhr abends zuletzt lebend in der Vereinshalle seines Tennisvereins in Lutterbek gesehen worden. Von dort fuhr man mit dem Auto nur etwa sieben Minuten bis zum Wohnhaus der Thomsens in Bodewind. Die Polizei konnte nur spekulieren, dass er im Laufe des Abends dort aufgetaucht war. Andererseits hatten Nachbarn ausgesagt, an jenem Abend unbekannte Männer am Haus der Thomsens gesehen zu haben. Einer davon konnte durchaus Kulisch gewesen sein. Die Gründe für diese Annahme waren, dass seine Leiche unter dem Haus aufgefunden worden war. Außerdem war er nicht nur Richard Thomsens Arbeitskollege gewesen, sondern wahrscheinlich auch sein Komplize. Und es war der Abend von Richard Thomsens Verschwinden.

Susanne Thomsen spielte ihnen noch einmal vor, wie sie das Haus betrat, ins Zimmer ihres schlafenden Sohnes sah und dann in die Küche ging. Doch dann klingelte es an der Haustür. Sie erstarrte, setzte das Trinkglas langsam auf der Arbeitsplatte ab. »So war es nicht. Es hat niemand geläutet«, sagte sie protestierend.

»Gehen Sie bitte trotzdem zur Tür«, forderte Rist sie in seiner Rolle als Spielleiter auf.

»Nein. Ich mache nur das, was tatsächlich passiert ist«, erklärte sie und stellte das Glas in den Geschirrspüler. Pia bewunderte ihre Nerven. Susanne Thomsen ignorierte das Läuten an der Tür und stieg, genau wie beim ersten Mal, die Treppe hinauf und ging in ihr Arbeitszimmer. Dort setzte sie sich an den Schreibtisch und tat so, als arbeitete sie.

Zu ihrer Verwunderung ordnete Rist an, dass sie die Szene ohne eine Pause dazwischen noch ein drittes Mal spielen sollte. Susanne Thomsen seufzte, machte jedoch alles noch einmal wie zuvor. Als sie nach dem Trinken aus der Küche trat – dieses Mal, ohne dass jemand an der Tür geklingelt hatte –, stand Pias Kollege Conrad Wohlert mitten in der Diele. Rist hatte ihn ausgewählt, die Rolle von Werner Kulisch zu spielen, weil Wohlert seiner Statur und seinem Aussehen nach Thomsens Arbeitskollegen am nächsten kam. Außerdem kannte Susanne Thomsen ihn noch nicht. Auf einem Foto hatte Kulisch eine gelb getönte Pilotenbrille getragen, und so eine hatten sie auch Wohlert für diese Aktion besorgt. Susanne Thomsen schrie auf, als sie ihn erblickte.

»Hallo, Frau Thomsen. Sie kennen mich, glaube ich. Ich bin Werner Kulisch, der Arbeitskollege Ihres Mannes«, sagte er freundlich.

»Was soll das? So war es nicht!«, erklärte Susanne Thomsen irritiert.

»Ich suche Ihren Mann, Frau Thomsen«, fuhr Wohlert fort, seine Rolle zu spielen. »Ich muss ihn unbedingt sprechen. Wissen Sie, wo er ist?«

»Nein! Kulisch war nicht hier!«, rief Susanne Thomsen aufgebracht in Rists Richtung, ohne auf die Frage einzugehen.

»Spielen Sie, wie Sie darauf reagiert hätten«, sagte der.

»Nein, auf keinen Fall! Sie manipulieren mich. Er war nicht hier. Er war nicht hier!«

»Er wurde tot unter Ihrem Haus aufgefunden, Frau Thomsen«, gab Rist zurück. »Wie erklären Sie sich das?«

»Gar nicht! Ich kann es nicht erklären. Und ich mach das hier nicht mehr länger mit!«

»Alles klar, gönnen wir uns eine kleine Pause«, sagte Rist.

Sie gaben Susanne Thomsen eine Viertelstunde Zeit, um sich von dem Schrecken zu erholen. Kaffee aus Thermoskannen wurde ausgeschenkt. Die Täuschung in dem verdunkelten Haus, die Simulation eines Abends im Oktober, war inzwischen so perfekt, dass Pia der Gedanke durch den Kopf schoss, so spät doch lieber keinen Kaffee mehr zu trinken. Dabei war es noch nicht einmal Mittag.

Entgegen ihrer Weigerung spielte Susanne Thomsen die Szene auch ein weiteres Mal mit. Pia, die immer noch stille Beobachterin war, hatte den Eindruck, als wirkten die stets leicht abgeänderten Wiederholungen zwar verstörend, aber auch faszinierend auf Susanne. Sie hätte sich sehr wohl weigern können, weiter mitzuspielen, doch sie tat es nicht.

Conrad Wohlerts Darstellung des Werner Kulisch mit der getönten Sonnenbrille, wie er tot in der Diele lag, als Susanne Thomsen eintrat, hatte zwar eine gewaltige Schreckreaktion zur Folge, führte aber zu keinen neuen Erkenntnissen. Frau Thomsen leugnete standhaft, Kulisch an dem Abend oder zu einem späteren Zeitpunkt noch einmal gesehen zu haben.

Sie exerzierten die abgeänderte Rekonstruktion auch mit Jörg Thomsen durch. Einmal weckte Wohlert ihn in seiner Rolle als Kulisch, einmal seine Mutter, und »Kulisch« bedrohte sie mit einer Waffe … Ein weiteres Mal musste Jörg

Thomsen in die Diele treten, als »Werner Kulisch« wie tot da lag. Jörg machte in unterschiedlichem Maße einen betroffenen und aufgebrachten Eindruck. Doch nicht mehr, als es in Anbetracht der enervierenden Situation angemessen schien.

Gegen Mittag waren sowohl die Polizisten, die alles beaufsichtigten, als auch die unfreiwilligen Darsteller reif für eine richtige Pause. Rist, der das Großereignis seiner Laufbahn als Leiter des K1 nach anfänglichen Zweifeln jetzt offensichtlich genoss, ließ für alle Pizza und Getränke anliefern. Susanne und Jörg Thomsen wurden in den Polizeibussen beköstigt, doch man beließ sie weiterhin getrennt voneinander.

Pia und ihre Kollegen nutzten die Essenszeit, um erste Eindrücke von ihrer Aktion auszutauschen.

»Wie fandet ihr die Reaktionen auf die unterschiedlichen Szenarien?«, fragte Rist. Sie hatten in der Vorbereitungsphase beschlossen, die verschiedenen Möglichkeiten einer Begegnung mit Werner Kulisch so durchzuspielen, in der Hoffnung, dass die Konfrontation mit ihm entweder Susanne oder Jörg Thomsen eine Reaktion entlocken könnte.

»Sie waren beide ziemlich erschrocken, als Kulisch plötzlich auftauchte. Aber ich habe bei keiner unserer Darbietungen das Gefühl gehabt, dass es so gewesen sein muss«, sagte Pia.

Juliane nickte. »Sie sind beide sehr kontrolliert.«

»Was habt ihr erwartet? Ein spontanes Geständnis?«, wollte Wohlert wissen.

»Es sind winzige Unterschiede in den Reaktionen vorhanden, je nach Situation«, sagte Pia. »Wir müssen es später anhand der Aufzeichnungen auswerten.«

Nach der Mittagspause traf auch Oliver Schröder ein, begleitet von zwei Polizisten, die ihn in Lübeck abgeholt hatten. Der behandelnde Arzt hatte zwar grundsätzlich zugestimmt, dass er an der Rekonstruktion teilnehmen durfte, die Zeit jedoch auf eine Stunde begrenzt.

Schröder wusste nicht, was ihn erwartete. Als er aus dem Wagen stieg und sich vor dem Haus der Thomsens wiederfand, schüttelte er unwillig den Kopf. »Was soll das? Ich dachte, dass ich in Kiel im Präsidium noch mal zu den Schüssen auf mich vernommen werden soll! Doch nicht hier!«, protestierte er.

»Kennen Sie das Haus?«, fragte Rist.

»Ja, natürlich. Es ist Kirsten Thomsens früheres Elternhaus. Ich war damals ein- oder zweimal mit ihr hier, als sie ihre Eltern besucht hat.« Er sah sich wie hilfesuchend zu dem Polizeiwagen um, der ihn hergebracht hatte. Doch der wendete bereits, um gleich wieder davonzufahren.

»Wir versuchen hier, die Ereignisse des Abends vom dreiundzwanzigsten Oktober 2004 zu rekonstruieren, Herr Schröder. Wir wissen bereits, dass Sie an dem Abend ebenfalls hier waren.«

»Wie kommen Sie darauf? Nein, das glaube ich nicht. Und es ist verdammt lange her!«

»Erinnern Sie sich denn spontan so genau an ein Datum von vor fünfzehn Jahren?«

»Ich weiß nur, dass ich an dem Abend nicht hier gewesen sein kann, weil ich damals schon wochenlang nicht mehr in Kirstens Elternhaus war. Nicht mehr im Oktober 2004. Und schon gar nicht abends. Da wusste ich nämlich schon, dass Kirstens Eltern mich nicht mochten, und bin ihnen nach Möglichkeit aus dem Weg gegangen.«

»Doch, das waren Sie. Und zwar mit Ihrer damaligen

Freundin Kirsten Thomsen. Sie wollten zusammen ein Raclette für eine Feier in Kirstens WG holen. Dafür haben wir zwei verlässliche Zeugen.«

Schröder schluckte, sodass sein Adamsapfel mehrmals hüpfte. »Scheiße«, murmelte er. »Da war mal etwas … Diese blöde Geburtstagsfeier. Das Raclette! Soll das wirklich an dem Abend gewesen sein?«

»Ja, so ist es. Gut, dass Sie sich jetzt doch daran erinnern. Wir haben hier nämlich alles für eine möglichst stimmige Rekonstruktion der Ereignisse aufgebaut. Zeigen Sie uns bitte, wie das an dem Abend abgelaufen ist, nachdem Sie hier angekommen sind.«

»Das weiß ich doch nicht mehr. Ich kann das nicht tun!«, sagte Schröder aufgebracht. »Und ich muss das auch nicht tun. Sie können mich nicht zwingen.«

»Auf Sie ist kürzlich geschossen worden, Herr Schröder«, erinnerte Rist ihn. »Wollen Sie riskieren, dass Sie das nächste Mal weniger Glück haben als an dem Samstagabend neulich, als unsere Kollegen gerade noch rechtzeitig kamen? Ewig können wir Sie nicht beschützen. Wir können nur den Täter finden, der es auf Sie abgesehen hat, damit Sie wieder sicher leben können.«

Oliver Schröder ließ den Blick über die Umgebung schweifen. Es war ein strahlender Sommertag, sicher ein vollkommen anderer Anblick als vor fünfzehn Jahren an einem Abend Ende Oktober. Er seufzte. »Also gut. Wenn der Tag, als wir das Raclette geholt haben, der ist, um den es geht, dann war ich wohl hier«, sagte er ergeben.

»Zeigen Sie uns bitte alles, an das Sie sich erinnern«, forderte Manfred Rist ihn auf.

Er nickte. »Kirsten hat zuerst geklingelt, glaube ich, doch es hat uns niemand aufgemacht. Sie hatte aber auch einen

Hausschlüssel, mit dem sie dann aufgeschlossen hat. Wir gingen also rein.«

Oliver Schröder öffnete die Haustür und trat ein. In der Diele kniff er die Augen zusammen und sah sich um. »Ich glaube, die Tür zu Jörgs Zimmer stand halb offen, und wir hörten ihn schnarchen. Er war mal wieder restlos betrunken und wohl auch bekifft. Kirsten hasste das! Sie war sehr aufgebracht deswegen. Darum erinnere ich mich vermutlich noch daran. Es war eine verdammt blöde Situation. Wir konnten in diesem Moment eh nichts für ihn tun, also ließen wir ihn so liegen. Kirsten holte dann das Raclette aus dem Keller. Ich habe hier in der Diele auf sie gewartet. Dann sind wir sofort wieder zurück nach Kiel gefahren. Das ist alles, woran ich mich erinnern kann.«

Oliver Schröder wartete ein paar Minuten, die Kirsten vermutlich benötigt hatte, um mit dem Raclette aus dem Keller wieder heraufzukommen. Dann verließ er das Haus. Juliane stoppte die Zeit.

»Sie waren aber erst recht spät zurück in Kiel«, sagte Rist, als sie wieder vor dem Haus standen.

»Woher wollen Sie das so genau wissen?«, konterte Oliver Schröder. »Und außerdem: Man konnte ja auch zu der Zeit abends in der Gegend keinen Parkplatz finden. Bestimmt haben wir länger nach einem gesucht.«

»Also gut«, sagte Rist, ohne auf Schröders Frage einzugehen. »Wir spielen es noch einmal nach, nur um Klarheit zu gewinnen. Meine Kollegin Pia Korittki wird dieses Mal Kirsten Thomsens Part übernehmen.«

Schröder sah Pia an. Er wollte etwas zu ihr sagen, doch sie schüttelte den Kopf und bedeutete ihm zu schweigen.

»Wo hatten Sie damals eigentlich Ihren Wagen abgestellt?«, fragte Rist.

»Das weiß ich doch nicht mehr!« Schröder runzelte die Stirn. »Wir hatten bestimmt irgendwo dahinten geparkt. Hier in der Privatstraße darf man ja gar nicht stehen.«

Sie gingen bis vorn an die Straße. Oliver Schröder sah sich um, zuckte aber mit den Schultern. Sie einigten sich darauf, an der Zufahrt zu der Privatstraße zu starten. Juliane sagte die Uhrzeit an. Das kleine Schauspiel begann von vorn.

Pia und Oliver Schröder gingen nebeneinander zum Haus der Thomsens. Passanten, die sie bemerkten, sahen ihnen verwundert nach.

»Was haben die denn?«, murmelte Schröder.

»Haben Sie sich das an dem Abend auch gefragt? Waren Leute hier, die Sie gesehen haben?«

»Keine Ahnung! Wie soll ich das noch wissen? Es war jedenfalls dunkel, und ich glaube, es nieselte leicht. Das ist alles, an das ich mich erinnere.«

Den Rest des Weges legten sie schweigend zurück.

Pia klingelte, wartete kurz, schloss dann die Haustür auf. Sie sah Schröder abwartend an.

Er zuckte mit den Schultern. »Nein. Sie zuerst«, wies er sie an und folgte ihr ins Haus.

Die Haustür ließ Pia leicht geöffnet. Sie wollten ja sofort wieder gehen … Pia drückte die Tür zu Jörgs Zimmer weiter auf und sah Gerlach auf dem Bett liegen. »Jörg ist mal wieder total betrunken«, sagte sie zu Schröder. Als er nicht darauf reagierte, stieg sie in den Keller hinab und blieb am Fuß der Treppe stehen. Vor Aufregung kribbelte es ihr im Nacken. Sie wusste, dass gemäß ihrem »Drehbuch« in diesem Moment Conrad Wohlert alias Werner Kulisch durch die Haustür in die Diele trat.

»Was soll das? Wer sind Sie?«, hörte sie Schröder in aufgebrachtem Tonfall fragen. Sie lauschte.

»Mein Name ist Werner Kulisch. Ich bin ein Arbeitskollege von Richard Thomsen. Ist er hier?«, sagte Wohlert seiner Rolle entsprechend.

»Nein – nein – nein!«, rief Oliver Schröder wütend. »Das war so nicht! Er war nicht hier! Lassen Sie mich in Ruhe!« Pia vernahm ein Poltern und einen unterdrückten Schrei.

Eilig lief sie die Treppe hinauf. Rist und Wohlert hielten Oliver Schröder fest, der sich hin und her warf und versuchte, sich loszumachen. »Vorsicht mit seinem Verband!«, rief Pia.

Es gelang ihnen, Schröder ins Wohnzimmer zu bugsieren und ihn auf die Couch zu drücken. Er saß dort und starrte auf den Fußboden vor dem Kamin.

Pia folgte seinem Blick. »Was war dort?«, fragte sie ihn mit ruhiger Stimme.

Er schüttelte nur den Kopf. Sein Gesicht war verzerrt. Ob vor Wut oder Schmerz, war nicht zu sagen. Sie suchte den Blickkontakt zu Rist. Er nickte ihr leicht zu. Es war der entscheidende Moment, das wussten sie beide. Der Moment des Durchbruchs.

Pia ging vor Schröder in die Hocke, um ihm in die Augen sehen zu können. Es stand eine solche Verzweiflung darin, dass sie beinahe zurückgezuckt wäre. »Hat Kulisch dort gelegen?«, wollte Pia leise wissen.

Er wich ihrem Blick aus. Starrte wieder auf die Stelle vor dem Kamin.

»Herr Schröder, es ist vorbei. Sie müssen endlich darüber reden«, beschwor sie ihn.

Oliver Schröder sah sie mit Tränen in den Augen an. »Ich hab's für sie getan!«, flüsterte er.

Pia zwang sich, ruhig zu bleiben. »Für Kirsten?«

»Ich wollte nichts sagen, niemals, doch nun hat es keinen Sinn mehr! Kirsten ist tot.«

»Was wollten Sie Kirsten zuliebe nicht sagen?«

»Ich hab es für sie getan. Ich dachte, sie sei in Gefahr …«

»Was haben Sie für Kirsten getan?«, fragte Pia.

Er starrte einen Moment in Richtung des Kamins. Endlich begann er, leise zu sprechen. »Dieser Mann ist einfach ungebeten hier hereinspaziert. Er sagte, er müsse unbedingt mit Richard Thomsen sprechen. Als sie ihm mitteilte, dass ihr Vater gar nicht da sei, sondern auf seinem Boot, da wurde er wütend. Er glaubte ihr das nicht. Er marschierte einfach an uns vorbei ins Wohnzimmer, um selbst nachzusehen. Er begann, laut zu rufen, und schmiss Sachen um. Kirsten lief ihm hinterher. Sie hat versucht, ihn daran zu hindern, dass er alles kaputt schlägt. Ich war zunächst wie gelähmt, stand nur da. Erst als er Kirsten am Arm packte und sie aufschrie, da bin ich … zu ihm hin und hab ihn festgehalten.«

»Was geschah dann?«

»Er war wie von Sinnen. Er hat Kirsten angebrüllt, dass sie ihm sagen soll, wo ihr Vater ist. Ich hatte richtig Angst vor ihm! Ich musste ihr doch helfen! Also ging ich dazwischen. Alles passierte so schnell. Der Mann war außer sich vor Wut. Er wehrte sich, schubste mich weg und schrie Kirsten wieder an. Ich stieß ihn von ihr weg, und dann … dann … stolperte der Mann rückwärts und fiel zu Boden.« Oliver Schröder atmete schwer. Sein Gesicht glänzte vor Schweiß. »Er lag reglos da. Genau da!« Er zeigte auf den Boden vor dem Kamin. »Da war Blut unter seinem Kopf. Er muss mit dem Hinterkopf auf die Steinkante vor dem Kamin dort geprallt sein. Er sah so komisch aus. Und er rührte sich nicht mehr.«

34. Kapitel

»Was passierte dann?«, hakte Pia nach.

Oliver Schröder stützte den Kopf in die Hände. »Wir wussten nicht, was wir tun sollten. Kennen Sie das, wenn man in Panik gerät? Wenn der Verstand aussetzt? Einfach aussetzt? Heute weiß ich, dass ich einen Rettungswagen und die Polizei hätte rufen müssen. Der Mann war unbefugt ins Haus gekommen und hatte meine Freundin bedroht. Es war Notwehr! Doch in dem Moment war da nur noch Angst. Ich bin hin zu ihm, wollte seinen Puls fühlen, aber da war nichts. Er muss sofort tot gewesen sein. Es war wie ein Blackout, verstehen Sie? Wir sind nur noch weggerannt …«

»Weggerannt?«, wiederholte Pia.

»Reicht Ihnen das nicht, dass ich vielleicht ein Menschenleben auf dem Gewissen habe? Eine Zeit lang hab ich mir eingeredet, dass ich mir das nur eingebildet habe. Dass der Mann bloß bewusstlos war. Sonst hätten Kirstens Bruder oder ihre Mutter ihn ja gefunden. Wir hörten aber nichts dergleichen. Deshalb dachten wir, dieser Kulisch sei abgehauen und warte nun darauf, sich an uns zu rächen oder uns eines Tages wegen versuchten Mordes anzuklagen.«

»Werner Kulisch lag leblos dort vor dem Kamin, als Sie das Haus verließen?«, vergewisserte Pia sich. »Sie dachten zu dem Zeitpunkt, er sei tot?«

»Ja, so war es«, sagte Oliver Schröder resigniert. »Wie oft wollen Sie es noch hören?«

Pia wechselte einen Blick mit Rist und Wohlert. Ihnen allen war klar, dass der Mord an Werner Kulisch so nicht passiert sein konnte. Aber … wusste Schröder das auch?

»Ihr kleines Spiel hier war wohl ein voller Erfolg«, bemerkte Schröder bitter.

»Wir sind der Wahrheit ein kleines Stück näher gekommen. Zeigen Sie uns bitte noch, wie genau Werner Kulisch dort gelegen hat«, bat Pia ihn.

Oliver Schröder starrte verwundert auf Wohlert, der sich etwas umständlich vor dem Kamin ausstreckte. Pia nickte Schröder zu, dass er beginnen solle. Der erhob sich, kniete sich neben Wohlert und brachte ihn erst zögernd, dann immer sicherer in Position. Er trat einen Schritt zurück. »So in etwa lag er da.«

»Zeigen Sie uns noch, was Sie taten?«

Er fühlte andeutungsweise den Puls an Wohlerts Handgelenk.

»Was geschah dann?«

»Das sagte ich doch schon. Kirsten und ich liefen raus.«

Pia spielte wieder die Rolle ihrer Freundin. Als sie oben an der Straße ankamen, hielt Schröder sie plötzlich am Arm fest. »Da kommt einer«, raunte er.

»Was meinen Sie?«

Schröder zog Pia runter, sodass sie mit ihm hinter einem gemauerten Verschlag für Mülltonnen kauerte. »Er ging in Richtung der Häuser«, sagte Schröder mit bebender Stimme und deutete mit dem Finger an, wohin sich derjenige gewandt hatte. »Es war zu dunkel, um ihn zu erkennen.«

»Ein Mann oder eine Frau?«

»Das weiß ich nicht. Ein Mann, glaube ich.«

»Könnte es nicht auch Kirstens Mutter gewesen sein?«, fragte Pia.

»Nein. Es war eindeutig ein Mann.«

»Und er ist in das Haus der Thomsens gegangen?«

»Ich weiß es nicht. Es ist möglich.«

Es passte beinahe ein wenig zu gut. Womöglich hatte Schröder sich diese kleine Episode gerade ausgedacht, um sein Geständnis weniger belastend zu machen. »Und warum erzählen Sie uns das erst jetzt?«, wollte Pia wissen.

»Vorher haben Sie ja nicht danach gefragt. Und der ganze Mist hier fühlt sich so real an. Es ist mir ehrlich gesagt gerade erst wieder eingefallen. Ich glaube nun auch, dass ich mich daran erinnere, dass Kirsten und ich überlegten, ob wir die Tür richtig geschlossen hatten.«

Es klang unwahrscheinlich, dass ihm nach der langen Zeit solche Details im Gedächtnis geblieben waren. »Mit welchem Ergebnis?«, fragte Pia trotzdem.

»Kirsten fürchtete damals, dass wir die Haustür nicht richtig zugemacht hatten.«

Während der ersten Nachbesprechung hakten Pia und ihre Kollegen mehrmals nach, doch Oliver Schröder blieb dabei. Er hatte auf dem Rückweg zum Auto einen ihm unbekannten Mann gesehen, der sich auf das Haus der Thomsens zubewegt hatte. »Aber wir haben ehrlich gesagt nicht weiter darauf geachtet. Wir waren fix und fertig, dachten, dass wir vielleicht gerade einen Menschen getötet hatten.«

Pia betrachtete ihn nachdenklich. Sie glaubte ihm. Er hatte das anscheinend wirklich all die Jahre angenommen. Was für eine Last! Da war es beinahe verständlich, dass das Geständnis eben aus ihm herausgebrochen war. »Und was denken Sie heute, was damals passiert ist?«

»Ich weiß es doch nicht! Ich habe das alles, so gut es ging, verdrängt. Nicht, dass es mir wirklich gelungen ist, doch ich hab irgendwie funktioniert. Bis … bis Kirsten mich neulich aus heiterem Himmel in meiner Firma besucht hat. Vorher hatten wir jahrelang überhaupt keinen Kontakt. Eben wegen dieser Geschichte … Ich hatte den Eindruck, dass sie auf einmal Angst hatte, wegen damals.«

»Was genau wollte Kirsten von Ihnen?«

»Sie sagte, sie werde noch verrückt. Kirsten fühlte sich verfolgt …«

»Hat sie gesagt, von wem?«

»Das wusste sie nicht. Sie hat sich gefragt, ob es wegen damals ist. Sie wollte von mir wissen, ob es mir genauso ging.«

»Ist sie nicht etwas konkreter geworden. Wie: verfolgt? Wovor genau hatte Kirsten Angst? Vor wem?«

»Ich weiß es nicht. Und ich wollte zu dem Zeitpunkt nichts mehr mit dieser Sache zu tun haben. Deswegen habe ich auch nicht nachgefragt.«

»Hatten Sie noch einmal Kontakt zu ihr?«

Er zögerte. »Ich habe sie danach noch einmal angerufen, um nachzufragen, ob sich noch etwas Neues ergeben habe. Ich war sogar so paranoid, dass ich dafür ein fremdes Smartphone benutzt habe. Diese alte Geschichte hat mich verrückt gemacht.«

»Und haben Sie sich ebenfalls in letzter Zeit verfolgt gefühlt?«

»Nein. Äußerlich betrachtet war alles normal. Der Horror war wie immer nur in meinem Kopf.«

»Waren Sie deswegen auf der Beerdigung?«, fragte Pia. »Ich habe Sie an Kirstens Grab gesehen und gehört.«

»Es war dumm von mir. Aber es hat mir irgendwie doch keine Ruhe gelassen. Ich wollte wenigstens irgendetwas tun. Ich wollte nur nicht zur Polizei gehen …«

Oliver Schröder sah inzwischen erschreckend blass aus. Pia winkte nach dem Arzt, der an einem der Wagen lehnte. Er kam hinzu, untersuchte Schröder oberflächlich und meinte dann, dass es für heute genug der Anstrengung sei. Obwohl sie enttäuscht war, pflichtete Pia ihm innerlich bei. Sie konnten nicht riskieren, dass Schröder ihnen während ihrer Tatrekonstruktion zusammenklappte. Morgen war auch noch ein Tag.

»Okay. Gute Arbeit«, sagte Rist, als sich die Kollegen zusammensetzten, um die unerwartete Wendung in ihrer Ermittlung miteinander zu besprechen.

»Damit habe ich nicht gerechnet«, gab Pia zu. »Aber die Szene, als wir ins Haus gekommen sind, war auch erschreckend real …«

»Als Schröder bei meinem Auftauchen in der Diele anfing, zu schreien und zu toben, da war ja klar, dass mehr dahintersteckt«, meinte Wohlert.

»Und? Haben wir nun unseren Täter?«, fragte Broders.

»Nein, haben wir nicht«, sagte Pia. »Wir haben zwar ein Geständnis, noch dazu vor mehreren Zeugen, doch so, wie er es geschildert hat, kann sich der Mord nicht zugetragen haben.«

»Ja. Werner Kulisch hat zwar laut Obduktionsbericht eine Kopfverletzung, die von einem Sturz herrührt, aber gestorben ist er wahrscheinlich aufgrund von zwei Schussverletzungen«, sagte Rist.

Pia nickte. »Oliver Schröder hat fünfzehn Jahre lang gedacht, er hätte ein Menschenleben auf dem Gewissen, obwohl es gar nicht so war.«

Sie schwiegen einen Moment.

»Was für eine Last!«, bemerkte Broders unbehaglich.

»Und auch Kirsten hat sich anscheinend deswegen schuldig gefühlt«, fügte Pia nachdenklich hinzu. Ihr schwante mit einem Mal, dass die Freundin vielleicht auch wegen ihres Berufs den Kontakt zu ihr nicht aufrechterhalten hatte. Er hatte Kirsten aufgrund der Schuldgefühle nicht behagen können. Sie würde wohl nicht mehr erfahren, ob es so gewesen war …

»Immerhin hat Oliver Schröder dank unserer Ermittlungen die Chance erhalten, sich in Zukunft etwas weniger schuldig zu fühlen«, sagte Rist.

»Aber wir wissen immer noch nicht, wer Werner Kulisch ermordet hat.« Wohlert spielte mit der gelb getönten Sonnenbrille, die vor ihm auf dem Tisch lag.

»Das stimmt.« Pia erhob sich. »Es nützt nichts. Wir müssen es noch einmal durchspielen.«

Sie begannen die nächste Runde damit, dass sie Jörg Thomsen in sein Zimmer führten, wo er sich wieder auf das Bett legen sollte, als schliefe er seinen Rausch aus. Die Tür lehnten sie nur an. Dann begab sich Wohlert im Wohnzimmer sehr leise in seine liegende Position vor den Kamin, so, wie Oliver Schröder es ihm vorgegeben hatte. Es war ihnen wichtig, dass Thomsen das nicht mitbekam. Oliver und Kirsten hatten ungefähren Schätzungen nach das Haus gegen neunzehn Uhr wieder verlassen. Zu dieser Zeit war ihnen angeblich ein unbekannter Mann auf der Straße entgegengekommen, der auf dem Weg zu den Häusern in der kleinen Stichstraße gewesen war. Die Tür zum Haus der Thomsens war möglicherweise nur angelehnt gewesen. War er eingetreten?

»Wir haben jetzt eine Zeitspanne von ganz grob geschätzt zwanzig Minuten, bis Susanne Thomsen nach Hause kommt«, erklärte Juliane, als alle in Position waren. Sie hielt den Blick auf die Uhr in ihrer Hand gerichtet.

Sie standen einen Moment da. »Das ist lang genug«, sagte

Rist. »Kulisch könnte in der Zeit das Bewusstsein wiedererlangt haben. Doch da sich seine Leiche unter dem Haus befunden hat, gehen wir davon aus, dass er es in der vorgegebenen Zeitspanne nicht noch einmal verlassen hat.«

»Wir nehmen also an, dass er entweder noch so dalag, als Susanne Thomsen nach Hause kam, oder er könnte das Bewusstsein wiedererlangt und sich woanders im Haus befunden haben. Außerdem höchstwahrscheinlich noch ein weiterer Mann.«

»In beiden Fällen wäre Frau Thomsen beim Eintreten wohl aufgefallen, dass ihre Haustür nur angelehnt war«, bemerkte Pia.

»Richtig. Und was macht man dann? Man geht einmal durchs ganze Haus, um zu schauen, ob alles in Ordnung ist, oder?«

Aufgrund der Schwere von Kulischs Schädelverletzung, die bei der Obduktion festgestellt worden war, entschieden sie sich für die erste Variante. Kulisch sollte noch im Wohnzimmer liegen, wenn Susanne Thomsen den Raum betrat. Sie wurde vor die Haustür geführt, und die Zeitmessung begann.

Die Frau stutzte, als sie den Schlüssel zückte. »So war es nicht«, protestierte sie. »Die Tür war geschlossen.«

»Machen Sie so weiter, wie es gewesen sein könnte …«

Susanne Thomsen schüttelte den Kopf, trat dann aber ein. Sie machte alles so wie in ihren ersten Durchgängen, warf einen Blick in Jörgs Zimmer und wollte dann in die Küche gehen. Doch dieses Mal stand die Wohnzimmertür weit auf. Susanne Thomsen sog scharf die Luft ein, als sie der Beine ansichtig wurde, die man von der Diele aus auf dem Wohnzimmerteppich liegen sah. Sie blieb reglos stehen. »Nein!«, sagte sie dann mit zitternder Stimme. »Das stimmt so nicht.«

»Zeigen Sie uns bitte, was Sie in dieser Situation vermutlich getan hätten.«

Einen Moment lang schien sie wie erstarrt zu sein. Als Pia schon dachte, der Durchgang sei beendet, ging ein Ruck durch die Frau, und sie setzte ihr Spiel fort. Wie magnetisch angezogen betrat Susanne Thomsen das Wohnzimmer. Mit weit aufgerissenen Augen und doch gefasst starrte sie auf Wohlert in seiner Rolle als leblos daliegender Werner Kulisch. Dann wanderte ihr Blick zu dem Sessel. Sie erstarrte kurz und sah dann ganz schnell weg.

»Was nun?«, fragte Rist.

Susanne Thomsen schüttelte den Kopf. »Das ist ein vollkommen widersinniges Spiel, das Sie mit mir spielen. Ist so etwas überhaupt erlaubt? So hat es sich nicht abgespielt!«

»Wie dann?«

»Na, so, wie ich es Ihnen das erste Mal gezeigt habe.«

»Warten Sie bitte einen Moment.« Rist wandte sich nach hinten und gab Juliane und Broders ein Zeichen.

Die führten nun Jörg Thomsen wortlos ins Wohnzimmer. Er ächzte auf, als er Kulischs »Doppelgänger« am Boden liegen sah.

Seine Mutter wandte sich rasch zu ihm um. »Du sagst nichts!«, wies sie ihn an. »Gar nichts.«

Pia nahm Jörg Thomsens Arm und führte ihn zu dem Sessel am Kamin, auf den seine Mutter gestarrt hatte. Sie zupfte nur leicht an seinem Ärmel, und er sank hinein.

»Lass gut sein, Mam«, sagte er. »Es muss endlich mal vorbei sein.«

Mutter und Sohn wurden noch einmal getrennt voneinander befragt. Susanne Thomsen sagte mit Bestimmtheit aus, dass sie die Haustür hatte aufschließen müssen. Die Tür hatte ein Schnappschloss. Vielleicht war sie auch nur zugefallen? Susanne Thomsen war zuerst in die Küche gegangen, hatte etwas getrunken, aber danach hatte sie das Wohnzimmer betreten. Ihr Sohn hatte schlafend und im Vollrausch im Sessel gelegen. Vor ihm auf dem Boden hatte sich Werner Kulischs Leiche befunden. Er war definitiv tot gewesen. Sie hatte am Hals vergeblich nach einem Puls gefühlt, und auf seiner Brust hatte ein großer, blutiger Fleck geprangt. Neben ihm auf dem Boden, seitlich des Sessels, hatte eine Waffe gelegen, die wie die Pistole ausgesehen hatte, die Richard sich vor einiger Zeit zugelegt hatte. Sehr zu ihrer Verwunderung und ihrem Missfallen zugelegt hatte, betonte Susanne Thomsen. Ihr Mann hatte Jörg die Pistole sogar gezeigt.

Susanne Thomsen hatte ihren Angaben zufolge Mühe gehabt, ihren Sohn zu wecken. Als er wieder ansprechbar gewesen war, hatte sie ihn gefragt, was passiert war. Doch er erinnerte sich an nichts. Und das war bis heute so.

Sie hatten beide unter Schock gestanden und nicht klar denken können, sagte sie. Es sah so aus, als hätte entweder ihr Ehemann Richard seinen Arbeitskollegen Kulisch mit seiner Waffe erschossen. Oder aber Jörg war mit ihm in Streit geraten und hatte ihn getötet. Susanne hatte nachgesehen und festgestellt, dass die Waffe ihres Mannes aus der Schreibtischschublade verschwunden war, in der er sie zuletzt aufbewahrt hatte. Gegen die Täterschaft von Richard Thomsen sprach jedoch, dass er ja gegen dreizehn Uhr zum Segeln aufgebrochen war und nichts im Haus darauf hindeutete, dass er in der Zwischenzeit von seinem Törn zurückgekehrt war. Auch war er von keinem der Nachbarn noch gesehen worden. Susanne sagte, sie habe die Polizei nicht rufen können. Jörg hatte zu viel Alkohol und auch Drogen im Blut. Sie musste fürchten, dass er wegen Mordes verurteilt werden würde.

Ihr Sohn und sie konnten nicht wissen, was genau passiert war, und vor allem, warum, weil Jörg sich an nichts erinnerte. Sie konnten deshalb auch nicht ausschließen, dass Jörg die tödlichen Schüsse auf Kulisch abgegeben hatte. Werner Kulisch war ein unangenehmer Zeitgenosse gewesen, der einen sehr schlechten Einfluss auf Richard ausgeübt hatte. Was hatte Kulisch überhaupt in ihrem Haus zu suchen gehabt? Der Ärger über sein unbefugtes Eindringen hatte es anfangs, als sie noch unter Schock standen, in ihrer beider Augen gerechtfertigt, seine Leiche zu beseitigen, damit dieser Vorfall nicht Jörgs gesamtes Leben zerstörte. Später wurde es dann immer schwieriger, die mögliche Tat und die Beseitigung der Leiche im Nachhinein noch zu gestehen. Werner Kulisch wurde zwar vermisst, doch die Nachforschungen nach seinem Verbleib waren nicht sehr intensiv gewesen.

Jörg Thomsen hatte an den beiden folgenden Tagen den Betonboden im Keller mit einem großen Bohrhammer aufgestemmt und noch ein Stück tiefer gegraben, bis unterhalb des Fundaments, wo er unerwartet auf einen Hohlraum gestoßen war. Darin hatte er die Leiche und auch die Waffe verschwinden lassen. Da er in den Semesterferien regelmäßig am Bau gearbeitet hatte, war dieses Unterfangen nicht allzu schwierig für ihn gewesen, und er hatte das Loch auch wieder zubetoniert und später unter der Gefriertruhe verborgen, sodass es beinahe nicht auffiel. Was sie nicht bedacht hatten, war, dass sie das Haus nun niemals würden verkaufen oder auch nur vermieten können. Denn andernfalls bestand die Gefahr, dass man die sprichwörtliche Leiche im Keller entdeckte.

»Ich saß in der Falle«, sagte Jörg, als er seine Version der Geschichte erzählt hatte. »Ich konnte nicht weg, und es gab auch kein Vergessen für mich, keinen Augenblick. Das war meine Strafe.«

35. Kapitel

Am Freitagmorgen war die Stimmung im Besprechungsraum angespannt. Jörg Thomsen hatte die Nacht in Polizeigewahrsam verbracht. Seiner Mutter hatte man erlaubt, nach Hause zu fahren, jedoch unter der Auflage, Klausdorf nicht zu verlassen. Heute galt es, die Erkenntnisse der Rekonstruktion in Bodewind erfolgreich auszuwerten. Der Aufwand, den sie dort betrieben hatten, verlangte nach einem Ergebnis, betonte Rist. Ansonsten würde ihnen der zuständige Staatsanwalt aufs Dach steigen. Er würde später noch zu dieser Besprechung hinzukommen, und dann sollten sie etwas vorzuweisen haben.

Zunächst gingen Pia und ihre Kollegen die verschiedenen Runden der Rekonstruktion im Haus noch einmal Punkt für Punkt durch. Die Videoaufzeichnungen und Notizen halfen ihnen, sich an alle Details zu erinnern.

Nachdem Oliver Schröder bei seinem Geständnis nicht über das erforderliche »Täterwissen« verfügt hatte, nämlich dass der Tote neben der Kopf- auch noch Schussverletzungen gehabt hatte, war er zunächst außer Verdacht, ebenso wie seine damalige Freundin Kirsten Welling. Es war zwar möglich, dass Schröder die Unwissenheit nur gespielt hatte, um unschuldig zu erscheinen. Doch da waren immer noch die Schüsse, die auf ihn in seinem Haus abgegeben worden waren, nachdem er Kontakt mit der Polizei aufgenommen hatte und die er sich nicht selbst zugefügt haben konnte.

»Und Oliver Schröder denkt seit fünfzehn Jahren, dass

er Werner Kulisch vielleicht durch seinen Stoß getötet hat«, sagte Pia. »Wie schrecklich das ist.«

»Jörg Thomsen kann ebenfalls nicht ausschließen, der Mörder zu sein. Und die anderen beiden – Susanne und Kerstin Thomsen – dachten zumindest, sie hätten Beihilfe zum Mord geleistet, weil sie es der Polizei verschwiegen haben«, sagte Juliane.

»Vier Menschen fühlten sich schuldig an oder wegen Werner Kulischs Tod. Jeder dachte, er habe ihn ermordet oder zumindest den Mord an ihm mit vertuscht. Fünfzehn Jahre lang. Warum tut man sich das an? Warum schweigt man so lange?«

»Aus Angst, alles zu verlieren und den Rest seines Lebens im Gefängnis zu verbringen«, antwortete Pia. »Wie lange steht Oliver Schröder eigentlich noch unter Polizeischutz?«, fragte sie dann.

»Das ist schwierig.« Rist fuhr sich durch sein borstiges Haar. »Bei der derzeitigen Personaldecke beinahe schon unmöglich.«

»Er hat einen ihm unbekannten Mann zur Tatzeit in Richtung des Tatortes gehen sehen. Das kann Richard Thomsen gewesen sein, obwohl er den ja angeblich mal getroffen hatte und dann eigentlich hätte erkennen müssen, oder eben jemand ganz anderes«, sagte Pia. »Und dieser Mann könnte der Täter gewesen sein. Zeitlich kommt es hin. Die Haustür stand womöglich einen kleinen Spalt offen. Dafür spricht auch, dass auf Oliver Schröder geschossen worden ist, kurz bevor er mit uns darüber reden konnte.«

»Und auch auf dich«, ergänzte Broders.

»Ich habe übrigens kein Verlangen danach, dass sich das wiederholt«, sagte Pia. »Es wäre von Vorteil, wenn wir heute wirklich weiterkommen.«

Marten, der sich bisher zurückgehalten und konzentriert

zugehört hatte, meldete sich zu Wort: »Wir müssen die neuen Erkenntnisse von gestern in Zusammenhang mit den Ermittlungsergebnissen der letzten Wochen betrachten. Sowohl mit denen aus Kiel als auch denen aus Lübeck. Was uns fehlt, ist ein schlüssiges Gesamtbild. Wir wissen immer noch nicht, wer Kirsten Welling ermordet hat.«

»Was ist das verbindende Element? Das ist doch die Frage.«

»Es könnte damit zu tun haben, dass Kirsten Welling auf einmal ihr Elternhaus verkaufen wollte. Und damit Mutter und Bruder der Gefahr aussetzte, dass der Hohlraum unter dem Haus und damit Werner Kulischs Leiche entdeckt werden«, sagte Pia.

»Aber die beiden anderen wollten ja nicht verkaufen. Da hatte sie keine Chance. Es stand dabei zwei gegen eine«, wandte Juliane ein.

»Kirsten Welling wusste ebenfalls, dass an dem Abend, als Kulisch starb, noch eine weitere Person im Haus gewesen sein könnte. Sie kann für unseren Täter insgesamt einfach ein zu großes Risiko geworden sein.«

»Was ist mit Richard Thomsen? Er kann inzwischen ohne Weiteres unter anderem Namen wieder irgendwo in Deutschland leben.«

»Allerdings mit dem beständigen Risiko, dass ihn jemand wiedererkennt«, gab Broders zu bedenken.

Rist nickte. »Zum Beispiel seine Tochter …«

Pia schüttelte den Kopf. Ja, Eltern taten ihren Kindern manchmal schlimme Dinge an. Doch sie hatte die Familie gekannt, auch den Vater. Es fiel ihr schwer, sich das vorzustellen.

»Richard Thomsen hatte ein einleuchtendes Motiv, seinen Komplizen Werner Kulisch zu töten, und sein spurloses Verschwinden an diesem Tag spricht ebenfalls dafür, dass er es war«, sagte Marten nun. »Thomsen hat sich damit womöglich seines Mitwissers bei der Spionage entledigt.«

»Dagegen spricht aber, dass Richard Thomsen von einem anderen Segler gesehen wurde, als er am frühen Nachmittag mit seinem Schiff aus der Förde gefahren ist.«

»Er könnte sich mit dem Segeltörn ein Alibi beschafft haben und dann zurückgekehrt sein.«

»Unwahrscheinlich, dieser Aufwand. Und risikoreich, wenn er sowieso vorhatte unterzutauchen, wovon ihr ausgeht«, wandte Rist mit einem Blick zu Marten ein.

»Und mal ganz grundsätzlich gefragt«, sagte Broders. »In dem alten Polizeibericht steht, dass an Bord der *Mirabella* eine Pistole gefunden wurde. Es handelte sich ebenfalls um eine Pistole der gleichen Art wie die im Mordfall Werner Kulisch. Nur, woher stammt dann die Tatwaffe, die in dem unterirdischen Stollen bei Kulischs Leiche gefunden wurde?«

»Vielleicht besaß Thomsen ja zwei Waffen?«, schlug Gerlach vor.

Alle schüttelten den Kopf.

»Vielleicht hatte Werner Kulisch eine Schusswaffe mitgebracht? Ich meine, die beiden Männer haben für einen fremden Staat spioniert. Sie waren kriminell. Das dürfen wir nicht außer Acht lassen.«

Es klopfte kurz, und ein Kollege trat ein, der am vergangenen Tag in Bodewind nicht dabei gewesen war.

»Hast du schon was für uns, Kürschner?«, fragte Rist.

»Sowohl Susanne als auch Jörg Thomsen haben für die Zeit, in der auf Pia und Oliver Schröder geschossen wurde, ein Alibi«, erklärte er. »Susanne Thomsen hat gearbeitet. Sie hat an dem Tag in einer Firma in Lübeck gedolmetscht; das können fünf Mitarbeiter dort bezeugen. Ihr Sohn Jörg war bei seiner Freundin, einer Constanze Schäfer, in der Nähe von Rendsburg.«

»Waren sie allein?«, wollte Pia wissen.

»Nein. Ein gewisser Paul Schäfer war auch dabei.«

Pia nickte. Armer Jörg. Trotz seiner schlimmen Verfehlungen tat er ihr leid.

Es wurde ein langer Tag auf der Dienststelle. Pia war ausnahmsweise froh, dass Hinnerk darauf bestanden hatte, seine versäumte Zeit mit Felix außerplanmäßig an diesem Wochenende nachzuholen. So musste sie nicht Hals über Kopf die Besprechung verlassen, die sich bis in die frühen Abendstunden hinzog.

»Wollen wir heute Abend noch zusammen was essen gehen?«, fragte Marten, als sie das Polizeihochhaus verließen.

»Das letzte Mal, als wir miteinander verabredet waren, bist du nicht aufgetaucht«, sagte Pia.

»Ja, Asche auf mein Haupt. Ich schlage vor, dass wir gleich von hier aus zusammen losfahren. Dann klappt es diesmal auch.« Er sah auf die Uhr. »Es ist ja schon halb acht. Und ich hab ziemlichen Hunger.«

Pia war ebenfalls hungrig. Genau genommen fühlte sie sich schon beinahe schwach und unzurechnungsfähig vor Hunger. Allein essen gehen machte ihr keinen Spaß, und wie aufgeräumt minimalistisch es in ihrem Kühlschrank aussah, wusste sie auch ganz genau. »Also gut. Aber ich wähle das Lokal aus.«

Marten griff sich in gespielter Verzweiflung an den Hals. »Ich hab es geahnt. Dann wird es so scharf, dass es ungenießbar ist.«

»Ich esse längst nicht mehr so scharfes Essen wie früher.

Außerdem kannst du dir ja bestellen, was du willst. Wir fahren zu einem relativ neuen Restaurant. Südostasiatische Küche …«

Das von Pia gewählte Restaurant lag in der Nähe der St.-Petri-Kirche. Sie bekamen mit etwas Glück noch einen Tisch für zwei in der Nähe eines Fensters.

Marten blickte hinaus. »Mir wäre es weiter hinten lieber«, sagte er zu dem Kellner.

»Tut mir leid. Da ist im Moment nichts frei.«

»Vielleicht können wir ja noch tauschen, sobald etwas frei wird?« Er drückte ihm einen Geldschein in die Hand, von dem Pia nicht sehen konnte, welchen Wert er hatte.

»Was soll das, Marten? Hast du irgendwas Verbotenes vor?«, fragte sie scherzhaft.

Er beugte sie zu ihr und sagte: »Pia, Oliver Schröder steht unter Polizeischutz. Und das aus gutem Grund. Du nicht. Ich dachte nur, wir sollten kein unnötiges Risiko eingehen.«

»Na super. Jetzt fühl ich mich wohler.« Pia sah sich um. Die Einrichtung des Ladens war modern, doch alles war sehr dunkel gehalten. Das Restaurant war gut besucht, keiner der anderen Gäste sah irgendwie verdächtig aus.

»Es ist uns niemand gefolgt. Keine Sorge«, sagte Marten.

»Ich frage mich sowieso immer noch, wie mein geplantes Treffen mit Schröder dem Täter überhaupt bekannt geworden sein kann. Ich habe sogar schon mein Auto untersucht, ob sich ein Sender daran befindet. Nach Pelzerhaken bin ich allerdings mit einem beliebigen Poolfahrzeug der Polizei gefahren. Wenn nicht jemand alle unsere Fahrzeuge bestückt hat, muss er auf anderem Weg informiert worden sein.«

»Wer wusste alles von dem geplanten Treffen?«

»Außer unseren Leuten nur Susanne Thomsen, doch von dem konkreten Termin an der Seebrücke hatte sie keine Ahnung. Sie hat mich aber überhaupt erst auf Oliver Schröder gebracht.«

»Vielleicht, damit du ihn für sie findest?«, sagte er, und in gleichem Plauderton: »Was willst du trinken, Pia? Ich fahre.«

Sie bestellte ein großes Alster, Marten ein alkoholfreies Weizenbier. Pia wusste auch sofort, was sie essen wollte, und Marten ließ sich von ihr etwas empfehlen. Als der Kellner die Bestellung aufgenommen hatte und wieder gegangen war, sagte sie: »Oliver Schröder könnte jemandem erzählt haben, dass er sich mit einer Polizistin trifft. Oder aber er wurde abgehört.«

»Möglich ist vieles.«

»Wahrscheinlich ist aber schon viel weniger.«

Sie redeten noch über die miteinander verwobenen Fälle, bis das Essen serviert wurde. Als sie beide ihren ersten Hunger gestillt hatten, sagte Marten: »Also, der Tipp war großartig. Meine Speiseröhre steht nicht in Flammen.«

»Schmeckt es dir?«

»Ja, wirklich hervorragend.« Er schob sich eine weitere Gabel mit Saigon-Curry in den Mund.

»Sogar Felix mag hier das eine oder andere von der Karte. Und er wird jedes Mal, wenn wir hier sind, furchtbar verwöhnt mit Malsachen, Bergen von Glückskeksen und Lutschern.«

»Na, kein Wunder bei einem so niedlichen kleinen Jungen. Er ist toll. Man kann sich richtig mit ihm unterhalten.«

»Ja, warum denn auch nicht?«

»Ich weiß zu wenig von Kindern, Pia. Ich dachte immer, vor der Einschulung könnte man kaum was mit ihnen anfangen.«

»Blödsinn«, erwiderte Pia etwas grob. Und dann versöhnlicher: »Es gibt natürlich Unterschiede. Die einen sind motorisch weiter, die anderen intellektuell. Felix liebt es, zu reden und zu diskutieren. Er hat für sein Alter einen großen Wortschatz.«

»Du bist ein Glückspilz.«

»Ja, das bin ich«, sagte sie. »Aber manchmal ist es auch anstrengend. Ich lese Felix abends immer etwas beim Zu-Bett-Bringen vor. Mittlerweile sind es schon richtig dicke Bücher. Ich freue mich ehrlich gesagt schon jedes Mal darauf und will selbst wissen, wie die Geschichte weitergeht. Neulich meinte er, ich solle ihm an dem Abend nichts vorlesen, dafür würde er mir lieber noch etwas mehr erzählen.«

Marten lachte. »Ist doch schön.«

»Nein«, gab Pia in komischer Verzweiflung zurück. »Ich konnte nicht mehr. Ich konnte ihm nicht mehr zuhören, und ich konnte nicht mehr mit ihm diskutieren, weil ich das schon den ganzen Tag lang getan hatte. Ich habe ihm gesagt: ›Nein, jetzt wird vorgelesen und damit basta!‹«

»Basta?«

»Ich war einfach geschafft. Aber ich hab mich so schlecht gefühlt, als ich es ausgesprochen hatte.«

Marten legte seine Hand auf ihre. »Du machst das großartig, Pia. Natürlich darfst du abends mal geschafft sein. Wer wäre das nicht?«

Sie zog ihre Hand weg. »Und ich dachte, du hättest keine Ahnung von Kindern.«

»Okay.« Er sah sie erstaunt an. Dann fasste er sich wieder. »Möchtest du einen Nachtisch? Ich wollte noch das hausgemachte Mango-Eis probieren.«

»Tut mir leid«, erwiderte sie. »So wollte ich es nicht sagen.«

»Du hast ja recht.«

»Felix war begeistert von dir.«

»Für ein paar Stunden ist es einfach, einem Kind eine schöne Zeit zu machen.«

»Warum hast du keine Kinder? Wolltest du nicht?«

Er schnaubte. »Wie hätte das gehen sollen bei meinem Job?«

»Es wäre vielleicht der Anlass für eine Veränderung gewesen.«

»Es hat sich eben nicht ergeben.« Er sah auf sein beinahe leeres Weizenglas. »Damals, als ich vor deiner Tür stand und Felix das Eichhörnchen gesehen hat …«

»Ja?«

Er schüttelte den Kopf. »Bitte vergiss es.«

»Was soll ich vergessen?«

Der Kellner kam, und sie bestellten jeweils einen Nachtisch, Marten außerdem noch einen Espresso. Sie hatten immer noch ihren Fensterplatz, doch nun wurden sie darüber informiert, dass ein Tisch im hinteren Teil des Lokals frei geworden war.

»Wollen wir noch umziehen?«, fragte Marten.

Pia sah hinaus. Die Schmiedestraße wirkte friedlich. Sie schüttelte den Kopf.

»Wie du willst.« Er lehnte sich zurück.

»Was dachtest du damals, als wir uns vor meinem Haus getroffen haben?«, fragte Pia. Sie mochte keine losen Enden. Auch nicht in ihrem Privatleben.

»Dass Felix meinem Vater ähnlich sieht. Meinem Vater, als er ein Kind war, selbstverständlich.«

»Hast du viele Fotos aus der Zeit?«

»Ja. Die Ähnlichkeit ist auffällig.«

»Kleine Kinder sehen oft aus wie … kleine Kinder eben. Wenn sie dann auch noch blond und blauäugig sind …«

»Du hast bestimmt recht«, sagte er. »Wann hat Felix noch mal Geburtstag?«

Das gemeinsame Essen endete mit einem Missklang. Ein einziger schiefer Ton am Ende konnte das ganze Musikstück verderben, fand Pia.

Marten fuhr sie bis vor ihre Haustür in der Adlerstraße. »Du bist sauer«, stellte er fest, als er den Wagen stoppte.

»Marten. Lass es lieber. Es ist zwecklos.«

»Meine Frage war doch harmlos. Was ist so Geheimnisvolles daran?«

»Nichts.« Pia stieg aus. Sie würde sich lieber die Zunge abschneiden, als ihm gegenüber zuzugeben, dass sie einen kurzen Moment darüber nachgedacht hatte, ob er der Vater ihres ungeborenen Kindes sein könnte, als sie damals von ihrer Schwangerschaft mit Felix erfahren hatte. War es sogar ihr heimlicher Wunsch gewesen? Es hatte sich dann aber alles geklärt. Sie wollte nicht wieder darüber nachdenken müssen … »Gute Nacht, Marten«, sagte sie. »Vielen Dank! War eine gute Idee, heute Abend noch was Richtiges zu essen.«

»Ich kenne doch den Inhalt deines Kühlschranks, Pia. Kannte …«, setzte er eilig hinzu.

»Komm gut zurück nach Kiel.«

»Pass du gut auf dich auf«, erwiderte er, doch er lächelte jetzt wieder.

Erleichtert, diese Klippe umschifft zu haben, öffnete Pia die Haustür. Hinter sich hörte sie den Motor von Martens Wagen aufheulen, als er davonfuhr. Die Nachbarn würden sich freuen.

36. Kapitel

Entgegen ihrer Erwartung, noch länger wach zu liegen und über das Gespräch im Restaurant zu grübeln, schlief Pia schnell ein. Ihr Mobiltelefon, das neben ihrem Bett auf dem Nachttisch lag, weckte sie. Es dauerte, bis sich das Klingeln in ihr Unterbewusstsein gefressen hatte, und sie tauchte wie aus einer dicken Schicht Watte aus dem Schlaf auf. »Hallo?«, krächzte sie in das Mikrofon des Handys.

»Frau Korittki?«

»Ich glaube schon. Ich bin's …« Sie unterdrückte ein Stöhnen. Es war nicht Felix, nicht Hinnerk, es war niemand aus ihrer Familie und auch keiner ihrer Kollegen. Es konnte nicht so wichtig sein, dass man sie dafür aus dem Tiefschlaf riss. Ein Blick auf den Wecker zeigte ihr, dass es gerade mal halb eins war. Sie hatte kaum eine Stunde geschlafen.

»Hier ist Anja Behrens.« Die Stimme war mehr ein Flüstern.

Pia presste das Telefon an ihr Ohr. »Was ist los, Frau Behrens?« Sie setzte sich auf und lehnte sich gegen das Kopfteil, um wacher zu werden. Pia hoffte, dass es wichtig war. Es gab Leute, die dachten, jeder, der bei der Polizei arbeitete, sei Tag und Nacht nur für sie im Einsatz.

»Ich muss Sie etwas fragen.«

Pia stöhnte leise auf. »Hat das nicht bis morgen Zeit?«

»Ich muss wissen, wem Sie alles erzählt haben, dass einer meiner Ohrstecker am Mühlbach lag?«

Pia kniff die brennenden Augen zusammen. »Das müssen

Sie jetzt wissen? Also, meine Kollegen, die an der Ermittlung beteiligt sind, sind darüber informiert. Ebenso einige Mitarbeiter vom K6, also der Spurensicherung. Ansonsten …«, sie überlegte, »hab ich auch Birte Welling und Susanne Thomsen nach dem Ohrring gefragt. Wen meine Kollegin noch dazu befragt hat, weiß ich nicht.«

»Sie wissen es nicht?« Anja Behrens' Stimme wurde schriller. »Aber *er* weiß es. Wie kann das bitte schön sein?«

Pia drückte den Rücken durch: »Wer weiß es, Frau Behrens?«

»Er hat mich vor einer halben Stunde angerufen. Seitdem finde ich keine Ruhe, und ich … höre da draußen was.«

Pia sprang aus dem Bett. »Wer hat angerufen? Ist alles verschlossen bei Ihnen? Türen? Terrassentür? Kellertür? Fenster?«

»Ja. Ich mache immer alles zu. Ich …«

»Öffnen Sie niemandem, Frau Behrens! Außer mir. Ich komme sofort zu Ihnen. Und rufen Sie auch die Polizei über die 110. Ich verständige die Kollegen ebenfalls.«

»Bin ich in Gefahr?«

»Ich weiß es nicht. Wer …«, wollte Pia noch einmal wissen. Glas schepperte. Anja Behrens schrie auf. Es polterte, dann war die Verbindung unterbrochen. Pia starrte auf ihr Telefon. Hatte sie das eben nur geträumt? Wohl kaum, denn sie war hellwach. Sie verständigte Rist, der sich anfangs ebenso verschlafen anhörte, wie sie es vor ein paar Minuten gewesen war. Zum Ende jedoch klang er durchaus munter. Danach zog sie sich eilig an, nahm Pfefferspray und Handschließen an sich, bedauerte, dass sich ihre Dienstwaffe ordnungsgemäß eingeschlossen auf der Dienststelle befand, und verließ die Wohnung.

Auf dem Weg die Treppe hinunter fiel Pia ein, dass sich ihre große Maglite im Gemeinschaftsschuppen im Hinterhof bei den Fahrrädern befand. Die würde sie vielleicht in Düstersee brauchen. Sie verließ das Haus durch den Hintereingang, der auf den Hof hinausführte. Die große, schwere Taschenlampe befand sich zum Glück genau dort im Regal, wo sie sie hatte liegen lassen. Vom Hinterhof gab es einen Tordurchgang nach vorn auf die Straße, sodass sie nicht noch einmal durchs Haus gehen musste.

Pias Auto stand ein Stück die Straße hinunter in Richtung Wickedestraße. Auf dem Weg dorthin kam sie an ihrer Haustür vorbei. Da leuchtete ihr jemand mit einem hellen Licht ins Gesicht.

Erschrocken hob Pia ihre Lampe: »Was soll das?«

»Pia, du?«

»Was machst du denn schon wieder, Marten? Wird es dir zu einer Gewohnheit, mir aufzulauern?«

Er nahm die Lampe herunter. »Ich hab nur aufgepasst, dass dir keiner dumm kommt.«

»Du postierst dich vor meiner Eingangstür?«

»Ich hatte ein schlechtes Gefühl. Auf dich ist geschossen worden. Schon vergessen? Und du warst so müde, ich wollte nicht, dass dich einer stört. Wer weiß, ob der Täter es nicht wieder versucht? Außerdem konnte ich sowieso nicht schlafen.«

Pia lachte leise auf. »Verdammt, Marten, ist das eine schlechte Begründung! Du wohnst in Kiel.«

»Wer sagt das?«

»Also gut.« Sie überlegte. »Wenn du sowieso schon hier bist, kannst du auch gleich mitkommen. Anja Behrens hat mich gerade angerufen. Sie wollte wissen, wer das von ihrem Ohrring weiß. Sie war in Panik deswegen … Und dann hörte es sich so an, als wäre jemand in ihr Haus eingedrungen.«

»Ist die Polizei schon da?«

»Ich hab alle informiert, aber es kann etwas dauern, bis die vor Ort sind. Düstersee liegt nicht gerade am Nabel der Welt.«

Sie fuhren in Martens BMW Alpina durch die Nacht. Pia musste erst einmal verdauen, dass er ungefragt vor ihrer Haustür Wache schob. Hatte er denn nichts Besseres zu tun?

Endlich passierten sie das Ortsschild von Düstersee und nahmen den gewundenen Weg zwischen den Feldern zu Anja Behrens' Haus. Die Federn von Martens Alpina knirschten, und er setzte zweimal auf. Pias Auto war geländegängiger. Aber dieses war, wenn auch auffälliger, so doch anonymer.

Der Hof der Wellings nebenan war im Gegensatz zu den anderen Häusern im Dorf hell erleuchtet. Hinter ein paar Fenstern des Wohnhauses brannte noch Licht, und vor allem der Hofplatz war beinahe taghell ausgeleuchtet. Die Autos standen in den Carports.

Anja Behrens' schmales Siedlungshaus lag in tiefer Dunkelheit. Sie fuhren daran vorbei und hielten weiter dahinter in einer Feldzufahrt.

»Noch ist keine Polizei vor Ort«, sagte Marten. »Warum brauchen die denn so lange?«

»Da war eine Kneipenschlägerei und ein Fall von häuslicher Gewalt in einem Nachbardorf, hat man mir gesagt«, antwortete Pia.

»Hier ist ja was los.«

»Zumindest unsere Leute müssten bald da sein.« Pia stieg aus dem Wagen. Sie zogen schusssichere Westen an. Marten hatte auch eine Waffe dabei, wie Pia sah. Immerhin etwas.

»Wie erkunden zuerst die Lage«, sagte Pia. »Bleib hinter

mir. Ich kenne mich aus.« Es war die Übertreibung des Jahrhunderts. Sie war zwar mal in Anja Behrens' Haus gewesen, im Wesentlichen beschränkte sich ihre Ortskenntnis jedoch auf den Welling-Hof und die Mühle. Immerhin wusste sie, dass es hinter Anjas Haus einen Feldweg gab, der zum Hofplatz der Wellings führte und über den man auch zur Mühle und zum See gelangte.

An dem Grundstück angekommen, kauerten sie sich in die Büsche und sahen zum Haus. Türen und Fenster der Vorder- und der linken Seite waren intakt und geschlossen. Das konnten sie ohne Zuhilfenahme einer Taschenlampe erkennen, weil es eine mondhelle Nacht war. Als sie sich am Rande des Grundstücks zur Rückseite vorarbeiteten, war erkennbar, dass dort eines der Fenster eingeschlagen worden war. Jemand war vor Kurzem ins Haus eingedrungen. Doch drinnen war alles dunkel.

»Was für Möglichkeiten gibt es? Entweder war der Täter im Haus, hat Anja Behrens ermordet und ist wieder verschwunden. Oder aber er hat sie entführt und ist mit ihr weggefahren oder weggelaufen. Genauso gut kann er aber auch noch da drin sein. Mit Anja Behrens oder …«

»… mit ihrer Leiche«, ergänzte Pia. »Es sei denn, die Frau hat das alles nur vorgetäuscht, um zum Beispiel von sich selbst abzulenken.«

»Wäre nicht die dümmste Idee«, sagte Marten. »Beobachte das Haus einen Moment.« Er zog sich zurück, und Pia hörte, dass er leise telefonierte. Warum war die Verstärkung noch nicht eingetroffen?

»Es ist schon ein SEK in der Nähe, ebenso Rist, Gerlach und zwei Kollegen vom örtlichen Polizeirevier. Wir sollen uns zurückziehen. Die nehmen Kontakt auf und gehen gegebenenfalls rein.«

»Wo genau sind unsere Leute?«

Er deutete mit dem Kopf in Richtung Feldmark, wo sie nach etwa fünfhundert Metern auf die Kollegen stießen.

Sie kamen überein, dass Pia unter der Nummer anrufen sollte, von der aus Anja Behrens Kontakt mit ihr aufgenommen hatte.

»Ja?«, sagte Anja gepresst, nachdem sie das Gespräch angenommen hatte.

Pia stieß langsam die Luft aus. Die Frau lebte noch. Immerhin. »Frau Behrens. Hier ist noch mal Pia Korittki. Wie geht es Ihnen?«

»Gut. Warten Sie … Ich soll Ihnen sagen, dass er ein Fluchtfahrzeug will. Dazu zwei Flugtickets über Madrid nach Santiago de Chile, hinterlegt am Schalter von Iberia. Wenn wir verfolgt werden, bin ich tot.« Sie schluckte und fuhr mit zittriger Stimme fort: »Wenn wir ohne Zwischenfälle in Chile landen, setzt er mich in den nächsten Flieger zurück. Er … er meint es wirklich ernst!«

»Und wer ist ›er‹?«

»Das darf ich nicht sagen.«

»Ein Fluchtfahrzeug zu organisieren dauert eine Weile«, erklärte Pia, wie es ihr aufgetragen worden war. Sie sollte auf Zeit spielen.

»Er will den Wagen Ihres Chefs«, erwiderte Anja. »Der Tank soll mindestens drei Viertel voll sein.« Sie stieß einen unterdrückten Schrei aus. »Wenn ihr uns verfolgt, bringt er mich um. Stellt den Wagen in den nächsten drei Minuten vors Haus.«

»Wir müssen das genauer absprechen«, wandte Pia ein. »Ich will mit dem Mann persönlich reden.«

Klick. Die Verbindung war unterbrochen.

Rist und der Leiter des SEK, die beide mitgehört hatten, sahen einander an.

»Verdammt. Das geht zu schnell«, sagte Rist. »Wenn der erst mal unterwegs ist, brauchen wir ein Mobiles Einsatzkommando, um ihn aufzuhalten.«

»Aber bis zum Flughafen kann viel passieren. Und spätestens am Flughafen sollten wir ihn ja wohl kriegen.«

»Wollen Sie die Tickets hinterlegen lassen?«, fragte Pia den Leiter des SEK.

»Für den Fall, dass alle Stricke reißen. Doch so weit wird es nicht kommen. Erst mal muss er es mit der Geisel überhaupt ins Auto schaffen …«

Marten fuhr den Mercedes, mit dem Rist gekommen war, vor Anja Behrens' Haus und hielt an. Er ließ die Scheinwerfer eingeschaltet und den Motor laufen. Der Tank war noch beinahe voll. Die Zeit, einen Peilsender zu organisieren und anzubringen, hatten sie nicht.

Marten ging in einem großen Bogen zu Fuß zurück zu den anderen, die die Szenerie mit Ferngläsern beobachteten. Rist gab Pia sein Fernglas. Sie sah, wie sich zwei Personen dicht aneinandergepresst zu dem Fluchtfahrzeug bewegten, wobei sie sich mehrmals um die eigene Achse drehten. Das Haus und der Vorgarten lagen im Dunkeln. Der Mond war hinter einer Wolke verschwunden.

»Erkennst du, wer es ist?«

Die Personen waren beinahe gleich groß, hatten eine ähnliche Statur und trugen Kapuzenjacken. Es war nicht möglich zu sagen, wer von beiden Anja Behrens, und vor allem nicht, wer die andere Person war.

»Es ist zu dunkel. Ich nehme an, Frau Behrens wird fahren, weil er sie dann unter Kontrolle hat.«

Die Person, die auf der Beifahrerseite eingestiegen war, rutschte anscheinend durch, denn die zweite folgte ihr und nahm auf dem Beifahrersitz Platz.

»Blöd ist der nicht«, sagte der Leiter des SEK. »Wir lassen ihnen einen Vorsprung von ein paar Minuten, damit er nicht merkt, dass wir ihm folgen.« Er sah auf die Uhr.

Rist schnaubte und sah zu Martens Auto und den zwei Streifenfahrzeugen hinüber. »Viele unauffällige Wagen haben wir ja nicht gerade.«

Doch wo immer der Entführer mit Rists Mercedes und Anja Behrens am Steuer langgefahren sein mochte, sie fanden ihn nicht wieder.

Marten schüttelte den Kopf, als sie Nachricht darüber bekamen. »Dann bleiben wohl nur die Flugtickets«, sagte er sarkastisch. »Ich denke nicht, dass sie nachher auf dem Hamburger Flughafen herumballern wollen.«

Nachdem sie noch ein paar Minuten diskutiert hatten, stiegen Pia und Marten in den Alpina, um nach Lübeck zurückzukehren und den Fortgang der Ereignisse von der Dienststelle aus zu verfolgen.

Als sie am Hof der Wellings vorbeirollten, sagte Pia: »Stopp mal. Was ist denn da los?«

»Was meinst du?« Er hielt am Straßenrand an.

»Harros Wagen steht nicht mehr im Carport.«

»Er ist vielleicht noch mal weggefahren«, vermutete Marten. »Auf eine Feier oder so. Es ist Freitagabend.«

»Harro muss um halb sechs wieder aufstehen«, sagte Pia. »Außerdem ist er gerade Witwer geworden.« Sie trommelte mit dem Fingernagel gegen ihren Schneidezahn, unterließ es aber sofort, als sie sich dessen bewusst wurde.

Marten bog auf den Hofplatz ein. »Du wirst ja eh keine Ruhe geben, bevor das geklärt ist«, sagte er.

Pia sprang aus dem Wagen und lief zur Haustür. Sie klingelte Sturm. Niemand öffnete.

»Dann ist er wohl doch noch mal weggefahren«, kommentierte Marten.

Pia versuchte es bei seinen Eltern auf der Rückseite des Hauses. Es dauerte, bis ein verschlafener Franz Welling ihr in einem Trainingsanzug öffnete.

»Was wollen Sie denn hier?«, fragte er.

»Wissen Sie, wo Ihr Sohn ist?«

»Schläft vermutlich. Was ist denn los?«

»Anja Behrens ist entführt worden. Harros Auto ist weg.«

»Großer Gott! Aber Sie glauben doch nicht etwa, dass das Harro war? Liebe Frau, wir gehen sofort rüber, damit Sie sich davon überzeugen können, dass mein Junge friedlich in seinem Bett liegt.«

Er nahm einen Schlüssel vom Schlüsselbrett und stapfte Pia voraus zu dem Eingang der Wohnung im Erdgeschoss. Schnell wurde klar, dass Harro nicht dort war. Sein Bett war gemacht, auf dem Schreibtisch in seinem Büro stand eine zu drei Vierteln volle Flasche Bier. Der Bildschirm des Rechners war schwarz, doch der Computer fühlte sich noch warm an. Franz Welling starrte Pia hilflos an. »Das verstehe einer«, murmelte er. »Aber dafür gibt es sicher eine ganz harmlose Erklärung. Ich nehme an, Harro ist noch mal weggefahren. In die Kneipe oder zu seiner Ex …«

»Das wäre besser für ihn«, murmelte Pia grimmig.

Es bestand die Möglichkeit, dass Harro Welling Anja Behrens' Entführer war. Dann hatte er Rists Wagen noch gegen seinen eigenen ausgetauscht.

Oder aber der Entführer war jemand anders und hatte Rists Dienstfahrzeug ohne das Wissen der Polizei gegen das Auto von Harro Welling getauscht, um untertauchen zu können. Doch wo war dann das ursprüngliche Fluchtfahrzeug abgeblieben? Eine mögliche Erklärung war, dass der Entführer Harro Welling irgendwie dazu gebracht hatte, es in Richtung Flughafen zu fahren.

»Sie haben Sichtkontakt zu Rists Dienst-Mercedes. Der Entführer ist wohl gerade auf der Autobahn in Richtung Hamburg unterwegs«, informierte Marten Pia, als sie zu ihm zurückkehrte. »Das SEK folgt ihm unauffällig. Die Ablösung ist auch schon unterwegs.«

»Die Mühe können sie sich vielleicht sparen«, sagte Pia.

»Warum? Wir müssen unbedingt dranbleiben. Es ist doch möglich, dass er gar nicht zum Flughafen fährt.«

Pia informierte ihn über das, was sie gerade herausgefunden hatte.

Marten nickte. »Ein Fahrzeugwechsel wäre wirklich schlau.«

»Ja, doch die Frage ist dann, wo er mit Harros Wagen hinwill?«

»Zum Flughafen, aber lieber inkognito?«, schlug Marten vor.

»Oder er hat einen ganz anderen Plan.« Pia war sich ziemlich sicher, dass nicht Harro Welling eben mit Anja Behrens ihr Haus verlassen hatte. Seine Körpergröße stimmte nicht mit der des Entführers überein. Doch derjenige musste sich hier ganz gut auskennen, um den Fahrzeugwechsel zu bewerkstelligen. Wer kam sonst noch infrage? Jörg Thomsen war von seiner Statur her zu kräftig. Er hatte in den letzten Jahren einiges an Gewicht zugelegt. Und Susanne Thomsen? Sie war diejenige, die Oliver Schröders Namen und seine ungefähre Adresse gewusst hatte, und auf dem Hof der Wellings kannte sie sich bestimmt auch aus, schließlich hatte ihre Tochter hier zwei Jahre gelebt. War Susanne Thomsen die Täterin und hatte Anja Behrens als Geisel genommen? Es widerstrebte Pia, das zu glauben. Doch es gab noch eine andere Möglichkeit, und die war … höchstwahrscheinlich die Lösung. Pias Herz klopfte. Höchstwahrscheinlich war es jemand aus dem nahen Umfeld der Thomsens. Stephan Hauf hatte Susanne Thomsen einmal »Cari« genannt, erinnerte Pia sich plötzlich. War das nicht ein spanisches Kosewort? Und waren Forschungsergebnisse von KWG nicht angeblich auch in Chile aufgetaucht? Stephan Haufs Körpergröße und Statur stimmten mit der des Entführers überein. Ebenso wie alles andere … »Wir fahren nach Klausdorf. Und zwar schnell«, sagte sie zu Marten.

»Susanne Thomsen hat ein Alibi«, erinnerte er sie. Er gab Gas, und der BMW Alpina fuhr schlitternd an. »Zumindest für das Attentat auf dich und Oliver Schröder.«

»Wir waren so dumm!«, murmelte Pia. Der Kies unter ihnen spritzte auf, als Marten auf dem Hofplatz wendete. »Zeig mal, was deine Schleuder drauf hat.«

37. Kapitel

Während der Fahrt berichtete Pia ihrem Vorgesetzten von ihrem Verdacht und schilderte, was sie vorhatten. Es gestaltete sich jedoch schwierig, Rist und den Einsatzleiter des SEK davon zu überzeugen, dass sie dem falschen Fahrzeug hinterherjagten. Am Hamburger Flughafen wurden bereits Vorkehrungen getroffen, die Geisel zu befreien und den Entführer daran zu hindern, das Gate zu erreichen. Sie würden ihn nicht auf Nimmerwiedersehen nach Südamerika verschwinden lassen …

»Woher wollt ihr wissen, dass er nach Klausdorf fährt?«, fragte Rist.

»Es ist nur eine Option. Die großen Straßen in Richtung Süden werden kontrolliert. Ebenso die nach Lübeck und nach Kiel. Und Stephan Hauf wohnt in Klausdorf. Er hat bestimmt Vorkehrungen für eine eventuell erforderliche Flucht getroffen«, sagte Pia. »Möglicherweise hat er in einem der Häfen ein Boot liegen.«

Rist stöhnte auf. »So viele Einsatzkräfte stehen uns auf die Schnelle nicht zur Verfügung. Ich sehe zu, wen ich noch mobilisieren kann. Doch der Hafen von Bodewind wird auf jeden Fall überwacht. Wäre ja peinlich, wenn uns zum zweiten Mal jemand auf diesem Weg durch die Lappen ginge.«

Sie fuhren mit hoher Geschwindigkeit durch die Nacht. Weiden, Felder und einzelne Gehöfte flogen an ihnen vorbei. Zum Glück waren um diese Uhrzeit auf den Nebenstrecken kaum noch Autos unterwegs. Doch schon ein einzelnes Reh oder ein Wildschwein konnte ihnen zum Verhängnis werden.

»Wie lange ist dein letztes Fahrsicherheitstraining her?«, fragte Pia, als ihnen in einer Kurve der Straßengraben gefährlich nahe kam.

»Ein paar Jahre. Bin ich dir zu langsam?« Als die Straße vierspurig wurde, gab Marten noch mehr Gas. Pia warf einen Blick auf den Tacho. »Hey, Marten, verpass die Ausfahrt nicht! Nach Schwentinental und Klausdorf geht es gleich rechts ab.«

Bald darauf standen sie vor dem Einfamilienhaus von Susanne Thomsen und Stephan Hauf. Harro Wellings Auto war weit und breit nicht zu sehen. Sie stiegen aus und klingelten Sturm. Als ihnen niemand öffnete, zog Marten ein Pick-Set aus der Tasche und öffnete die Haustür.

Sie fanden Susanne Thomsen im Schlafzimmer. Sie lag wie hingeworfen auf dem Bett und rührte sich nicht. Pia stürzte zu ihr, fühlte ihren Puls. Sie lebte, doch sie ließ sich nicht so leicht wecken. Endlich öffnete sie die Augen, aber die Lider fielen ihr sogleich wieder zu. Auf Pias Frage, wo ihr Lebenspartner sei, antwortete Susanne Thomsen nur mit einem verwirrten Murmeln. Sie war einfach nicht wach zu bekommen. Pia rief einen Rettungswagen und wartete ungeduldig auf dessen Ankunft, während Marten die neue Lage an die Kollegen weitergab.

In Bodewind stand ein Streifenwagen mit Blaulicht und geöffneter Fahrertür am Hafenbecken. »Ihr seid zu spät. Sie sind schon wieder weg«, informierte ein Kollege der Schutzpolizei Pia und Marten.

»Konntet ihr den Täter nicht aufhalten?«

»Nicht, ohne die Geisel zu gefährden. Das Fluchtfahrzeug befindet sich übrigens dahinten.« Etwa zweihundert Meter entfernt, wo die Straße endete und der Wald am Ufer der Förde begann, stand Harros Wagen.

»Wo sind der Täter und die Geisel?«, fragte Pia.

»Sie sind am Wasser entlang in Richtung Heikendorf gelaufen. Wir können ihnen nicht folgen, weil der Wanderweg zu schmal für Autos ist.«

»Warum seid ihr nicht zu Fuß hinterher?«

»Ich hatte die klare Anweisung, das nicht zu tun.«

»Okay. Wie lange ist das her?«

»Etwa zwanzig Minuten.«

»Steht wenigstens ein zweiter Streifenwagen in Heikendorf bereit, um sie zu empfangen?«, wollte Marten noch wissen.

»Ja, am Hafen erwarten wir sie schon.«

Es war zu spät, um die Verfolgung zu Fuß aufzunehmen. Pia und Marten stiegen wieder ein und fuhren schnell in Richtung Heikendorf. Marten starrte konzentriert auf die dunkle Straße. »Spätestens auf dem Wasser kriegen wir ihn«, sagte er. »Wenn es sein muss, mithilfe der Enten-Sheriffs.«

»Vergiss nicht, dass er eine Geisel hat.« Pia schätzte, dass man zu Fuß von Bodewind bis Heikendorf zwanzig Minuten brauchte. Trotzdem waren sie spät dran.

Die Straße endete auf dem Parkplatz eines Hotels, das direkt am Strand lag. Pia und Marten liefen in der Deckung der Gebäude zum Uferweg, der an der Förde entlangführte. Ein Stück dahinter lag das U-Boot-Ehrenmal auf der ehemaligen Möltenorter Schanze, zu erkennen an der eckigen Säule mit einer Adlerfigur darauf. Pia war zuletzt vor ein paar Jahren hier gewesen. Sie erinnerte sich an die bedrückende Atmosphäre und das unfassbare Grauen, das sie erfasst hatte. An die scheinbar endlose Reihe von Gedenktafeln aus schwarzer Bronze mit den Namen und Geburtstagen aller im Ersten und Zweiten Weltkrieg gefallenen Soldaten der deutschen U-Boot-Einheiten sowie der Opfer des U-Boot-Krieges. Es waren an die 35 000 Tote. Viele von ihnen waren kaum älter als zwanzig Jahre geworden … Es hatte Pia maßlos erschüttert.

Marten packte sie am Arm und deutete nach vorn. Zwei Personen liefen ein gutes Stück vor ihnen den Weg entlang. Die eine hatte den Arm um die zweite gelegt, die mehr humpelte und vorwärtsgestoßen wurde. Es war gut möglich, dass sie die Mündung einer Waffe zwischen den Rippen spürte. Sie folgten den beiden am Ehrenmal vorbei, um die nächste, lang gezogene Außenkurve. Dahinter befand sich der Hafen von Heikendorf. Marten blieb abrupt stehen.

»Zurück«, flüsterte er. »So ein Mist! Unsere Kollegen stehen da mit Blaulicht.«

Auch Pia sah den zuckenden Lichtschein, der vom Wasser reflektiert wurde. »Die wollen keine Schießerei mit einem Geiselnehmer provozieren und schrecken ihn lieber ab, bevor er ihnen zu nahe kommt«, vermutete sie.

»Da kommt er auch schon zurück.« Marten zog Pia in die Büsche. »War ja zu erwarten.«

Jetzt, da er ihnen entgegenkam, war Stephan Hauf mit Anja Behrens an seiner Seite gut zu erkennen. Pia war sich nicht sicher, ob Hauf sie auch schon gesehen hatte. Doch selbst wenn nicht, musste ihm klar sein, dass es auf diesem Weg kein Zurück gab. Ihm blieben als Fluchtweg nur links das Wasser der Förde und rechts das Gelände rund um das U-Boot-Ehrenmal.

»Kennst du das Ehrenmal?« Marten kauerte dicht neben ihr.

»Es ist wie ein doppeltes Hufeisen angelegt, mit der offenen Seite zur Förde hin gelegen. Zwei Gedenkräume befinden sich jeweils an den Enden des Hufeisens. Es sind gleichzeitig die Eingänge. In dem nach oben hin offenen Gang dahinter sind die Gedenktafeln angebracht.

»Wie hoch sind die Mauern?«

»Die äußere Wand ist bestimmt zwei Meter hoch. Die innere ist, meine ich, niedriger.«

»Man klettert da nicht einfach so rüber?«

»Nicht an der Außenseite. Das Ehrenmal ist eine Falle. So blöd, da hineinzugehen, ist Hauf nicht. Komm mit, sonst verlieren wir sie noch.«

Stephan Hauf und die Geisel waren nicht mehr zu sehen. Hinter dem Ehrenmal befand sich eine von Büschen und Bäumen umgebene Rasenfläche. »In die Richtung darf er uns nicht entwischen. Dahinter ist ein Wohngebiet«, sagte Pia. »Ich postiere mich hier oben und halte ihn auf.«

»Ich gehe rein«, sagte Marten. »Hast du deine Waffe?«

»Nein, die ist auf der Dienststelle.«

»Nimm die.« Er drückte ihr seine Dienstpistole in die Hand und entschwand, ehe Pia etwas einwenden konnte.

Sie suchte sich einen Platz, von wo sie das gesamte Areal im Blick hatte, selbst jedoch nicht zu sehen war. Hauf und seine Geisel mussten hier irgendwo sein … Marten war noch nicht lange außer Sichtweite, als Pia einen unterdrückten Schrei aus dem linken Gebäude vernahm. Zwei Minuten später zeigte ihr Smartphone ihr einen Text von Marten an: *Hauf hat Geisel zurückgelassen. Bleib auf dem Posten.*

Angestrengt musterte Pia das Gelände, das teils im Mondlicht, teils im Schatten der umgebenden Bäume lag. Hauf war nun allein und befand sich vermutlich irgendwo in dem Ehrenmal, vorausgesetzt, es war ihm gelungen, eine der Türen aufzubrechen. Er war jetzt wesentlich wendiger und schneller als mit seiner Geisel. Falls es ihm gelang, an der Außenseite des Ganges hochzuklettern, wäre er durch die Sträucher erst einmal nicht zu sehen. Er konnte irgendwo auf der Rasenfläche vor Pia auftauchen. Dann musste sie ihn zu fassen bekommen, bevor er in Richtung des Wohngebiets verschwand. Im linken Gebäude war Marten, rechts hoffentlich die Kollegen, die vom Heikendorfer Hafen herübergekommen waren.

Haufs letzte Option war, hinauf in den Innenbereich des Ehrenmals zu klettern. Auch da würden die hüfthohen Sträucher ihm Sichtschutz geben. Doch von dort gelangte er nur auf den weit einsehbaren Platz vor dem Ehrenmal an der Förde. Nein, er war noch da unten. Pia lief geduckt auf den Gang zu, robbte zwischen den Sträuchern zur Kante und sah hinunter. Vom Scheitelpunkt des U konnte sie den Gang zu beiden Seiten einsehen.

Pia schnappte nach Luft. Stephan Hauf stand ihr direkt gegenüber, etwa vier Meter entfernt und gut zwei Meter tiefer als sie. Er presste sich an die innere Wand des U, die Hände mit einer Waffe darin erhoben. Er blickte hin und her, um herauszufinden, ob sich ihm jemand näherte. Ein Kollege in Uniform, der von links den Gang herunterkam, würde ihm jeden Moment vor die Mündung seiner Waffe laufen. Um in Deckung zu bleiben, musste Pia sich flach auf den Boden pressen und konnte ihn nicht warnen. Doch wenn sie nichts unternahm, würde gleich ein Unglück geschehen. »Er ist vor dir und bewaffnet!«, rief sie dem Kollegen zu. Sie hoffte, dass er den Rückzug antreten würde. Eine Schießerei in dem halbrunden, mit Metallplatten verkleideten Gang war wegen der Gefahr von Querschlägern ein unwägbares Risiko.

Hauf reagierte schnell. Statt in den Gang schoss er mehrmals schräg nach oben in Pias Richtung. Die Kugeln pfiffen über sie hinweg. Sie hörte Haufs schnelle, von den Wänden widerhallende Schritte und hob den Kopf. Er lief zu dem Gebäude, in dem sich seine Geisel nicht befand.

Pia rannte an der Außenseite des U entlang, immer so weit davon entfernt, dass sie von innen nicht zu sehen war. Der zweite Gedenkraum lag nun vor ihr. Eine Treppe führte nach unten zur Eingangstür. Sie lief hinunter und stellte sich hinter die Tür. Hauf konnte jeden Moment herauskommen.

Aus dem Inneren des Gebäudes erklang ein dumpfer Aufprall. Die Tür flog auf, und eine Polizeimütze und Schultern in einer dunkelblauen Polizeiuniform tauchten vor ihr auf. »Ich habe ihn«, sagte ihr Kollege. »Der Mann ist verletzt und braucht sofort einen Rettungswagen!«

Pia zog ihr Telefon hervor. Die Sekunde, in der sie abgelenkt war, reichte dem Mann, um auf sie zuzustürzen. Er packte sie, warf sie nach vorn, sodass sie mit dem Kopf gegen die Mauer prallte.

38. Kapitel

Pia roch den süßlichen Duft welker Blumen, alter Tannenzweige und feuchter Steine. Sie lag auf hartem Untergrund, und der Kopf tat ihr weh. Sie schmeckte Blut. Wahrscheinlich hatte sie sich auf die Zunge gebissen. Pia öffnete die Augen. Sie befand sich auf dem Boden des Gedenkraumes. Durch ein weit oben liegendes Fenster fiel ein schwacher Lichtschein. Sie drehte vorsichtig den Kopf.

Stephan Hauf hielt seine Waffe mit beiden Händen auf sie gerichtet. »Da sind wir ja wieder«, sagte er.

Er trug die Uniformjacke und Polizeimütze ihres Kollegen. Sie war auf den simpelsten Trick der Welt hereingefallen. Der Kollege, dem er die Uniform abgenommen hatte, lag, nur in Hemd und Hose bekleidet, in der anderen Ecke des Raumes. Sein Brustkorb hob und senkte sich. Er schien bewusstlos zu sein. Von ihm hatte sie derzeit keine Hilfe zu erwarten.

Pia stützte sich auf die Unterarme auf. Ihr Hinterkopf pochte noch, doch der Schmerz ebbte langsam ab.

»Du rührst dich nicht«, befahl Hauf.

»Sie kommen hier nicht raus. Das ganze Gelände ist von der Polizei umstellt.«

»Erzähl mir was Neues.«

»Mein Kollege und Anja Behrens brauchen ärztliche Hilfe.«

»Mir egal«, sagte er. »Einen von euch werde ich auf jeden Fall mitnehmen.«

Pia wurde kalt. Noch kälter als der Steinboden, auf dem sie lag.

Hauf musterte sie. »Wie heißt der andere Bulle, mit dem du hergekommen bist?«

»Weiß ich nicht«, behauptete Pia. Falls Hauf es aus einem ihr unbekannten Grund auf Marten abgesehen hatte, wollte sie ihm keinesfalls bestätigen, dass er hier war.

Hauf nahm die Polizeimütze vom Kopf und warf sie in die Ecke. Er war einen Moment lang abgelenkt. Pia verlagerte ihr Gewicht und tastete hinter ihrem Rücken nach der Pistole, die Marten ihr gegeben hatte.

»Vergiss es«, sagte Stephan Hauf. »Die Waffe hab ich dir abgenommen. So eine benutzen bei euch nur Spezialeinheiten. Hast du sie von ihm? Wie gesagt, einen von euch nehme ich mit … Ich werde dich gegen ihn eintauschen. Ruf ihn an!«

Pia zog ihr Telefon hervor. Sie wählte Martens Nummer.

»Wo verdammt bist du?«, fragte er.

»Hau ab, er …«, rief Pia, bevor Hauf ihr das Telefon aus der Hand trat.

Sie hielt sich die schmerzende Hand, beobachtete Stephan Hauf und versuchte einzuschätzen, was er als Nächstes tun würde.

»Er kommt, um dich zu retten«, sagte er. »Den krieg ich noch. Der Rest ist mir egal.«

»Wenn die Verletzten Ihretwegen sterben, werden Sie im Gefängnis verrotten«, erwiderte Pia.

»Und wenn ich Hilfe hole, nicht?«, spottete er.

Im Gang des Ehrenmals war ein leises »Klick-Klick-Klick« zu hören, wie von herabfallenden Kieselsteinen. Hauf trat näher an den Durchgang und sah hinaus. Pia vernahm nun ein kaum wahrnehmbares Knirschen auf der Außentreppe.

Hauf hatte es wohl auch gehört, oder aber er hatte einen siebten Sinn. Er fuhr mit der Waffe in der Hand herum, als Marten in der Türöffnung erschien. Nein, nicht du auch!, schoss es Pia durch den Kopf. Sie trat Hauf so heftig gegen den Knöchel, dass er strauchelte und den Schuss auf Marten verriss. Die Kugel schlug in den Stein ein, und das Schussgeräusch hallte überlaut in dem hohen Raum wider. Marten stürzte sich auf Hauf. Pia fuhr hoch und warf sich ebenfalls auf ihn und riss ihm die Waffe weg. Als die Handschließen einrasteten, stöhnte Pia erleichtert auf.

Pia und Marten hatten die neue Lage bereits an die Einsatzleitung durchgegeben. Die hatten das vermeintliche Fluchtfahrzeug inzwischen gestoppt und erkannt, dass es nur eine Finte gewesen war. Harro Welling war tatsächlich von Hauf erpresst worden, mit Rists Dienstfahrzeug in Richtung Flughafen zu fahren. Die Einsatzkräfte befanden sich nun auf dem Weg nach Heikendorf. Doch Pia stellte sich darauf ein, eine Weile auf dem Platz vor dem Ehrenmal warten zu müssen, bis die Kollegen bei ihnen eintreffen würden. Den Gedenkraum hatten sie verlassen, sobald die von ihnen herbeigerufenen Rettungskräfte eingetroffen waren.

Marten ging unruhig auf und ab. »Das dauert vielleicht! Schade, dass ich nicht mehr rauche.«

Es war eine unglaubliche Ermittlung gewesen, die sie dazu gezwungen hatte, ständig Annahmen über Bord zu werfen, Neues zu berücksichtigen und einen anderen Weg zu gehen. Pia musste an Kirsten denken. Sie erinnerte sich an die Hochzeit, daran, dass sie ihre Schulfreundin beinahe ein bisschen beneidet hatte. Da hatte Kirsten mit geröteten Wangen, optimistisch und erwartungsvoll in die Zukunft geschaut. Und nun war sie tot.

Pia trat vor Stephan Hauf, der an der Mauer saß, und ging vor ihm in die Hocke, damit sie ihm in die Augen sehen konnte. »Ich verstehe immer noch nicht, wieso Kirsten sterben musste«, sagte sie. »Sie haben mit Ihrer Mutter zusammengelebt. Kirsten muss doch beinahe wie eine Tochter für Sie gewesen sein.«

Erst dachte sie, sie würde so etwas wie Reue in seinen Augen wahrnehmen. Er senkte den Kopf, als versuchte er, vor ihr zu verbergen, dass er mit den Tränen kämpfte. Doch dann wurde ihr klar, dass er grinste. Er grinste verächtlich und erwiderte: »Kirsten wollte das Haus in Bodewind verkaufen. Sie hatte beinahe schon ihre Mutter und ihren Bruder dazu überredet. Das war zu gefährlich für mich.«

»Sie haben auch Kulisch umgebracht, nicht wahr? Wurde er auch zu gefährlich? Doch woher wussten Sie, dass Jörg die Leiche mithilfe seiner Mutter unter dem Kellerboden versteckt hat?«

»Ich habe das Haus beobachtet. Ein Abtransport der Leiche wäre mir aufgefallen. Stattdessen hat Jörg heimlich Bauschutt hinausgetragen und Säcke mit Zement hineingeschleppt.«

»Sie haben Unschuldige die Drecksarbeit für sich erledigen lassen, und Sie haben sie in dem Glauben gelassen, schuld an Kulischs Tod zu sein. Und dann haben Sie auch noch meine Freundin ermordet ...«

»Tja, Kirsten hätte eben nicht versuchen sollen, das Haus zu verkaufen. Die Leiche durfte auf gar keinen Fall entdeckt werden. Als ihr die gefunden hattet, war das der Anfang vom Ende.«

39. Kapitel

Die folgenden Tage waren mit schier endlos erscheinenden Vernehmungen ausgefüllt. Das Kompetenzgerangel zwischen den Bezirkskriminalinspektionen Lübeck und Kiel machte die abschließenden Ermittlungen und die Beweissicherung komplizierter, als sie es ohnehin schon waren.

Pia war bei einigen der Befragungen dabei. Sie hatte den Stein ins Rollen gebracht, indem sie die Todesursache von Kirsten Welling angezweifelt hatte. Dadurch war ihr von Anfang an ein gewisser Überblick über die unterschiedlichen Ermittlungsstränge möglich gewesen. Dass Marten Unruh als Mitarbeiter des LKA in einer Sondereinheit der Abteilung Staatsschutz, Schwerpunkt Spionagetätigkeiten, ebenfalls mitmischte, machte es für beide BKIs nicht einfacher. Und auch nicht für Pia.

Am Ende der Woche fühlte sie sich einfach nur urlaubsreif. Es war Freitagabend. Sie schloss die Wohnungstür auf und schaute sich mit einem tiefen Seufzer um. »Ich weiß nicht, wie du das siehst, Felix. Aber ich fürchte, unsere Wohnung braucht dringend mal wieder etwas Aufmerksamkeit vom Staubsauger, vom Wischmopp und von anderen Putzhilfsmitteln …«

Felix bedachte sie mit einem langen Blick. »Ach, Mama, mach dir doch keine Sorgen! Das putzt du einfach morgen.« Daraufhin ließ er seinen Rucksack auf den Boden fallen und verschwand gut gelaunt pfeifend in seinem Zimmer. Was für ein Trost! Und seit wann konnte Felix eigentlich so nervtötend pfeifen?

Pia trug die Tasche mit den Einkäufen, die sie über den Abend und den folgenden Morgen retten sollten, in die Küche und stellte sie auf der Arbeitsplatte ab. Schon beim ersten Blick hinein fiel ihr auf, dass sie die Milch für das Frühstück morgen vergessen hatte. War es der Ärger über ihre Vergesslichkeit oder nur die allgemeine Anspannung der letzten Tage? Als sie das frische Brot herausnahm, fiel das Glas mit dem Schoko-Haselnuss-Aufstrich aus der Tasche und zerbarst auf den Fliesen. Pia stieß überrascht einen kleinen Schrei und anschließend eine Verwünschung aus.

Felix schloss leise, aber nachdrücklich seine Zimmertür.

»Kleine Kröte«, murmelte Pia und beugte sich hinunter, um das kaputte Glas einzusammeln. Dann musste er morgen früh eben Marmelade auf dem Brötchen essen.

»Die hat ja Klumpen!«, hatte er sich neulich über die selbst gemachte Erdbeermarmelade mit den Fruchtstückchen darin beschwert, die ihre Mutter ihnen geschenkt hatte. Nein, kein Mitleid ... Der Schoko-Haselnuss-Aufstrich hatte sich mit Glassplittern vermengt und ließ sich nur äußerst mühsam von den Fliesen entfernen.

Als sie die klebrigen Reste aufgewischt hatte und gerade mit rotem Kopf wieder hochkam, stand Felix in der Küchentür. »Hab schon Hunger. Wann gibt es Abendbrot, Mama?«

»In zehn Minuten. Ich habe gerade die Schoko-Haselnuss-Creme zerstört ... Sie ist mir heruntergefallen.«

Felix verzog das Gesicht. »Und was gibt's zum Abendbrot?«

»Das frische Brot, das wir eingekauft haben, mit Käse oder Aufschnitt ...«

Die Grimasse wurde ausgeprägter. »Nicht schoooon wieder ...«

»He, gestern hattest du was Warmes zum Abendbrot.«

»Das war GESTERN.« Er änderte seine Strategie und schob die Unterlippe vor. »Ich hab wirklich so 'n Hunger …«

Genau genommen hatte Pia auch weder Lust, in ihrer unaufgeräumten Küche den Tisch zu decken, noch Appetit auf Brot. Immerhin war ab heute Wochenende. Und morgen hatte sie endlich mal wieder frei. Das sollte doch gefeiert werden.

»Okay.« Sie richtete sich auf und lächelte. »Irgendwelche Vorschläge?«

»Pizza!«

Sie landeten in einer Pizzeria, die Felix und sie gut mit dem Fahrrad erreichen konnten. Pia war im Laufe der Woche so oft zwischen Kiel und Lübeck hin- und hergefahren, dass sie froh war, ihr Auto stehen lassen zu können.

Felix bestellte sich die ersehnte Pizza Margherita, und Pia wählte eine Dorade mit Rosmarinkartoffeln und Salat. Ihr Alsterwasser wurde gerade gebracht, da klingelte ihr Telefon.

Pia sah auf das Display: Der Anruf kam von ihrer Dienststelle. »Entschuldige bitte, Felix. Das ist beruflich. Da muss ich eben kurz rangehen.« Sie meldete sich mit dem unguten Gefühl, vielleicht an diesem Abend noch zu einem Tatort gerufen zu werden. Nicht jetzt!

»Pia, hier ist Marten.«

»Hi, Marten, warum rufst du mich aus dem Kommissariat in Lübeck an?« Das war nicht die Frage, die sie eigentlich stellen wollte, doch für den Anfang war es ganz brauchbar.

»Ich hatte bis eben noch eine Besprechung mit Rist und dem zuständigen Staatsanwalt. Nun hab ich einigermaßen Hunger und dachte, du und Felix, ihr vielleicht auch?«

»Wir sitzen schon beim Italiener. Felix hat sich nämlich gerade meinem Käsebrot verweigert.«

Felix hörte dem Gespräch mit schräg gelegtem Kopf zu. »Marten kann doch herkommen«, sagte er laut.

»Das hab ich gehört.« Martens Stimme hatte einen amüsiert klingenden Unterton.

»Wir haben gerade bestellt.« Sie war unentschlossen, und sie ärgerte sich darüber. Der Abend sollte Felix und ihr gehören. Doch wenn Felix Marten schon aufforderte dazuzukommen, hatte sie schlechte Karten, was ihre Pläne anging. Lieber zwei gut gelaunte Männer am Tisch als einen mürrischen Sechsjährigen. Noch dazu nach so einer Woche. Sie erklärte Marten, wo sie gerade saßen. »Wenn du magst, komm gerne dazu«, sagte sie großmütig.

Nachdem sie mit Felix nach dem Essen nach Hause gefahren war und ihn zu Bett gebracht hatte, saßen Marten und Pia noch in ihrer Küche zusammen.

»Was hat der Staatsanwalt heute gesagt? Haben wir genügend Beweise gegen Stephan Hauf zusammengetragen?«, fragte Pia. »Ich weiß, ich sollte es nicht persönlich nehmen und mir seine Bestrafung wünschen, aber das, was er Kirsten und ihrer Familie angetan hat, ist wirklich unglaublich. Ich bin da dieses Mal wirklich parteiisch.«

»Wir sind zuversichtlich, dass es zu einer Verurteilung wegen Mordes kommen wird. Gerade in Kirstens Fall. Seine Aktivitäten vor fünfzehn Jahren in allen Einzelheiten zu beweisen, könnte allerdings schwierig werden.«

Pia schob ihre Bierflasche auf dem Tisch hin und her. »Ich weiß, dass du nicht über alles reden darfst, Marten. Doch es lässt mich einfach nicht los. Wie kam es dazu, dass sich ein vollkommen normaler Arbeitnehmer und Familienvater wie Richard Thomsen in Spionagetätigkeiten hat verstricken lassen?«

»Nun, Richard Thomsen mag zwar ein normaler Familienvater gewesen sein, aber ein durchschnittlicher Arbeitnehmer war er eben nicht. Er soll technisch hochbegabt gewesen sein, ein herausragender Entwickler. Seine Arbeit bei KWG war wohl sein Lebensinhalt, bis zu dem Zeitpunkt, als er sich von seinem Arbeitgeber missachtet und schlecht behandelt gefühlt hat. Er war bei einer Beförderung übergangen worden, meinte er, und auch die letzte Gehaltserhöhung ist wesentlich geringer ausgefallen, als er es sich erhofft hatte. Seine zweite Leidenschaft war nämlich das Segeln. Er träumte offenbar von einem größeren Schiff, das er sich aber nicht leisten konnte. Unzufriedenheit und Gier. Das waren die Angriffspunkte, die Stephan Hauf sich zunutze gemacht hat.«

»Er ist aus Chile, hab ich gehört?«

»Ja, doch er hat deutsche Wurzeln und lebt schon seit seinem Studium in Deutschland. Weißt du, wie er an Richard Thomsen herangekommen ist?«

»Wenn ich jetzt raten muss, sage ich natürlich, über seine Frau.«

»Genau. Susanne Thomsen hat für eine chilenische Firma, für die Hauf damals gearbeitet hat, auf mehreren Veranstaltungen gedolmetscht. Es war natürlich kein Zufall, dass ausgerechnet sie dafür angefordert wurde. Dafür hatte Stephan Hauf gesorgt. Über sie kam er an Richard Thomsen heran und hat ihm ein Angebot unterbreitet, seine Arbeitsergebnisse bei KWG an ihn zu verkaufen. Richard willigte ein, wie wir wissen. Aber er brauchte wohl Unterstützung in seiner Abteilung und hat dafür Werner Kulisch mit ins Boot geholt. Susanne Thomsen streitet ab, dass sie damals schon eine Affäre mit Stephan Hauf hatte. Wir wissen nicht, ob sie uns die Wahrheit sagt. Fest steht nur, dass sie einige Jahre nach dem

Verschwinden ihres Mannes mit Hauf zusammenkam und auch zu ihm in das Haus in Klausdorf gezogen ist.«

»Warum hat Stephan Hauf Werner Kulisch eigentlich ermordet?«

»Hauf muss von Kulisch erfahren haben, dass Richard mit der Spionage aufhört und sich absetzen will. Es gibt in alten Unterlagen bei KWG Hinweise darauf, dass Richard Thomsen nicht die Absicht hatte, je wieder an seinen Arbeitsplatz zurückzukehren. Daraufhin ist Hauf zu ihm nach Hause gefahren, vermutlich, um Richard Thomsen auszuschalten. Doch stattdessen traf er Werner Kulisch dort an. Möglicherweise war er noch bewusstlos aufgrund seines Sturzes. Ich nehme an, Kulisch allein war wertlos für ihn und wahrscheinlich eine Gefahr, sollte er die Nerven verlieren. Hauf entschloss sich zur Schadensbegrenzung und nahm die Gelegenheit wahr, indem er den bewusstlosen Kulisch erschoss und die Tat Jörg Thomsen in die Schuhe schob. Die Waffe mit Jörgs Fingerabdruck, die neben der Leiche lag, gehörte Hauf. Es war jedoch dasselbe Fabrikat wie Richard Thomsens Pistole. Stephan Hauf hatte sie Richard Thomsen beschafft mit dem Argument, dass die Spionagetätigkeit gefährlich sei und Thomsen seine Familie schützen müsse. Deshalb dachte Susanne Thomsen, als sie die Waffe sah, es sei die Pistole ihres Mannes, die er normalerweise in der Schreibtischschublade verwahrte.«

»Schlau ausgedacht«, sagte Pia. »Und dann hat Jörg sogar Kulischs Leiche für ihn verschwinden lassen.« Sie überlegte einen Moment. »Warum kam Stephan Hauf eigentlich später mit Susanne Thomsen zusammen? War das reines Kalkül?«

»Das ist schwer zu sagen. Nach Richard Thomsens Verschwinden war sie ja eigentlich nicht mehr für ihn von Nutzen. Vielleicht mochte er sie also tatsächlich? Sie sagen beide, dass sie erst sieben Jahre nach Richards Verschwinden zusammengezogen sind. Auf diese Weise konnte Hauf natürlich noch ein Auge auf das Haus in Bodewind mit der Leiche im Keller haben.«

Marten schwieg einen Moment, dann fragte er: »Wie bist du eigentlich vor uns anderen darauf gekommen, dass Stephan Hauf der Täter ist, Pia?«

»Er hat Susanne Thomsen einmal in meinem Beisein ›Cari‹ genannt. Das ist ein spanisches Kosewort.«

»Nicht im Ernst …«

»Doch. Das ist mir erst jetzt im Nachhinein wieder eingefallen.« Pia überlegte. »Da war Anja Behrens' Anruf mitten in der Nacht. Sie wollte wissen, wem ich alles von dem Ohrring erzählt hatte. Sie klang verängstigt. Dann hörte ich, wie jemand in ihr Haus eindrang. Die Verbindung wurde unterbrochen. Anja Behrens' Ohrring ist vom Täter ja vermutlich an dem Wehr platziert worden, um den Verdacht auf sie zu lenken. Dazu musste derjenige wissen, dass sie ein Motiv für den Mord an Kirsten gehabt hätte: ihre Liebe zu Harro. Und er musste Zugang zu ihrem Schmuck gehabt haben. Wenn der Mord an Kirsten Welling mit Kulischs Tod vor fünfzehn Jahren zusammenhing, dann suchte ich einen Täter aus diesen beiden Kreisen. Es gab da nur eine kleine Schnittmenge. Ich habe mich dann an Kirstens und Harros Hochzeit erinnert. Susanne Thomsen und Stephan Hauf waren ebenfalls dort. Anja Behrens natürlich auch. Ich habe an dem Abend gesehen, wie Stephan Hauf mit einigen Frauen geflirtet hat. Und Anja Behrens hatte mir gegenüber mal angedeutet, dass sie einen Liebhaber habe …«

»Stephan Hauf war Anja Behrens heimlicher Liebhaber?«

»Das war zumindest meine Vermutung, die Anja Behrens inzwischen bestätigt hat, als Broders und ich sie vor ein paar

Tagen im Krankenhaus befragt haben. Ich schätze, Hauf ist ein Mann, der stets alles unter Kontrolle haben will. Mit Anja Behrens als Freundin behielt er Kirstens Leben im Blick. Sie war nach Stephan Haufs Ansicht immer noch eine Gefahr für ihn. Kirsten hatte ein sehr enges Verhältnis zu ihrem Vater gehabt, konnte also etwas über die Spionage wissen. Kirsten könnte sogar in der Nacht vor fünfzehn Jahren gesehen haben, wie Stephan Hauf zum Haus ging, als sie es mit Oliver verließ. Und als sie dann unbedingt ihr Elternhaus verkaufen wollte, da hat er seine Verbindungen genutzt, um sie zu ermorden.«

Marten und Pia sahen einander im Halbdunkel der Küche an.

Pia stand auf und schaltete das Licht ein. »Hauf nutzte die ahnungslose Anja Behrens als Informantin«, fuhr sie fort. »Was waren Kirstens Gewohnheiten? Wie und wo konnte er sie allein erwischen, damit ihr Tod wie ein Unfall aussieht? Wann ging sie morgens joggen, und wo lief sie lang? Doch Anja Behrens die Schuld zuzuschieben war sicherlich nicht der ursprüngliche Plan. Das ergab sich erst später, als wir wegen Kirstens Tod immer weiter ermittelt haben.«

»Ich glaube, er bevorzugte den vermeintlichen Unfall«, sagte Marten nach einer Weile des Nachdenkens.

»Und dann, als er schon glaubt, dass alles hervorragend geklappt hat, kommt auf der Beerdigung seines Opfers ein ihm unbekannter Typ daher, stellt sich ans offene Grab und behauptet, dass es gar kein Unfall war!« Pia lachte freudlos auf. »Er muss die Krätze bekommen haben vor Wut.«

»Na hoffentlich.«

»Haufs Problem war, dass er nicht wusste, wer der Unbekannte ist und wie ernst seine Vorwürfe genommen werden würden. Stephan Hauf wollte jedenfalls kein Risiko eingehen. Er hatte gerade Kirsten Welling ermordet und beschloss wohl, dass dieser Unbekannte sicherheitshalber auch sterben sollte. Nur konnte er ihn nicht finden. Doch dann hat Susanne Thomsen ihm von Kirstens altem Handy mit all den Kontakten darauf erzählt, das sie gefunden und mir gegeben hat. Es muss ihn wahnsinnig gemacht haben, dass es die ganze Zeit über in seinem Haus gewesen ist, ohne dass er es wusste, und sich nun im Besitz der Polizei befand.«

»Ja, so war es. Stephan Hauf hat daraufhin dein Handy angezapft, Pia. Tut mir leid, wir haben es gerade erst herausgefunden. Du hattest Susanne Thomsen mal deine Karte gegeben, auf der auch deine Mobilnummer steht. Sie hat sie wohl irgendwo im Haus herumliegen lassen. Auf diese Weise hat Hauf von deinem geplanten Treffen mit Oliver Schröder erfahren und auch seine Adresse.«

»Er hat mich abgehört?«, fragte Pia empört. »Das erklärt einiges.«

»Wir müssen berücksichtigen, was Haufs Job war. Spionage-Equipment ist für ihn nichts Außergewöhnliches. Dass Oliver Schröder das Attentat überlebt hat, hat er angeblich dem Hund eines Nachbarn zu verdanken, der Hauf gestört hat«, sagte Marten. »Da hat er wohl beschlossen, dir zur Sicherheit auch gleich noch eine Kugel zu verpassen. Doch an der Durchführung dieses Plans hat ihn das anrückende MEK und nicht zuletzt deine Gegenwehr gehindert.«

»Die Kavallerie hast du mir geschickt, oder?«, fragte Pia.

»Ich wollte nur sichergehen, dass dir nichts passiert.« Marten blickte aus dem Fenster.

»Danke«, sagte Pia.

»War doch selbstverständlich«, murmelte er.

»Bleibt noch eine Frage: Was ist aus Richard Thomsen geworden?«

Marten seufzte. »Stephan Hauf hat auch ihn umgebracht. Noch in der gleichen Nacht damals. Er ist ihm mit einem Motorboot gefolgt und hat ihn aufgebracht. Vermutlich liegt Thomsen mit einem Anker um den Hals irgendwo auf dem Grund der Ostsee.«

»Der Mann hat eine ungeheure kriminelle Energie an den Tag gelegt – bis heute«, sagte Pia. »Stephan Haufs wegen haben nicht nur drei Menschen ihr Leben verloren – drei junge Leute haben fünfzehn Jahre lang mit den Gewissensqualen gelebt, schuld an Kulischs Tod zu sein. Jörg hat in einem Haus mit einer Leiche unter seinem Keller gelebt und dem Gefühl, dass er es niemals verlassen kann … Seine Schwester Kirsten und ihr Freund Oliver Schröder haben sich ebenfalls schuldig gefühlt.« Sie schüttelte den Kopf über so viel Unglück.

»Ich verstehe nicht, warum Kirsten und Oliver nicht zur Polizei gegangen sind«, sagte Marten. »Das mit Kulisch wäre doch als Unfall betrachtet worden.«

»Sie hatten Angst. Sie wussten es nicht besser. Ich nehme an, sie hofften, dass Kulisch das Haus doch noch auf seinen eigenen Beinen verlassen hat und untergetaucht ist wie möglicherweise Kirstens Vater. Aber sie konnten sich nicht sicher sein.«

Pia trank den letzten Schluck aus ihrem Glas. Sie sah auf die Uhr.

»Eines verstehe ich immer noch nicht so ganz«, sagte Marten. »Warum auf einmal diese wahnwitzige Entführung?«

»Anja Behrens hat ausgesagt, dass sie Stephan an dem Abend am Telefon von einem Schmuckstück von sich erzählt hat, das am Wehr gefunden worden sei und das sie belaste. Er hat sich verplappert und einen ›Ohrring‹ erwähnt. Ihr wurde mit einem Mal klar, was er getan hatte, und sie bekam es mit der Angst zu tun. Er ist daraufhin sofort zu Anja Behrens gefahren, um sie ebenfalls zum Schweigen zu bringen. Doch da hatte sie schon mit mir telefoniert. Er fühlte sich entlarvt. Ich nehme an, er hatte sich schon länger einen Fluchtplan zurechtgelegt. Doch nun musste er ganz plötzlich handeln. Da macht man Fehler …«

Sie schwiegen einen Moment. Pia räusperte sich.

Marten erhob sich. »Okay, es ist spät. Ich geh jetzt besser. Die Woche war ja nicht ganz ohne.« Er sah ihr in die Augen. »Es war übrigens sehr schön, dass ich euch beim Essen Gesellschaft leisten durfte.«

»Das hast du Felix zu verdanken.« Sie lächelte, um es abzumildern, doch es war die Wahrheit. Sie hatte einen gemütlichen Abend mit ihrem Kind verbringen wollen, ohne … unnötige Aufregung. »Danke auch für die Infos, die du mit mir geteilt hast. Ich behaupte nicht, dass ich nun besser schlafen werde, doch wenigstens quäle ich mich nicht mit lauter unbeantworteten Fragen herum.«

Marten ging einen Schritt auf sie zu, hielt dann jedoch Abstand zu ihr, als hätte er es sich mit einem Mal anders überlegt. »Schlaf trotzdem gut, Pia.« An der Wohnungstür angekommen, drehte er sich noch einmal zu ihr um. »Ich habe dich, glaube ich, schon einmal nach Felix' Geburtstag gefragt, oder?«

Sie nannte ihm das Datum. »Wenn du ihm etwas schenken willst, musst du noch ein paar Monate warten.« Ihr Tonfall war leicht, doch ihr Herz klopfte unangemessen heftig. Was sollte die Fragerei?

Er sah sie forschend an. »Ja, ich hatte noch so etwas im Kopf«, sagte er. »Gute Nacht, Pia!«

»Gute Nacht!« Pias Hand, mit der sie den Schlüssel umdrehte, zitterte.

40. Kapitel

Der Tod ihrer alten Schulfreundin Kirsten war eines dieser Ereignisse in ihrem Leben, die Pia so lange beschäftigen würden, bis sie sie für sich zu einem Abschluss gebracht hatte. Die Aufklärung des Verbrechens und das Überführen des Täters waren nur die eine Hälfte des Kreises. Sie musste den gesamten Zyklus der Gefühle durchlaufen, um es zum Abschluss zu bringen.

Überhaupt der Tod …

Vielleicht war es ja auch ein stellvertretendes Trauern? Eines, das sie sich zutraute, während sie es sich an anderer Stelle nicht zutraute. Weil es sie zerreißen und in einen Abgrund reißen könnte, aus dem sie nicht wieder hochkäme? Wo sie doch stark sein musste und zuversichtlich, schon für Felix.

Pia richtete die Aufmerksamkeit wieder nach außen, auf das Gebäude vor ihr: die Kirche von Ahrensbök. Wie war sie hierhergekommen? Sie konnte sich nicht mehr an Einzelheiten der Fahrt erinnern. So ging das nicht!

Pia zwang sich, wieder im Hier und Jetzt zu sein. Da war ein leichter Wind in ihrem Nacken. Angenehm frisch nach der Schwüle der letzten Tage. Sie hörte das Zwitschern der Vögel, das Brummen eines Rasenmähers in größerer Entfernung; sie roch das satte Grün des Friedhofs – die feuchte Erde, das Moos –, und alles untersetzt mit dem Geruch von Autoabgasen, die so nah an der Hauptstraße unvermeidlich waren.

Es fiel Pia schwer, freiwillig weiterzugehen. Normalerweise hatte sie Termine, Verpflichtungen, erst hier und dann dort zu sein. Da dachte sie nicht weiter darüber nach, sondern war einfach in Aktion.

Heute und hier war das anders. Die spontane Idee, noch einmal zu Kirstens Grab zu fahren, dieses Mal ungestört dort zu stehen, war ihr gekommen, nachdem sie Felix zu ihrer Mutter gebracht hatte. Er hatte sich nämlich gewünscht, einmal mit seiner Oma Marmelade ohne »Klumpen« zu kochen. Die freie Zeit, Zeit nur für sich, hatte Pia erst mal in Stress versetzt. Und dann hatte sie gedacht, dass sie sie für etwas Sinnvolles nutzen musste. Warum nur war sie hergekommen, wenn sie es so sehr hasste?

Pia zwang sich weiterzugehen, einen Fuß vor den anderen zu setzen. Der Weg führte leicht bergan, und sie betrachtete das in schwungvollen Wellenlinien gesetzte Pflaster aus roten und anthrazitfarbenen Steinen zu ihren Füßen. Rechts standen drei alte Kirchenglocken, die kurz ihre Aufmerksamkeit auf sich zogen. Weiter hinten, zu ihrer Linken, lagen die mit Efeu bewachsenen Gruften, die ihr neulich schon aufgefallen waren. Ein Eichhörnchen rannte kopfüber einen Baumstamm hinunter, blickte zu ihr herüber und überquerte rasch den Weg.

Pia erreichte Kirstens Grab und blieb davor stehen. Es hatte wie erwartet noch keinen Stein, sondern war nur ein lang gezogener Hügel aus frisch aufgeworfener Erde, bedeckt mit vermodernden Kränzen, die umrankt von verblassten Schleifen und Blumengebinden waren.

Hier, am hinteren Ende des Friedhofs, war die Straße kaum noch zu hören. Es war ein stiller, buchstäblich friedlicher Ort. Pia stand einfach nur da. Wartete darauf, was der Anblick mit ihr machen würde.

Sie musste lange dort gestanden haben, denn irgendwann

war die Sonne von Wolken bedeckt, obwohl der Himmel bei ihrer Ankunft doch strahlend blau gewesen war. Sie fröstelte ein wenig in ihrem ärmellosen Kleid. Es war Zeit, zurück zum Auto zu gehen.

Ein Mann kam langsam den Weg hinauf und sah sie an. Sie erkannte ihn und ging ihm entgegen.

»Entschuldigen Sie bitte«, sagte Pastor Hoffmann. »Wir kennen uns doch. Wir haben neulich auf der Trauerfeier von Kirsten Welling miteinander gesprochen. Wie war gleich noch Ihr Name?«

»Pia Korittki. Ich hatte Sie auch gerade wiedererkannt. Wie geht es Ihnen, Herr Hoffmann?«

Er lächelte andeutungsweise. »Gut. Aber diese Frage müsste ich doch eigentlich Ihnen stellen. Ich kam nicht umhin zu bemerken, dass Sie beinahe eine halbe Stunde dort am Grab standen.«

Sie mochte seine altmodische Ausdrucksweise. »Ja. Das musste heute irgendwie sein. Neulich auf der Trauerfeier war so viel los. Da war gar nicht recht Zeit, um zu trauern.«

»Das ist oft so. Und in dem ersten Schmerz und Schock ist das wohl auch gar nicht so schlecht.« Sie gingen langsam nebeneinander her den Friedhofsweg hinauf. »Aber die Zeit kommt irgendwann«, sagte er.

Pia nickte nur.

Der Pastor blieb vor einem Familiengrab mit einem großen Steinkreuz stehen und wandte sich wieder zu ihr um. »Sie hatten Fragen, neulich. Haben Sie die Antworten bekommen?«

»Der Fall ist von unserer Seite aus so gut wie geklärt. Einigen Mitgliedern aus Kirstens Familie hat das tatsächlich etwas gebracht. Und ich weiß auch, wer der Mann an Kirstens Grab war, der für so einen Aufruhr gesorgt hat. Es war ein ehemaliger Freund von ihr.«

»Er muss einmal in einer engen Beziehung zu der Verstorbenen gestanden haben. Das dachte ich mir.« Der Pastor ließ den Blick schweifen. Die Sonne brach für einen Moment wieder durch die Wolken und erhellte die Umgebung. »Und Sie, mein Kind?«, fragte der Pastor. »Haben Sie gefunden, wonach Sie gesucht haben?«

»Ich glaube schon.«

»Und? Ist das nicht ein schönes Gefühl?«

»Ja.«

Tiefe Wasser und ein Ostseedorf in Angst

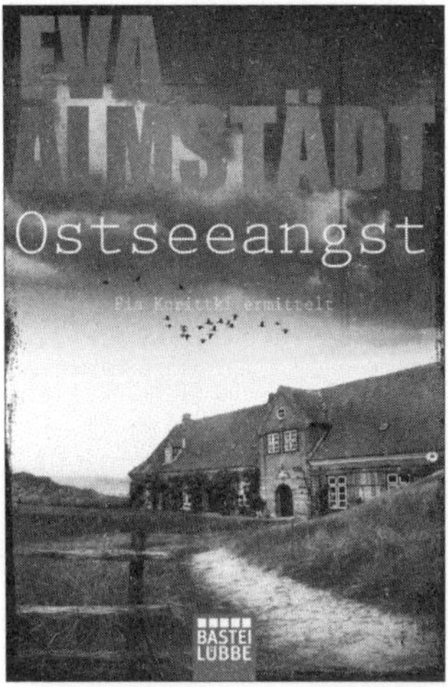

Eva Almstädt
OSTSEEANGST
Pia Korittkis
vierzehnter Fall
416 Seiten
ISBN 978-3-404-17821-6

Während eines Ausflugs finden Jugendliche eine menschliche Hand. Die Lübecker Mordkommission ermittelt. In der folgenden Nacht verschwindet die Gruppenleiterin aus der Jugendherberge spurlos. Bei der Suche wird in einem nahe gelegenen Stall ein abgetrennter Unterarm gefunden, doch er gehört nicht zu der verbrannten Hand. Zur gleichen Zeit gerät Kommissarin Pia Korittkis Leben nach dem Tod ihres Freundes immer mehr aus den Fugen. Als ein Konflikt mit Kollegen eskaliert, rät Pias Vorgesetzter ihr zu einer Auszeit. Aber dann bergen Taucher in einem See weitere Leichenteile ...

Wer einmal lügt ... der ist bald tot

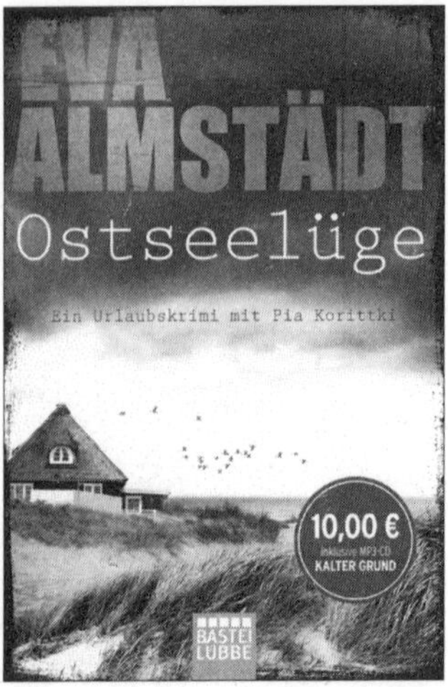

Eva Almstädt
OSTSEELÜGE
Ein Urlaubskrimi
mit Pia Korittki
Inklusive MP3-CD
Kalter Grund
160 Seiten
ISBN 978-3-404-17953-4

In einem Kurzurlaub im dänischen Aarhus bei Freunden, die dort ein Hotel eröffnet haben, wird Pia Korittki von einem Unbekannten überfallen. Sie zeigt den Vorfall an und unternimmt nichts weiter, fest entschlossen, sich die freie Zeit nicht verderben zu lassen. Doch als eine Frau nach einem Essen im Hotelrestaurant an einer Vergiftung stirbt, beginnt Pia trotz Urlaub zu ermitteln. Sie stößt auf ein gefährliches Geheimnis – und einen Täter, der nicht vergessen kann ...

Exklusive Sonderausgabe mit MP3-CD von Pia Korittkis erstem Fall KALTER GRUND

»Auf dem Land kennt man viele Gifte.«
Deutsches Sprichwort

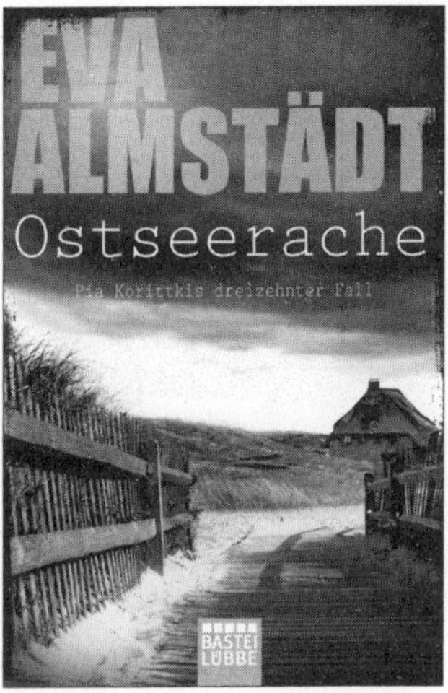

Eva Almstädt
OSTSEERACHE
Kriminalroman
416 Seiten
ISBN 978-3-404-17666-3

In einem beschaulichen Dorf an der Ostsee wird eine junge Frau auf grausame Weise ermordet. Die Dorfbewohner verdächtigen Flora, die als Jugendliche eine Mitschuld am Tod eines Nachbarjungen gehabt haben soll und die nun wieder in ihr Elternhaus zurückgekehrt ist. Die Mordkommission Lübeck ermittelt. Auch Kommissarin Pia Korittki, die gerade ihre Hochzeit plant, sieht einen Zusammenhang zwischen beiden Ereignissen und rollt den früheren Todesfall wieder auf. Schon bald muss sie fürchten, dass es nicht bei diesen zwei Morden bleiben wird ...